GUIDE PRATIQUE

DES

FALSIFICATIONS ET ALTÉRATIONS

DES SUBSTANCES ALIMENTAIRES

GUIDE PRATIQUE

DES

FALSIFICATIONS ET ALTÉRATIONS

DES SUBSTANCES ALIMENTAIRES

PAR

PIERRE BRETEAU

Pharmacien-Major de 2ᵉ Classe

PRÉFACE

PAR

M. le Professeur CAZENEUVE

Député

Professeur à la Faculté de médecine de Lyon

Avec 8 planches coloriées et 143 figures dans le texte

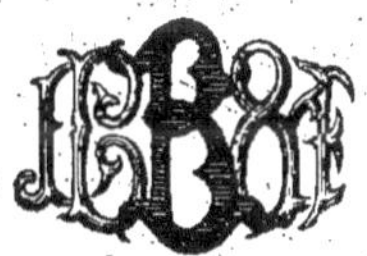

PARIS

LIBRAIRIE J.-B. BAILLIÈRE ET FILS

19, RUE HAUTEFEUILLE, 19

1907

PRÉFACE

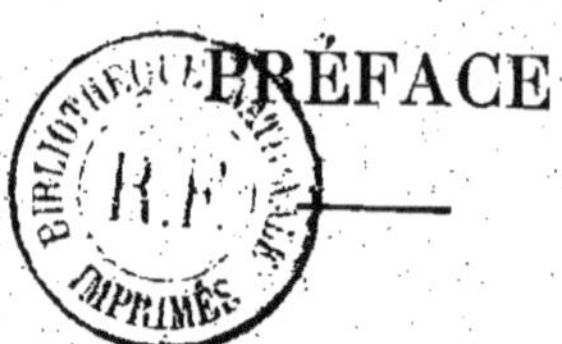

Ce *Guide pratique*, écrit sous forme de dictionnaire pour faciliter les recherches, n'a pas la prétention d'apprendre à un profane l'analyse chimique appliquée aux substances alimentaires. Ce n'est que dans la pratique du laboratoire qu'on devient analyste consommé. C'est en exécutant de nombreuses analyses de beurres, de vins, de vinaigres ou de bières qu'on devient un chimiste qualifié pour se prononcer sur la pureté ou les impuretés des aliments.

On ne peut s'initier par le livre seul à la science délicate de l'analyse.

Aux prises avec les difficultés de la pratique et fréquemment en face des problèmes variés qui se présentent, le chimiste devient à la longue un spécialiste analyste, prêt à prendre devant un commerçant intéressé ou devant la justice la responsabilité de décisions dont les conséquences peuvent être graves.

M. P. Breteau, qui est un chimiste éclairé et expérimenté, en écrivant ce livre précis et clair, n'a pas eu la prétention de mettre une baguette magique entre les mains du chimiste pour reconnaître telle matière colorante dans du vin, de l'eau dans du lait, ou de la margarine dans du beurre. Il a voulu écrire un memento pour le chimiste déjà initié et ensuite un guide pour l'élève qui aborde le laboratoire, qui vient y manipuler pour voir et s'instruire, en s'entourant des conseils du maître. Il a eu ensuite l'intention d'aider dans ses épreuves le candidat aux examens.

Je n'ai pas à faire longuement l'éloge de ce *vade-mecum* que tout chimiste avisé pourra apprécier à sa juste valeur. Je tiens cependant à faire ressortir que l'auteur s'est efforcé, avant tout, de faire un choix, dans son exposé, des méthodes que l'expérience a consacrées. Il a voulu éviter celles douteuses comme exactitude ou précision, qui peuplent les colonnes des périodiques spéciaux de la chimie ou de la pharmacie. Il s'est gardé de dresser une échelle inutile de tous les procédés publiés, voulant éviter ce mode d'érudition facile qui consiste à faire une compilation indigeste même des procédés controuvés et reconnus mauvais.

Dans les Congrès de chimie appliquée, on s'est beaucoup occupé de l'unification des méthodes à employer dans les recherches sur les falsifications des boissons et des denrées alimentaires. Les divergences regrettables entre chimistes-experts tiennent souvent à la différence des méthodes ou procédés suivis, lesquels n'ont pas tous même valeur ou même précision.

Une entente sur les voies et moyens dans l'analyse, entente même internationale, aurait un grand intérêt en raison même des échanges commerciaux, des produits importés ou exportés soumis au contrôle. En attendant que des résolutions soient prises dans ce sens par l'accord des puissances intéressées, en attendant que dans notre pays même les méthodes officielles d'analyse soient consacrées par un arrêté ministériel approprié, il est bon que l'auteur d'un guide analytique se soit préoccupé de cette importante question et ait cherché à la résoudre.

M. P. Breteau s'est attaché précisément à donner la vraie et la bonne méthode dans l'état actuel de la science, à présenter celle qui réunit les qualités de rapidité et d'exactitude.

Cette solution ne pouvait être faite que par un chimiste de carrière. M. P. Breteau, appelé par ses fonctions de pharmacien militaire à contrôler les denrées et les boissons fournies à l'armée, avait toute qualité pour entreprendre ce travail de sélection et de bon sens.

Il l'a mené à bien au moment où la nouvelle loi sur les fraudes entre en vigueur, où les règlements d'administration publique sont publiés et où l'application va nécessiter le fonctionnement de services de contrôle importants.

La lutte contre les sophistications de tout ordre, qui se pratiquent d'ailleurs souvent avec la collaboration éhontée de chimistes sans vergogne, va devenir plus active que jamais. En face des procédés de plus en plus audacieux, mis en œuvre avec une ingéniosité sagace, le gouvernement et les communes ont la préoccupation légitime de protéger la santé publique contre le flot montant des aliments suspects. Ils se proposent d'organiser sur tout le territoire une véritable chasse à la fraude.

Cette chasse ne pourra être efficace que si elle trouve dans des chimistes exercés et suffisamment nombreux la collaboration indispensable.

Former des chimistes experts et instruits s'impose à l'attention de l'enseignement de nos écoles pratiques.

C'est là l'œuvre d'aujourd'hui qui s'impose.

M. P. Breteau, en publiant son petit volume, vient aider à l'éducation scientifique de praticiens utiles que réclament la justice, l'agriculture et le commerce honnêtes.

Cet effort méritoire était digne d'une mention et d'un éloge.

Dr P. Cazeneuve,

Députe,

Professeur de Chimie organique et toxicologique

à la Faculté de médecine et de pharmacie

de Lyon.

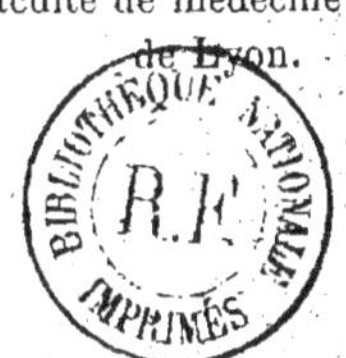

GUIDE PRATIQUE

FALSIFICATIONS ET ALTÉRATIONS

DES SUBSTANCES ALIMENTAIRES

I. — APPAREILS ET USTENSILES OPÉRATIONS CHIMIQUES [1]

BALANCE D'ANALYSE

Le modèle de Collot (fig. 1), avec arrêt spécial des plateaux au moyen de cylindres d'ivoire, est le plus usité.

On doit toujours faire les pesées par la *méthode des doubles pesées*.

Pour peser rapidement, sans fatiguer le couteau de la balance, il convient, au cours de la pesée, de laisser le couteau reposer sur le plan d'agate et d'agir seulement sur les plateaux. Ce n'est qu'en dernier lieu, pour vérifier l'égalité parfaite de l'oscillation de part et d'autre du zéro, qu'on libère d'abord les plateaux, puis qu'on abaisse le couteau.

[1] On consultera avec le plus grand profit l'ouvrage de Jungfleisch, *Manipulations de chimie.*

On emploie la balance d'analyse toutes les fois qu'on
doit peser à une fraction de milligramme.

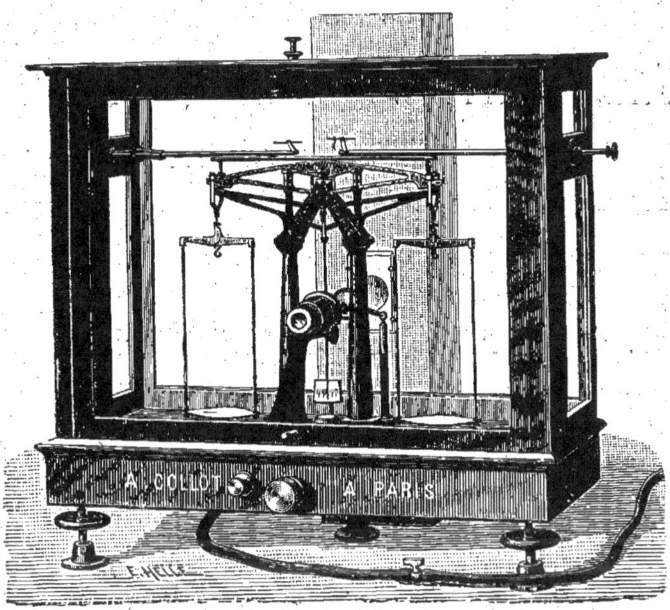

Fig. 1. — Balance d'analyse.

TRÉBUCHET D'ANALYSE (fig. 2).

On pèse au trébuchet toutes les fois qu'on doit obtenir
une pesée au milligramme près (1).

(1) Beaucoup de prises d'essai, faites en volume à l'aide de pipettes jaugées ou de burettes divisées, peuvent avec plus d'exactitude être faites en *poids*, par pesée au trébuchet (Méthode par
doubles pesées).

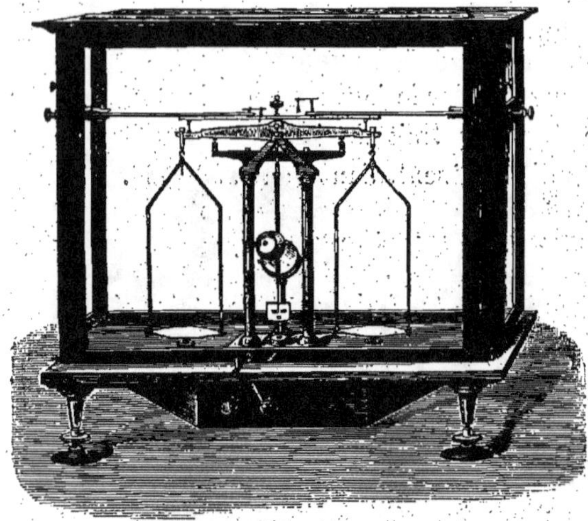

Fig. 2. — Trébuchet d'analyse.

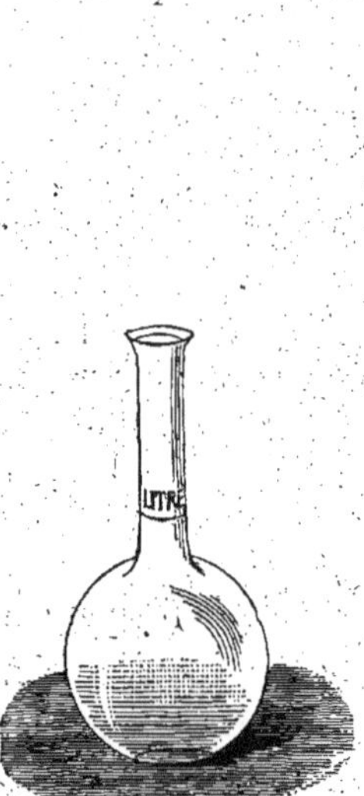

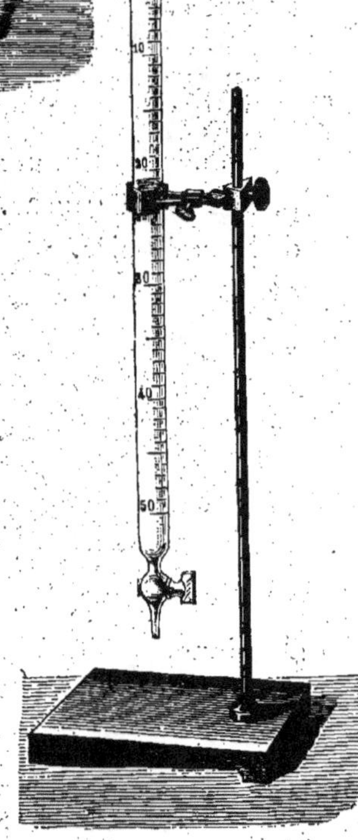

Fig. 3. — Fiole jaugée.   Fig. 4. — Pipette jaugée à deux traits.   Fig. 5. — Burette à robinet.

FIOLES JAUGÉES (fig. 3).

On doit toujours vérifier le jaugeage par la pesée de l'eau contenue jusqu'au trait de jauge, sachant que, à $+ 15°$, 1000^{cmc} d'eau pèsent, dans l'air, $998^{\text{gr}} 088$.

PIPETTES JAUGÉES (fig. 4).

N'utiliser que des pipettes à *deux traits* et *jaugées à l'eau*. Il en faut toujours vérifier le jaugeage en pesant l'eau contenue entre les deux traits et recueillie par écoulement dans un vase taré.

BURETTES A ROBINET (fig. 5).

Employer des burettes à robinet de verre disposé de préférence à gauche. Vérifier la graduation par *pesée* de l'eau écoulée.

COLORIMÈTRE

On utilise le plus habituellement le colorimètre de Duboscq (fig. 6 et 7).

On règle d'abord l'appareil, les godets étant vides et le miroir bien orienté, de façon que les deux moitiés du disque circulaire observées avec la lunette paraissent d'égale intensité. On verse ensuite dans les godets les solutions colorées à comparer.

En manœuvrant le plongeur de la solution-type, on donne une épaisseur déterminée à la couche observée. Cette épaisseur P est comptée à partir du fond du godet jusqu'à la base du plongeur et est mesurée par une échelle gravée sur la face postérieure de l'appareil.

En manœuvrant le plongeur de la solution à comparer,

on ramène à égalité de teinte les deux moitiés du disque.

On lit les deux épaisseurs H et H' des liquides.

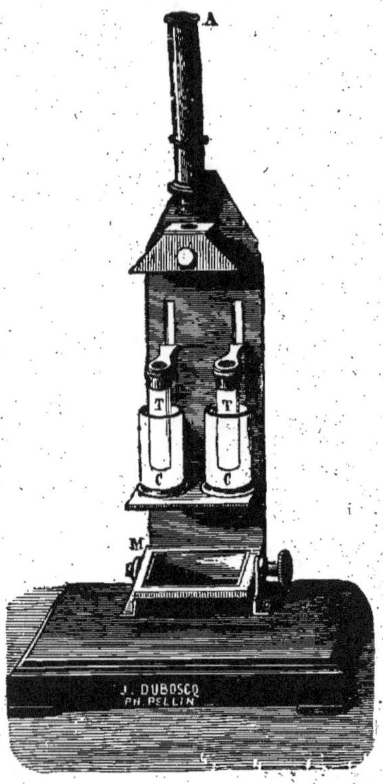

Fig. 6. — Colorimètre.

A, oculaire ; CC, godets à axe vertical, M, miroir, TT, plongeurs cylindriques.

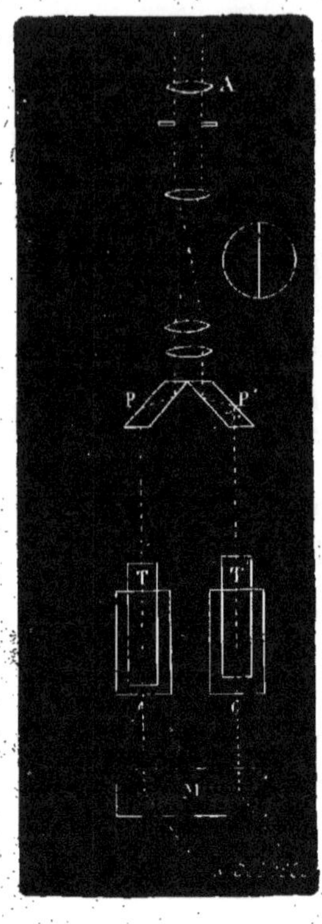

Fig. 7. — Marche des rayons lumineux.

A, oculaire ; CC, godets ; M, miroir, PP', prismes ; TT, plongeurs cylindriques.

Les colorations sont en raison inverse des épaisseurs et en raison directe des quantités de matière dissoute dans un même volume.

La solution-type contient a gr. de matière colorante

par litre et a été observée sous l'épaisseur H. La solution à comparer a nécessité une épaisseur H′ pour arriver à l'égalité de teinte ; elle contient, par litre, $a \times \dfrac{H}{H'}$ de matière colorante.

MICROSCOPE

Pour les examens microscopiques, on utilise un mi-

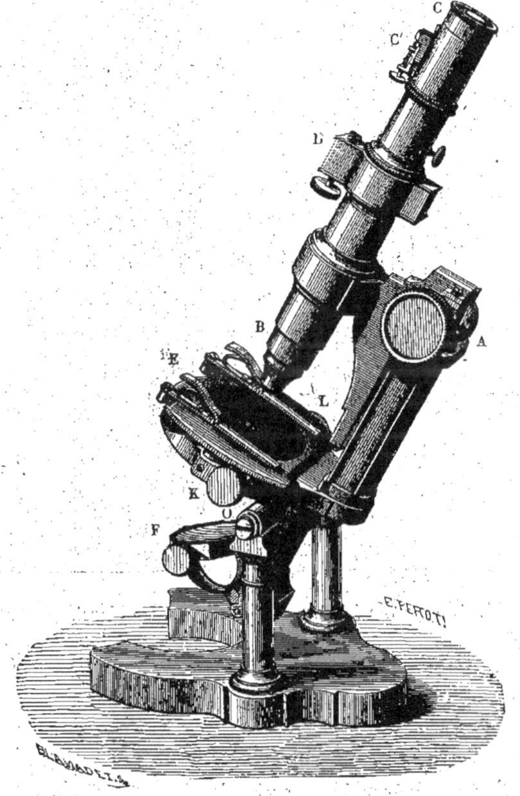

Fig. 8. — Microscope.

A, double pignon ; B, système objectif ; C, système oculaire ; C′, vis micrométrique ; D, vis de rappel ; E, platine ; F, miroir réflecteur ; K L, vis servant à déplacer la platine.

croscope (fig. 8) pouvant donner par combinaisons des objectifs et des oculaires les pouvoirs grossissants les plus variables.

Les dessins doivent toujours être faits à la chambre claire (fig. 9).

Pour assurer les observations, il vaut toujours mieux préparer *soi-même* des préparations de types purs plutôt que de recourir aux figures mentionnées dans les livres. Les figures insérées dans le

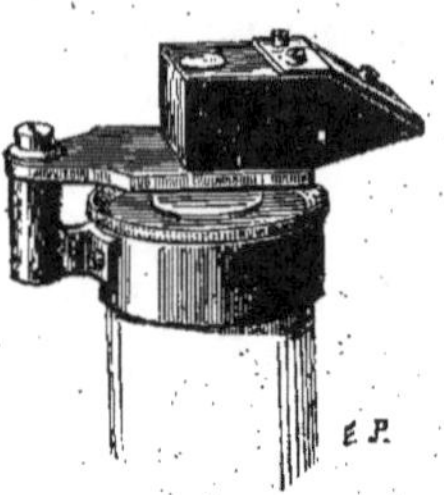

Fig. 9.—Chambre claire.

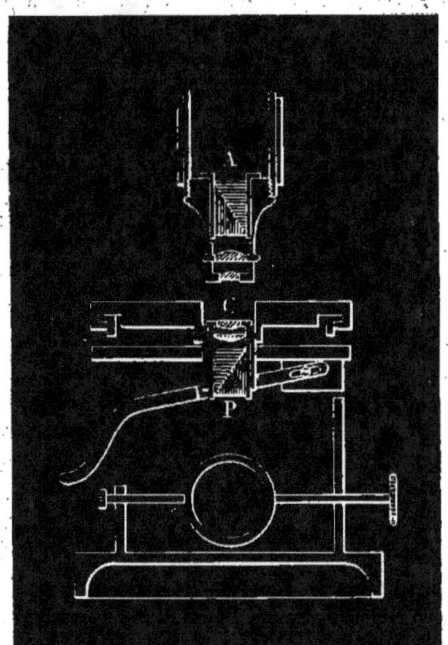

Fig. 10. — Emploi de la lumière polarisée dans l'observation microscopique.

A, analyseur; C, éclaireur de Dujardin; P, Polariseur.

présent *Guide* doivent donc être regardées seulement comme des indications générales.

Il convient parfois d'utiliser la lumière polarisée
(fig. 10), comme, par exemple, dans les examens de
poivre et d'amidon (1).

SPECTROSCOPE

On peut se servir, dans la plupart des cas, d'un petit

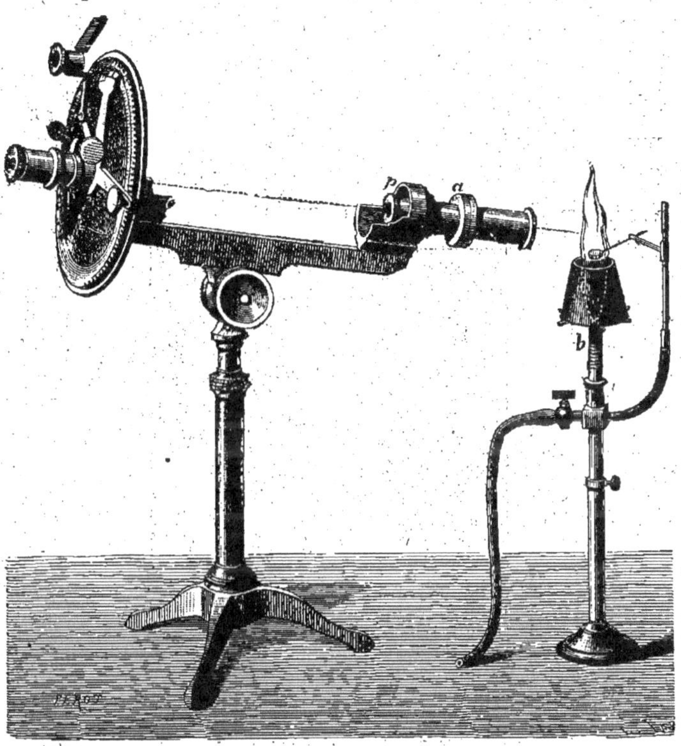

Fig. 11. — Polarimètre à pénombre, type Dubosq.
a, diaphragme; *b*, lampe Bunsen; *p*, polariseur.

spectroscope à main. Si cet instrument est insuffisant, on

(1) Pour la technique des préparations microscopiques, consulter : Bonnet, *Précis d'analyse microscopique des denrées alimentaires.*

doit préférer les spectroscopes, plus puissants, à vision directe.

POLARIMÈTRE A PÉNOMBRE

On utilise de préférence les polarimètres à pénombre : le type Dubosq (fig. 11), ou le type Laurent (fig. 12), ou le type Jobin.

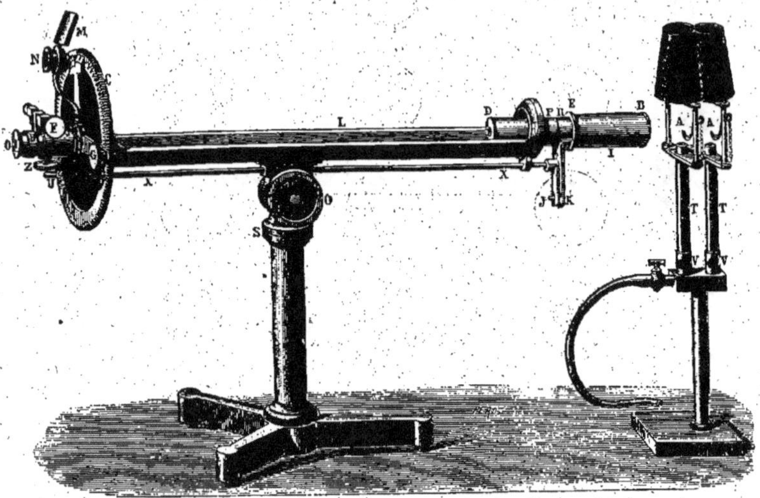

Fig. 12. — Polarimètre à pénombre, type Laurent.

A A, flammes ; B, lentille éclairante ; C, cercle ; D, diaphragme ; E, barillet ; F et G, boutons de la loupe ; H, analyseur ; I, lunette ; J K, réglage ; L, règle ; M, miroir ; N, loupe ; O, oculaire ; P, polarisateur ; Q, axe de rotation ; R, prisme en spath d'Islande ; S, axe de rotation ; T T, tubes ; U, levier ; V V, pas de vis ; X X, tige de réglage.

Le zéro et le point cherché sont caractérisés par l'égalité de pénombre de deux ou trois plages du champ, et sont obtenus par les rotations convenables de l'analyseur et mesurés par une alidade qui entraîne l'analyseur et se meut sur un cercle divisé.

La précision des mesures est de deux minutes.

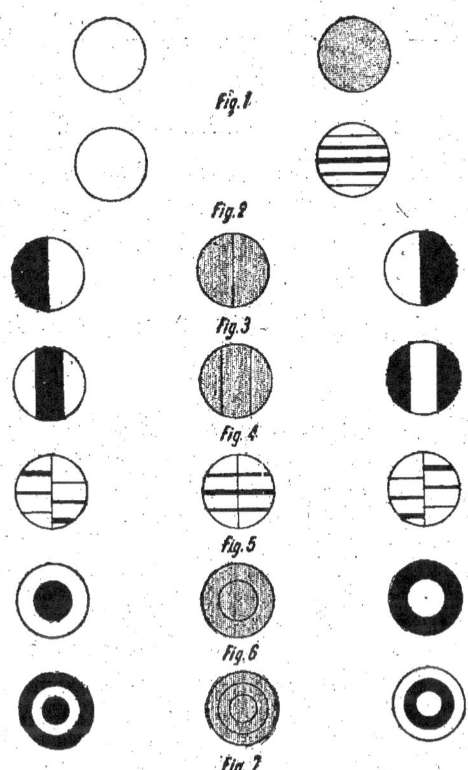

Fig. 13. — Aspect du champ des divers polarimètres.

1. Champ unique à l'extinction.

Polarimètre Biot, Mitcherlisch.

2. Franges situées symétriquement par rapport à une frange centrale noire.

Polarimètre de Wild.

3. La teinte dite sensible ou l'égalité de teinte donnée simultanément par les deux champs caractérise le zéro et le point cherché.

Saccharimètre Soleil, Polarimètre Laurent

4. L'égalité de teinte des deux plages du champ caractérise le zéro et le point cherché.

Polarimètre à pénombre de Cornu et Dubosq.

5. Le raccordement des franges caractérise le zéro et le point cherché.

Saccharimètre de Sénarmont.

6. Plage centrale obscure sur fond clair ou inversement. L'égalité de teinte caractérise le zéro et le point cherché.

7. Plages annulaires concentriques alternativement claires ou obscures. L'égalité de teinte caractérise le zéro et le point cherché.

Polarimètres à champs concentriques de Pellin.

On n'aura pas à utiliser la graduation intérieure (division saccharimétrique), toutes les indications mentionnées au cours de l'ouvrage se rapportant à la graduation extérieure (divisions d'arc).

On connaît encore des polarimètres à *champs concentriques* (Pellin) : une plage centrale obscure sur fond clair ou inversement, ou bien des plages annulaires concentriques, alternativement claires ou obscures, qui s'enveloppent les unes les autres (fig. 13, n°s 6 et 7). On voit aussi un relief très net qui disparaît quand il y a égalité de pénombres.

Ici la précision des mesures est de *une minute*.

RÉFRACTOMÈTRE

Pour la mesure des indices de réfraction des liquides, on emploie le réfractomètre de Ch. Féry (fig. 14, 15, 16).

Par lecture directe, cet instrument donne l'indice avec 4 décimales. La notice accompagnant l'instrument indique la manière très simple de s'en servir.

Le réfractomètre de Féry donne les indices de réfraction et est d'un emploi général. On n'en peut dire autant du réfractomètre de F. Jean qui ne donne que des valeurs se rapportant à une échelle arbitraire et qui est de ce fait d'un emploi restreint.

DENSITÉS DE LIQUIDES

Le *procédé du flacon* est le procédé de choix ; c'est celui qui donne le plus de précision. Il suffit pour l'appliquer d'un flacon à densité (fig. 17 et 18) et d'une balance de précision (1).

(1) Pour le mode opératoire, consulter : Buignet, *Manipulations de physique.*

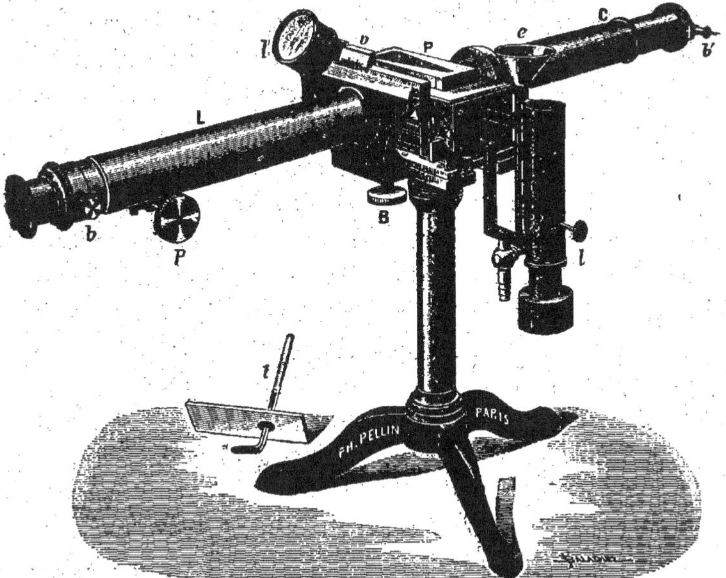

Fig. 14. — Réfractomètre de précision pour les liquides (Ch. Féry.)
B, vis du prisme ; *b b'*, boutons du réticule du collimateur ; *c*, collimateur ;
e, entonnoir ; L, lunette ; *l*, lampe qui chauffe un thermo-siphon ;
l', loupe ; P, prisme ; *p*, vis de réglage : *t*, thermomètre coudé ; *v*, vernier.

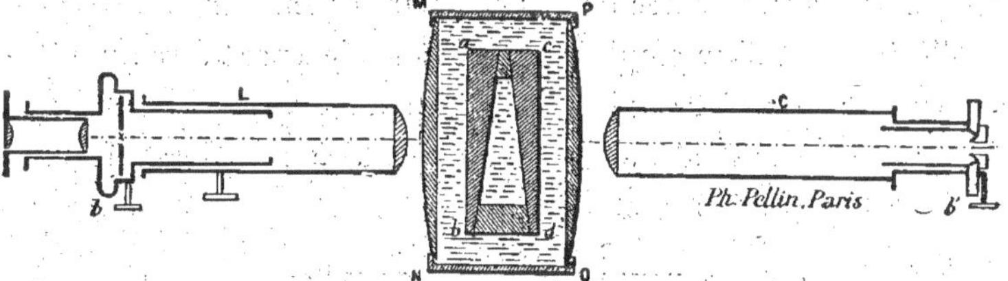

Fig. 15. — Coupe du réfractomètre.
M N P Q, cuve ; *b b'*, boutons du réticule du collimateur ; C, collimateur ; L, lunette.
a, *b*, *c*, *d*, cuve renfermant le liquide à mesurer.

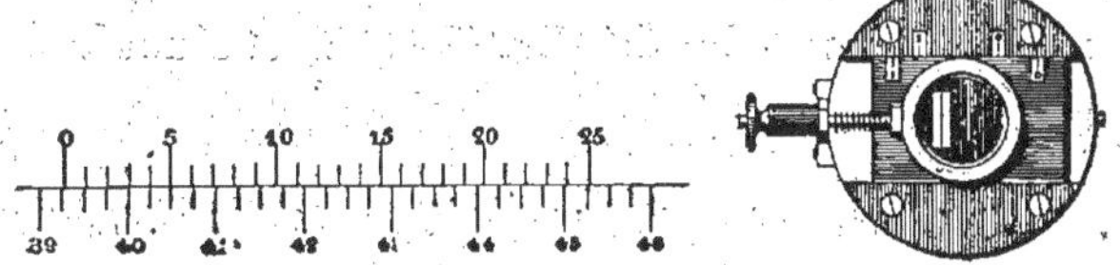

Fig. 16. — Vernier et fente du collimateur.

La *balance densimétrique* de A. Collot (fig. 19) permet

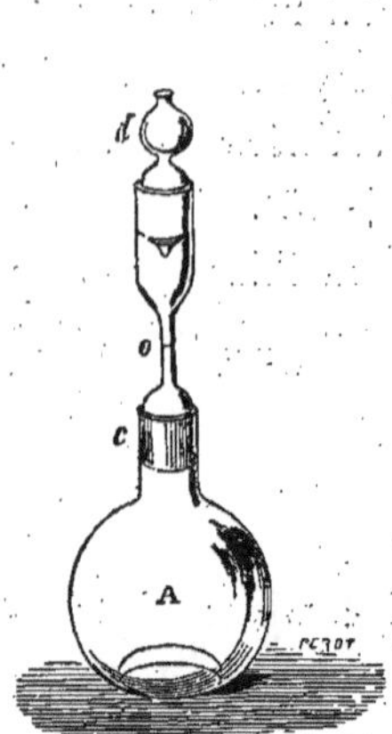

Fig. 17. — Flacon à densité pour les corps solides.

A, ballon ; *c*, col ; *o*, 2ᵉ partie du col ; *d*, bouchon à l'émeri.

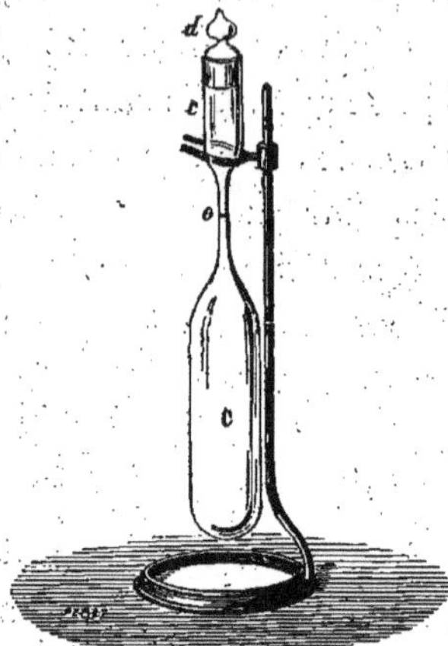

Fig. 18. — Flacon à densité pour les corps liquides.

C, réservoir du cylindre ; *c*, seconde pièce cylindrique ; *d*, bouchon à l'émeri ; *o*, tube fin.

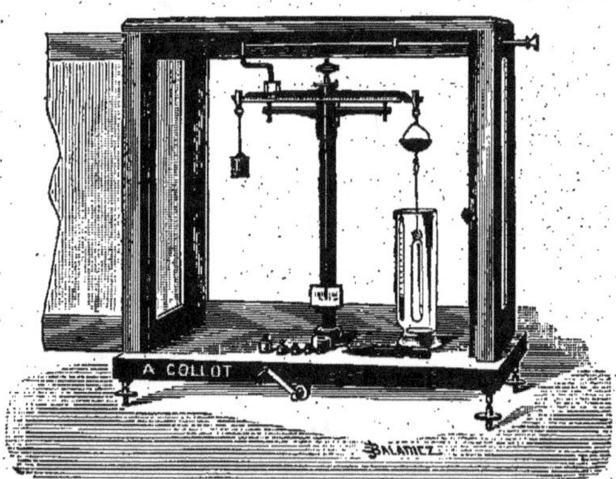

Fig. 19. — Balance densimétrique de A. Collot.

d'obtenir rapidement, par une simple lecture, la densité d'un liquide avec *quatre décimales*.

Les *densimètres* donnent aussi les densités par simple lecture ; mais ils doivent, pour donner des indications très exactes, avoir été gradués spécialement pour le liquide auquel ils sont destinés.

Les densités sont généralement déterminées, ou ramenées, par calcul, à la température de $+ 15°$.

Une série complète de densimètres sensibles remplace avantageusement tous les aéromètres ou pèse-liquides préconisés.

ÉLECTROLYSE

Pour rechercher ou doser par électrolyse certains métaux (plomb, cuivre, zinc), on emploie l'appareil de Riban.

On peut aussi employer l'appareil de Riche (fig. 20).

Un ou deux éléments de pile suffisent généralement pour effectuer le dépôt sur l'électrode. Il convient, pour certaines électrolyses, d'avoir une électrode à surface dépolie.

S'il s'agit de faire des séparations, il est indispensable d'opérer avec des *densités de courant* connues (1).

Pour laver le dépôt, on utilise le dispositif de Dauvé (fig. 21) qui permet d'effectuer le lavage sans interrompre le courant. On fait arriver de l'eau distillée dans le récipient contenant le liquide électrolysé. On supprime l'arrivée de l'eau quand le récipient est rempli. On installe alors un petit siphon plein d'eau, la grande branche étant fermée provisoirement. On amorce le siphon en débouchant la grande branche, et on fait de nouveau arriver de l'eau distillée avec une vitesse telle que le niveau du

______
(1) Consulter : RIBAN, *Analyses électrolytiques.*

liquide dans le récipient à électrolyse se maintienne sensiblement constant.

Ce tube d'amenée de l'eau est en caoutchouc pour évi-

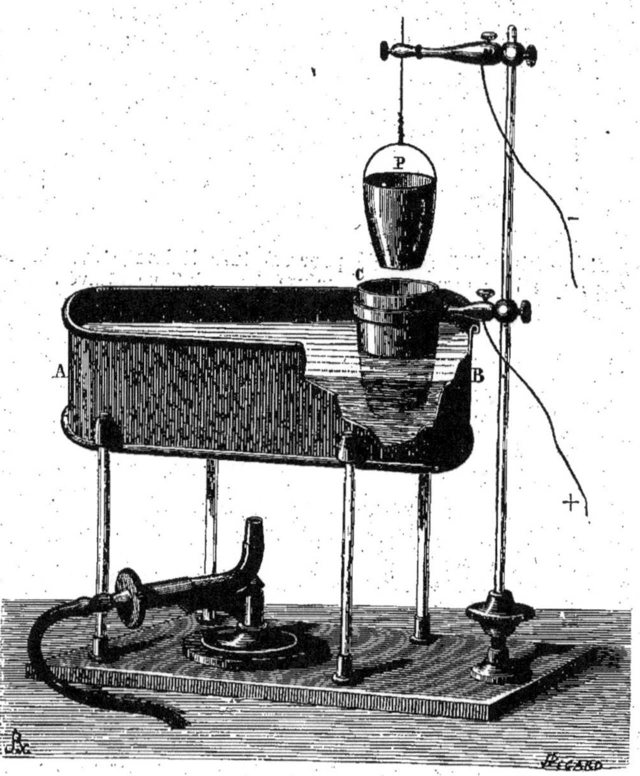

Fig. 20. — Appareil de Riche pour électrolyse.

A B, bain-marie ; C, creuset en platine (+) ; P, cône en platine (—).

ter de détériorer, par contact accidentel, le dépôt électrolytique.

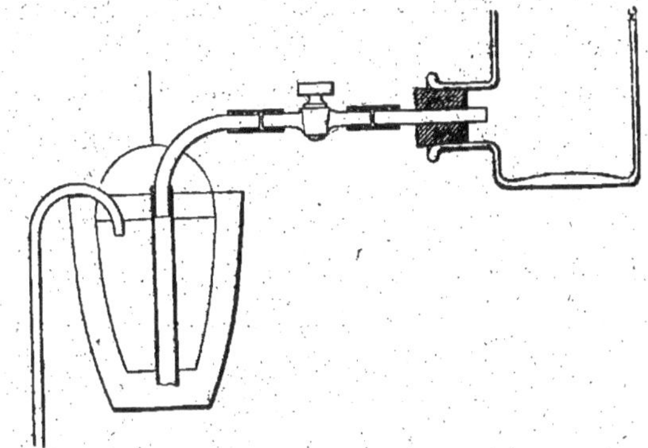

Fig. 21. — Dispositif commode pour effectuer le lavage sans interrompre le courant dans l'analyse électrolytique (Dauvé).

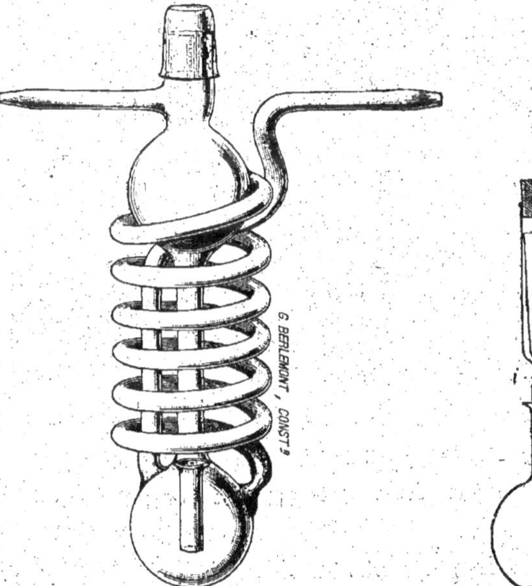

Fig. 22. — Absorbeur laveur à gaz
de A. Gautier.

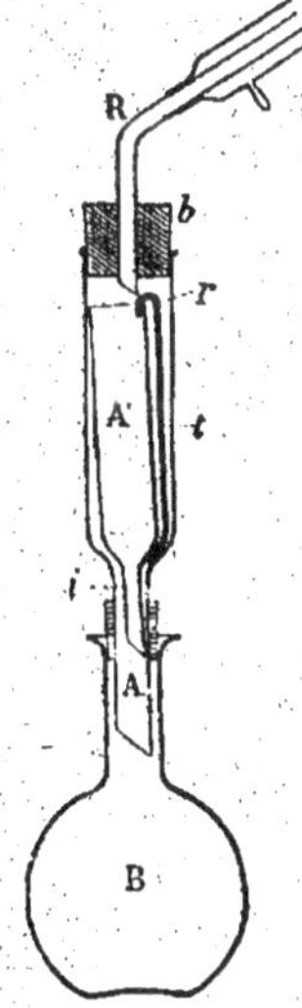

Fig. 23. — Appareil
à lixiviation du D^r
Barthe.

ABSORBEUR-LAVEUR A GAZ (Gautier).

L'appareil (fig. 22) est tout entier en verre.
Le volume est faible et le poids peu considérable.
La puissance d'absorption est très grande.
On absorbe facilement :

C^2H^4, par SO^4H^2
C^2H^2, par le bromure d'iode.
O , par le pyrogallol.
CO , par le chlorure de palladium.

On absorbe aussi SO^2 par la solution d'iode ; AzH^3, par la solution d'acide sulfurique, etc.

APPAREIL A LIXIVIATION

L'appareil de Soxhlet est coûteux et fragile. On peut le remplacer par l'appareil simple et pratique suivant (fig. 23) :
Une petite allonge A′ pénètre dans une allonge A, de plus grandes dimensions ; un petit tube de verre plein est interposé entre les deux allonges et descend en s'incurvant légèrement jusque dans le col de la plus grande ; il est retenu à la petite allonge par son extrémité supérieure r, recourbée en forme de crochet. De cette façon les vapeurs du dissolvant, en sortant du ballon B, que l'on chauffe, passent dans l'interstice i compris entre les deux allonges, se condensent en R (appareil Cazeneuve) et retombent en A′, qui contient la substance à lixivier.

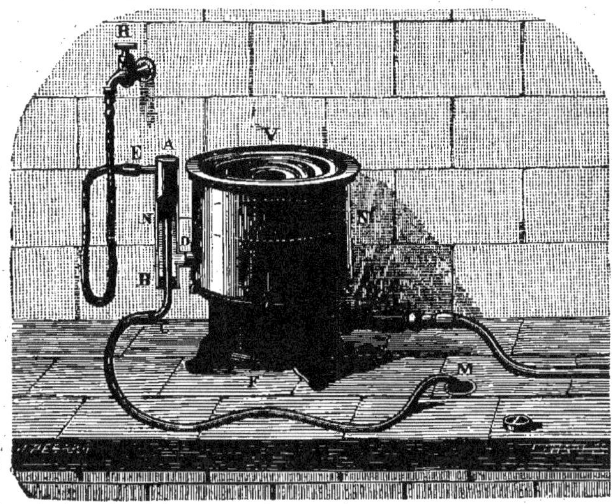

Fig. 24. — Bain-marie à niveau constant.

V, bain marie; R, robinet; E D, tubulure; A B, tube vertical; N N', niveau de l'eau;
C M, tube de caoutchouc; F, foyer.

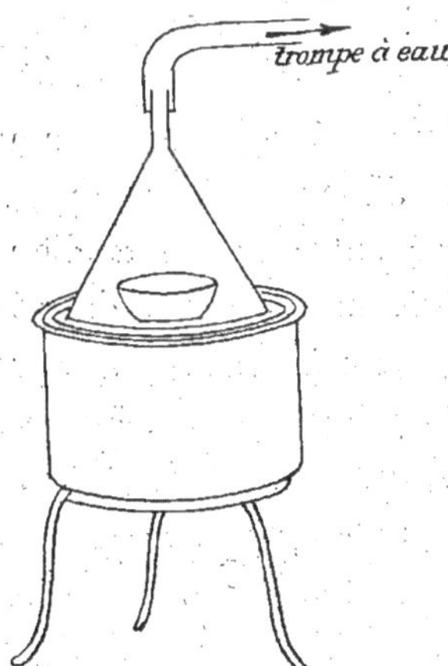

Fig. 25. — Dispositif pour activer les évaporations.

BAIN-MARIE

Le bain-marie à niveau constant (fig. 24) est le plus commode. On active beaucoup les évaporations en recouvrant les récipients d'un entonnoir renversé et relié à une trompe à eau (fig. 25); au besoin on le fait reposer sur trois petits disques de liège pour faciliter l'appel d'air et l'entraînement des vapeurs.

CENTRIFUGEUSES

L'emploi des centrifugeuses (fig. 26 à 29) s'impose

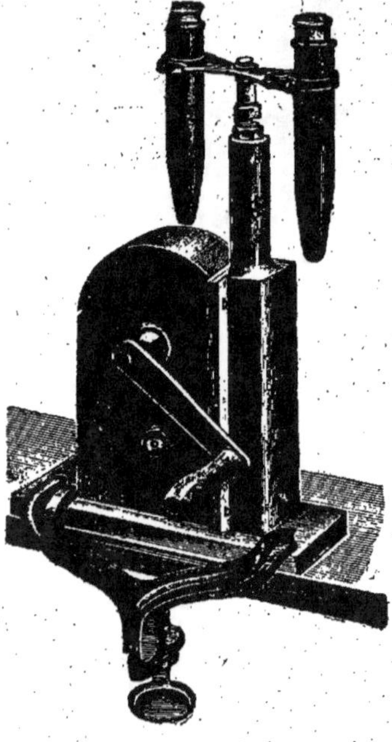

Fig. 26. — Centrifugeuse à deux vitesses.

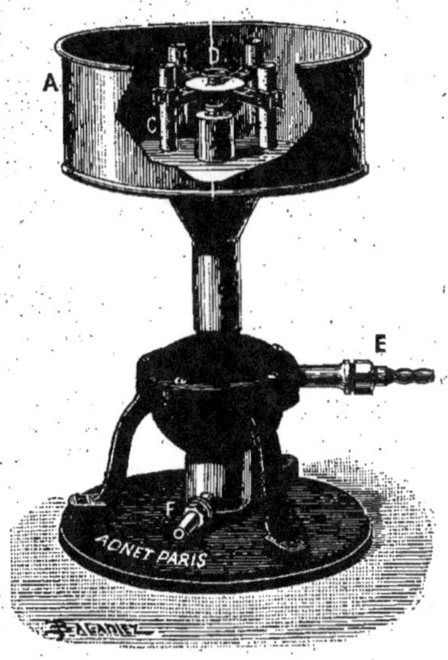

Fig. 27. — Centrifugeuse fonctionnant avec une pression d'eau minima de 10 ᵐ.

A, enveloppe de protection; C, support; D, écrou; E, arrivée de l'eau; F, sortie.

pour obtenir rapidement les dépôts nécessaires aux examens microscopiques. Dans certains cas, et en employant alors des centrifugeuses à grande vitesse, on peut même faire des épuisements à l'éther, l'alcool, l'eau, recueillir et laver des précipités, etc. Ex : analyses du cacao, du chocolat, du lait, etc.

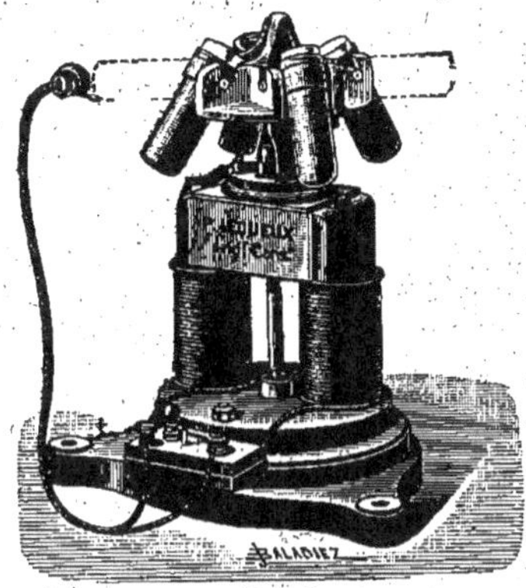

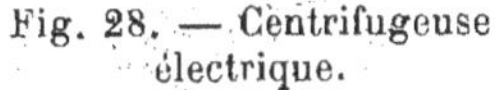

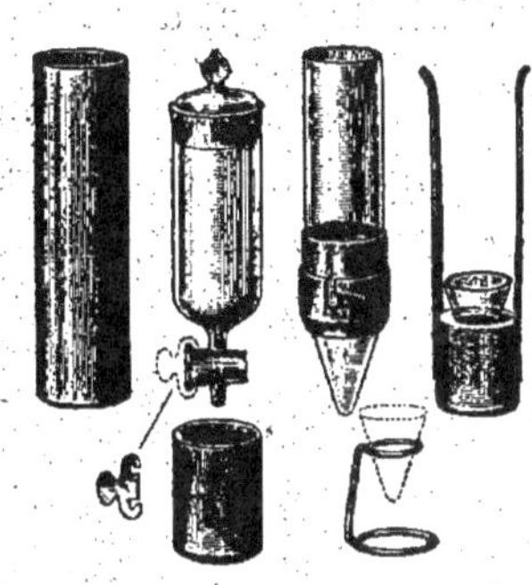

Fig. 28. — Centrifugeuse électrique.

Fig. 29. — Pièces diverses pour analyses quantitatives.

CREUSET DE GOOCH

Le creuset de Gooch se fabrique soit en porcelaine, soit en platine. Il est constitué par un creuset dont le fond est perforé d'une centaine de petits trous et qui peut être introduit à frottement doux dans une capsule basse de même matière.

Intérieurement un disque perforé, mobile, sert à maintenir, pendant les opérations de filtration et de lavage, la couche d'amiante en fibres dont il est garni.

On ne doit pas employer l'amiante hydratée (serpentine), mais l'amiante anhydre (amphibole), qui ne cède rien aux acides. L'amiante est préalablement épuisée par HCl conc., puis par SO^4H^2, ensuite lavée parfaitement à l'eau, puis séchée et calcinée.

Le lit d'amiante est légèrement tassé, puis maintenu en place par le petit disque perforé de platine ou de porcelaine.

Les avantages de l'emploi du creuset de Gooch sont :

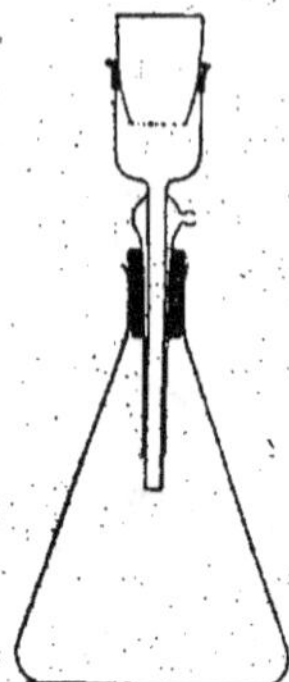

Fig. 30. — Filtration dans le vide avec creuset de Gooch.

1° La possibilité de lavages avec les acides concentrés ;

2° Pas de réduction des oxydes et des sels par le charbon produit lors des calcinations des filtres ;

3° Suppression des inconvénients découlant de l'hygroscopicité des filtres ;

4° Facilité des reprises de précipi+tés, séchés et calcinés.

Si on veut utiliser l'action du vide, on munit le creuset d'un anneau de caoutchouc qui entre à frottement dur dans un entonnoir cylindrique dont la tige peut s'introduire dans le bouchon d'une fiole à vide (fig. 30).

DESSICCATION

A moins d'indication spéciale, on dessèche la substance placée dans un verre de montre à bords rodés et pouvant être recouvert d'un verre de montre semblable. Une bride métallique maintient l'appareil clos pendant les manipulations (fig. 31).

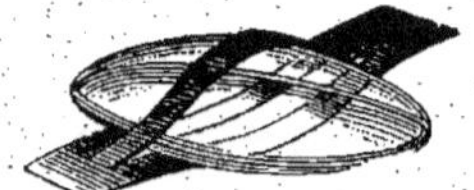

Fig. 31. — Verres de montre accouplés.

La dessiccation se fait soit dans le vide, soit à $+ 100°$ à l'étuve à eau bouillante. On a indiqué, pour chaque cas, ce qu'il convenait de faire.

Cependant la constance de poids, après quelque temps de séjour à l'étuve, *dans l'air*, ne peut être, à aucune température, considérée comme un criterium de dessiccation parfaite.

La dessiccation absolue ne peut être réalisée, même à haute température, que dans un milieu dépouillé de vapeur d'eau ; elle paraît être complète après une heure de chauffe à 120°, ou deux heures à 100°, *dans un courant d'air sec* :

La matière est contenue dans une nacelle placée dans un tube dans lequel on envoie un courant d'air sec à raison de 1 litre à l'heure environ.

L'air est séché sur une colonne de ponce sulfurique, et sur une colonne de chaux sodée granulée.

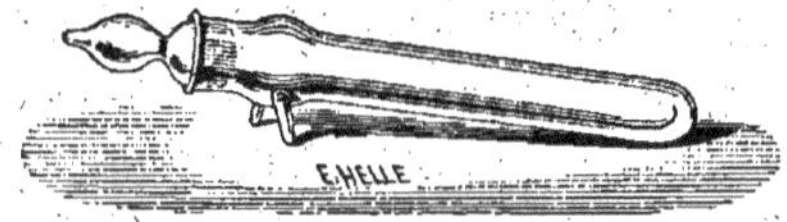

Fig. 32. — Pèse-filtre.

On réalise également une dessiccation absolue en présence de baryte anhydre par l'emploi d'un haut vide et d'une température de 40° (voir *vases à dessécher*). On n'a à craindre, dans ce cas, aucune altération des produits.

Les pesées sont faites dans un pèse-filtre (fig. 32) bouché à l'émeri.

Il importe que les matières ne restent pas plus de quelques secondes à l'air libre : le temps de retirer la nacelle du tube dessiccateur ou vase à dessécher pour la placer dans le pèse-filtre.

DISTILLATION DES LIQUIDES VOLATILS
A VAPEURS INFLAMMABLES

On peut chauffer le récipient contenant le liquide avec

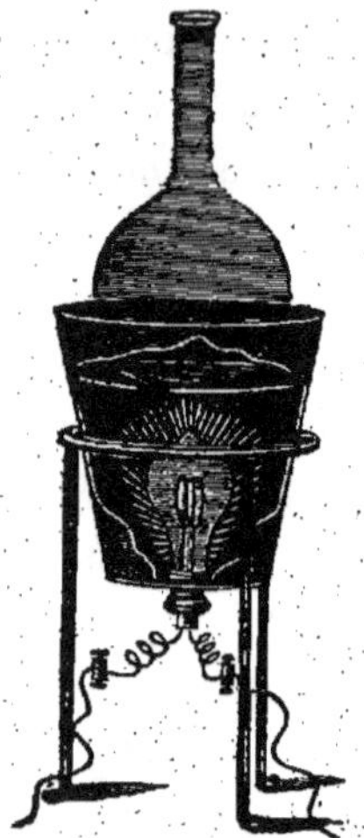

Fig. 33. — Chauffage électrique pour la distillation de liquides
volatils à vapeurs inflammables.

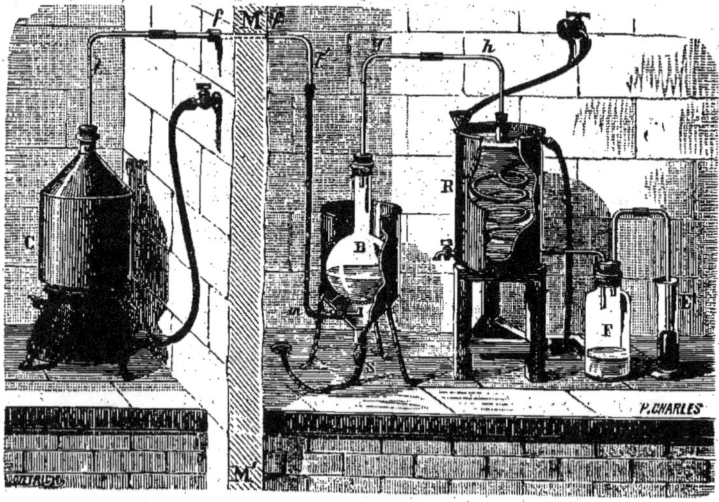

Fig. 34. — Chauffage par la vapeur pour la distillation des liquides
volatils à vapeurs inflammables.

M M', cloison séparant deux pièces ; f f', fourreau cylindrique en laiton ; t t', tubes de
verre ou caoutchouc ; C, vase métallique ; B, ballon ; m, ajutage ; R, réfrigérant ;
F, flacon récipient ; E, vase à mercure ; S, tube d'écoulement de l'eau.

une lampe à incandescence placée au fond d'une sorte de bain-marie (fig. 33).

Ou bien on chauffe avec de la vapeur d'eau produite dans une autre pièce du laboratoire (fig. 34).

Les vapeurs du liquide volatil sont avantageusement condensées par un réfrigérant puissant de Vigreux (voir page 31).

On doit toujours opérer la distillation loin de toute flamme et de tout foyer. On ne saurait prendre trop de précautions à ce sujet.

ÉTUVE

On emploie l'étuve de Gay-Lussac (fig. 35) à eau pour toutes les températures inférieures à 100°, et l'étuve de

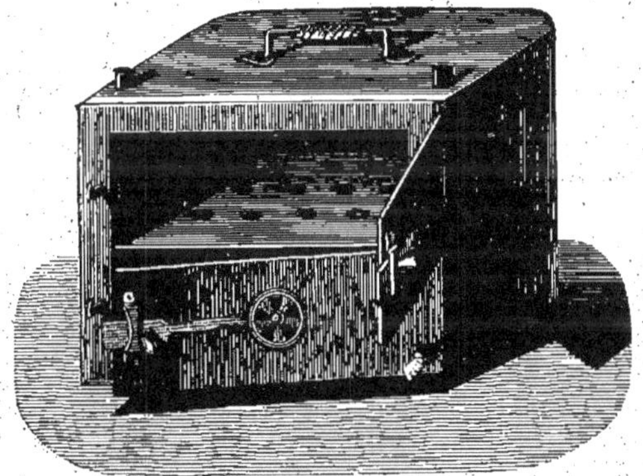

Fig. 35. — Étuve de Gay-Lussac.

Gay-Lussac à huile pour toutes les températures supérieures à 100°, ainsi que pour la température de 100°. Des régulateurs de température permettent d'obtenir et de maintenir les températures cherchées.

Les températures d'étuves correspondent aux températures intérieures.

Comme étuve à température constante, on peut encore utiliser le modèle ci-dessous (fig. 36) qui ne nécessite pas l'emploi de régulateur.

Les vapeurs du liquide chauffant l'étuve sont con-

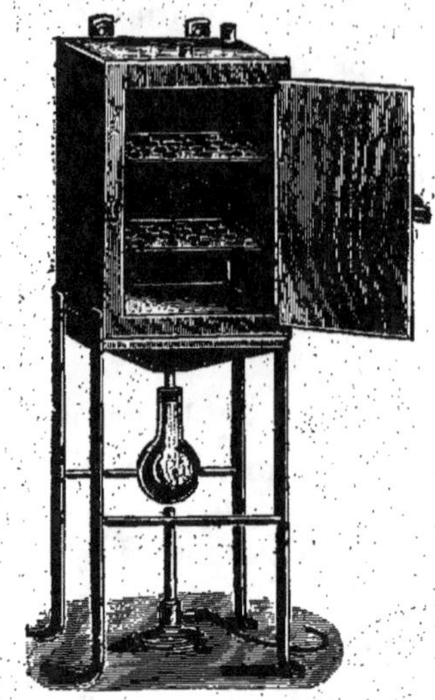

Fig. 36. — Etuve à température constante.

densées par un réfrigérant disposé à reflux. On obtient dans l'étuve les températures suivantes :

Avec l'eau . . . . 98°
Avec le toluène . . . . 107°
Avec le toluène et xylène, $\tilde{a}\tilde{a}$ en volumes 121-122°,
Avec le xylène. . . . . 136°
Avec le xylène et cumène, $\tilde{a}\tilde{a}$ volumes 151°

FILTRATION

Pour filtrer rapidement, on utilise la trompe à eau (fig. 37). Il faut, dans ce cas, soutenir la pointe du filtre par un petit cône en platine (fig. 38 et 39).

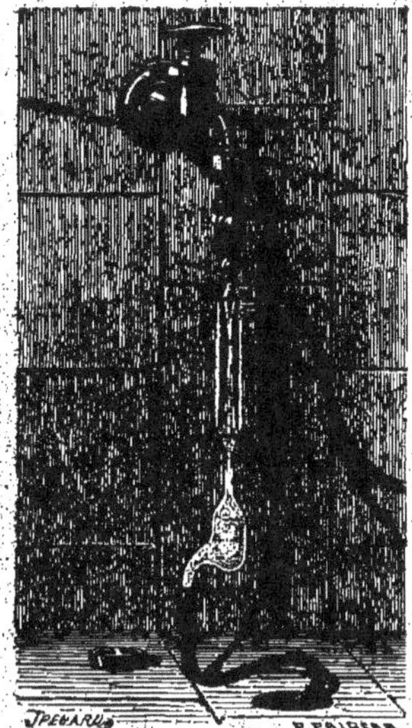

Fig. 37. — Trompe à eau.

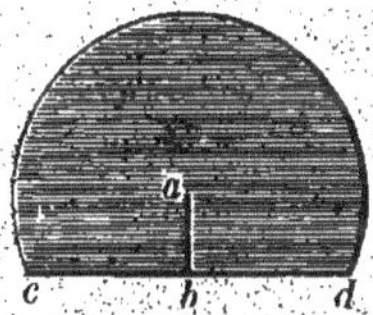

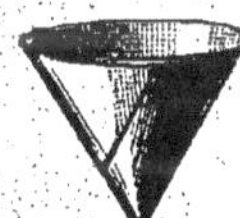

Fig. 38. — Feuille de platine dé-   Fig. 39. — Cône de platine.
coupée pour faire le cône.

a b, feutre ; *c b*, *b d*, bord rentrant dans l'intérieur du cône.

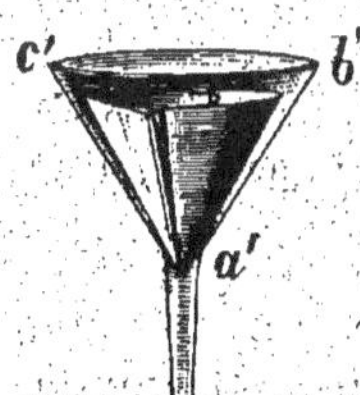

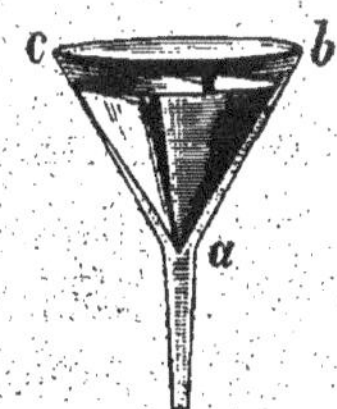

Fig. 40. — Filtre mal disposé.   Fig. 41. — Filtre bien disposé.
a b c, *a' b' c'*, formation des plis.

A défaut de trompe à eau, on emploie des entonnoirs à filtration rapide avec renflement à la naissance du tube d'écoulement. Ce renflement est destiné à recevoir la

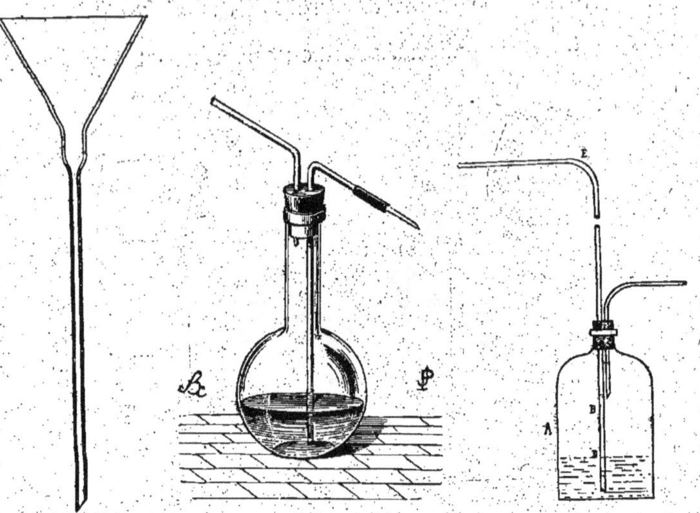

Fig. 42. — Entonnoir à filtration rapide.

Fig. 43. — Pissette à laver.

Fig. 44. — Flacon de sûreté pour dessiccation à la trompe de M. F. Cordonnier.

pointe du filtre et à faciliter le fonctionnement de l'appareil (fig. 40 à 43).

LAVAGE DES PRÉCIPITÉS

La méthode de lavage par décantation suivie d'un lavage sur filtre avec emploi de la trompe à eau est la plus rapide et la plus parfaite.

Pour éviter les retours d'eau, toujours possibles quand on emploie la trompe à eau, on peut utiliser le dispositif suivant (Cordonnier) :

Le flacon A (fig. 44) contient du mercure ;

Le tube B relie le flacon A à la cloche à vide, mais de telle façon que D E ait environ 1 mètre de hauteur.

PETIT FOUR DE LABORATOIRE DE BRUNO

Les deux cônes figurés sont en tôle mince et renferment

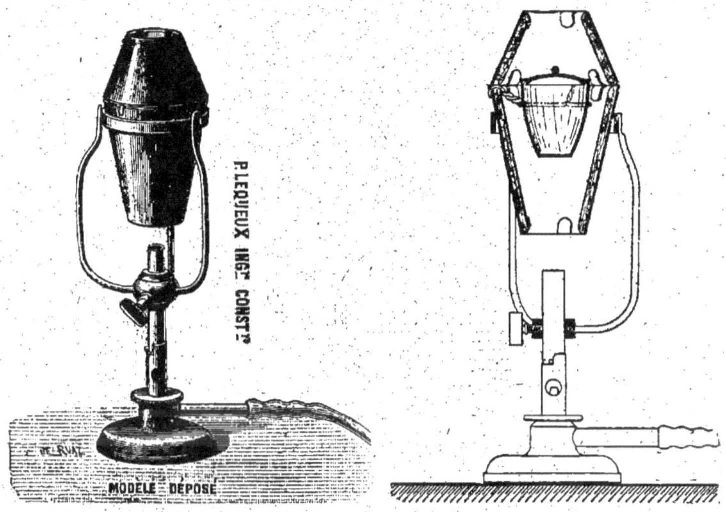

Fig. 45. — Petit four de laboratoire de Bruno.

le creuset dans l'espace qu'ils comprennent. Ils sont revêtus intérieurement d'un carton d'amiante (fig. 45).

On élève ainsi la température et on abrège les durées de chauffe.

On utilise avec avantage les brûleurs à gaz de Méker.

FOUR A INCINÉRER

Pour obtenir les *cendres* de substances alimentaires, on emploie comme moyen de chauffage des petits fourneaux dits à incinérer (fig. 46). Les capsules plates sont placées dans le coffret du four qui est porté progressivement au rouge.

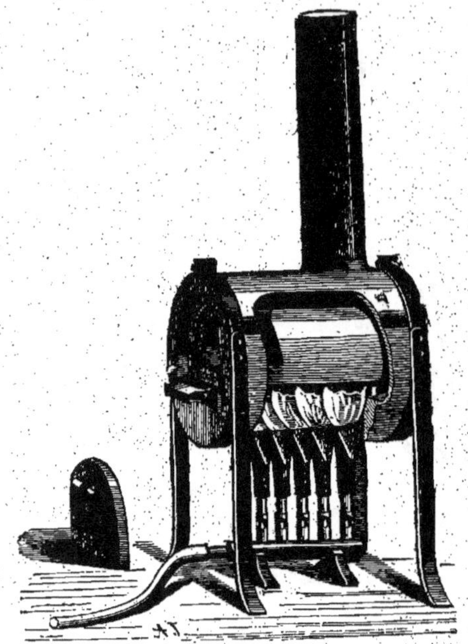

Fig. 46. — Four à incinérer.

POINT DE FUSION

Dans la partie fermée et effilée d'un tube de verre à parois minces préalablement finement étiré, on introduit un peu de la substance (fig. 47). On attache le petit tube à un thermomètre au moyen d'anneaux en caoutchouc. On chauffe doucement en prenant, comme bain, un bain d'huile d'œillette ou encore d'huile de vaseline, de paraffine, ou d'acide sulfurique concentré, auquel on ajoute un peu d'azotite de potassium pour décolorer. On note le point T où la fusion se produit et la température moyenne t de l'échelle thermométrique (N divisions) non plongée dans le bain. Le point de fusion A est égal à :

$$A = T + N (N-t)\,0{,}000154$$

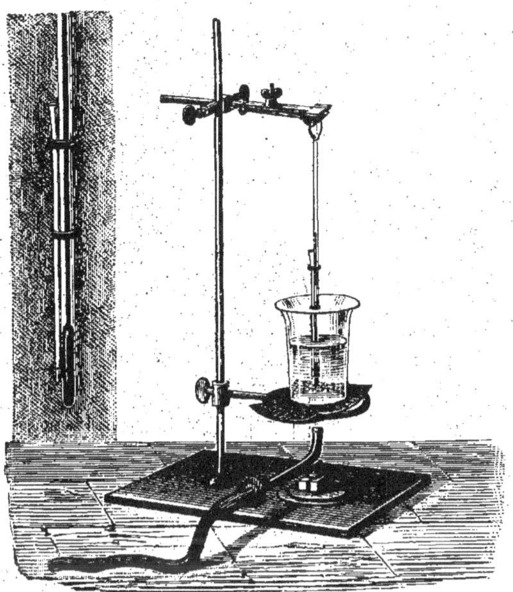

Fig. 47. — Détermination d'un point de fusion.

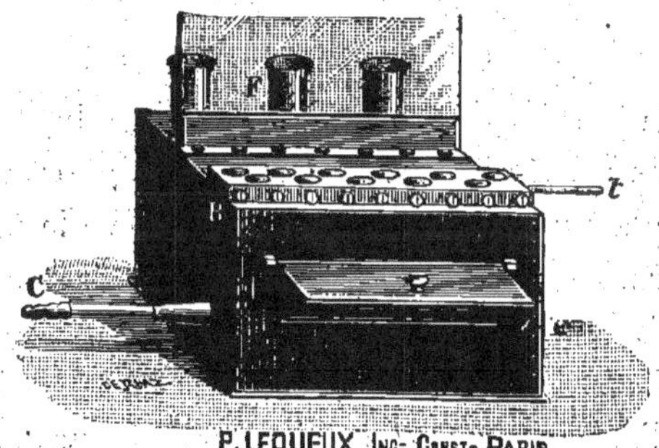

Fig. 48. — Bloc de Maquenne.

t, table chauffante ; B, bloc ; C, brûleur ; F, glace séparant le bloc des cheminées.

On peut déterminer encore le point de fusion par fusion

du corps sur un bain de mercure dont on suit la température à l'aide d'un thermomètre ; ou bien encore par fusion au bloc Maquenne (fig. 48), qui permet aussi de prendre les points de fusion dite instantanée. Si le corps a tendance à se sublimer, on le recouvre d'une « lamelle couvre-objet ».

RÉFRIGÉRANTS

Les réfrigérants de Vigreux (fig. 49) sont très puissants et pas encombrants.

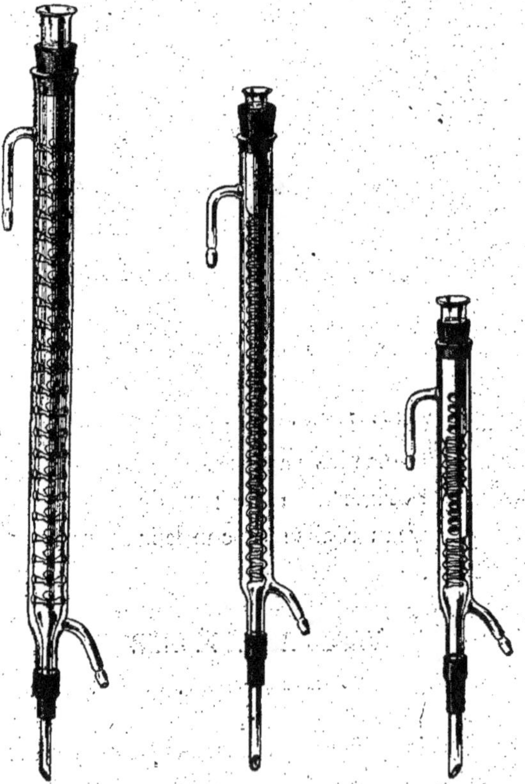

Fig. 49. — Réfrigérant de Vigreux.

Leur emploi est particulièrement recommandable.

La réfrigération à reflux peut aussi s'obtenir facilement comme il est indiqué par les fig. 50 et 51.

Un entonnoir régulièrement conique est fixé à l'aide d'un bouchon sur le ballon qu'on chauffe.

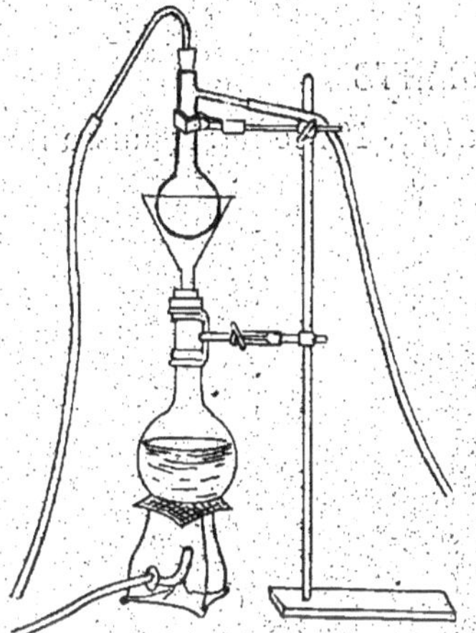

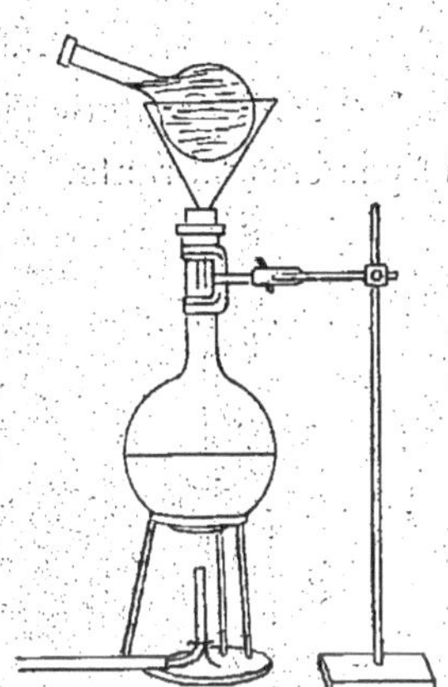

Fig. 50. — Appareil de Cazeneuve pour la réfrigération ascendante.

Fig. 51. — Appareil pour la réfrigération.

Un ballon à circulation d'eau froide est posé dans l'entonnoir et condense les vapeurs.

Pour une réfrigération de peu de durée un simple ballon plein d'eau réalise la condensation des vapeurs (fig. 50 et 51).

VASES A DESSÉCHER

(Voir aussi Dessiccation).

On emploie les divers modèles ci-dessous pour les vases à dessécher dans l'air (fig. 52 et 53).

Si on dessèche dans le vide, on emploie les vases de
Chancel (fig. 54) ou des cloches spéciales (fig. 55).

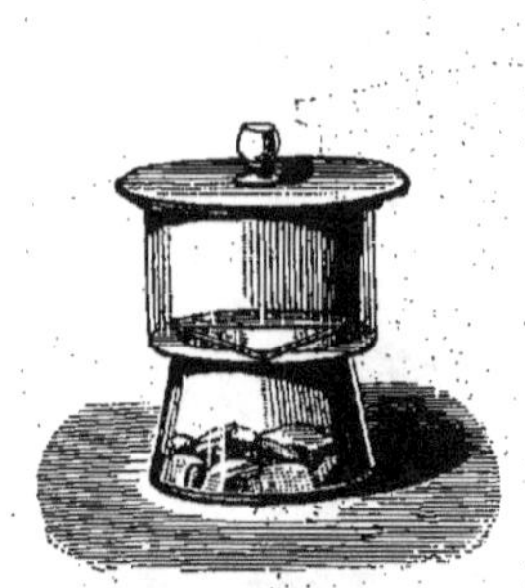

Fig. 52. — Vase à dessécher.

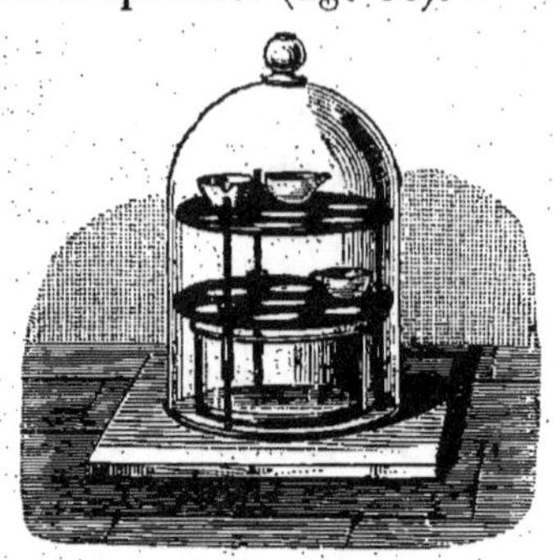

Fig. 53. — Cloche à dessécher.

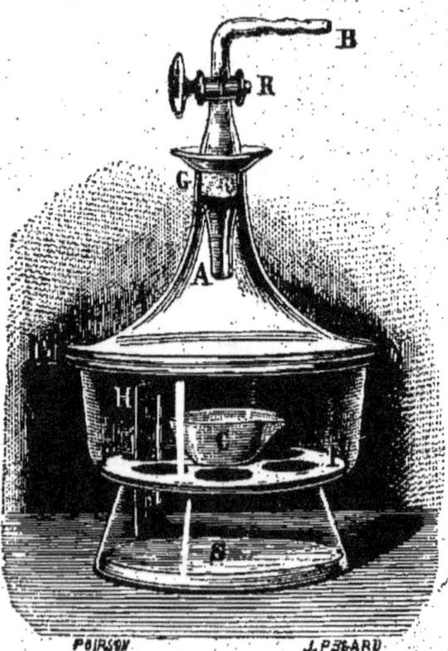

Fig. 54. — Vase de Chancel.

M N, couvercle rodé conique se terminant
par le tube à robinet B R A au moyen duquel on fait le vide. L'objet C est placé
sur une lame métallique perforée P P,
qui supporte également un petit baro-
mètre tronqué H.

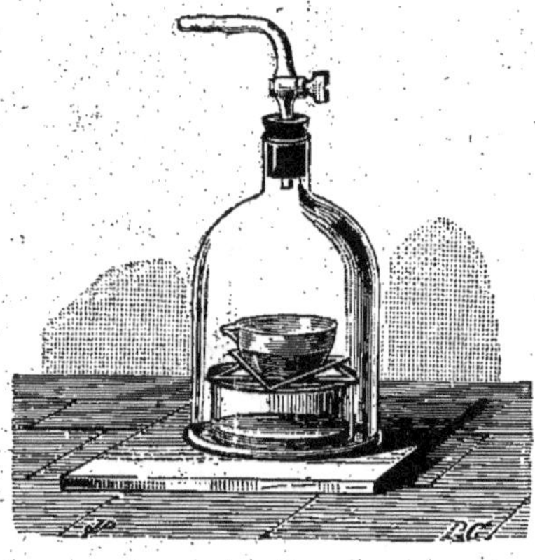

Fig. 55. — Cloche à dessécher dans le vide.

Comme substance desséchante, on se sert de l'acide
sulfurique concentré, mieux de l'anhydride phospho-

rique et plus parfaitement de la baryte anhydre.
Les dessiccations dans le vide sont plus rapides en

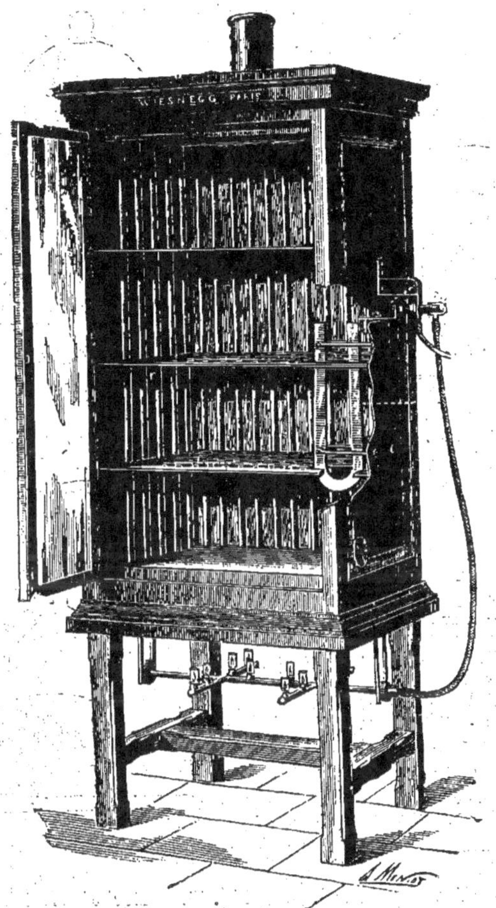

Fig. 56. — Étuve pour dessiccation dans le vide à 40°.

opérant vers 40°. Une petite étuve de Roux pour cultures
microbiennes (fig. 56) permet d'atteindre ce but. Les sur-
faces de verre, formant fermeture des vases à dessécher,

ne sont pas alors enduites de suif; un anneau en
caoutchouc réalise la fermeture étanche.

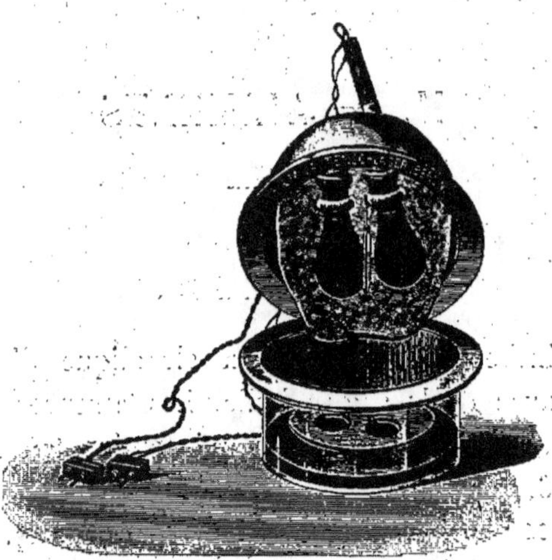

Fig. 57. — Dessiccateur à vide chauffé par des lampes à incandescence.

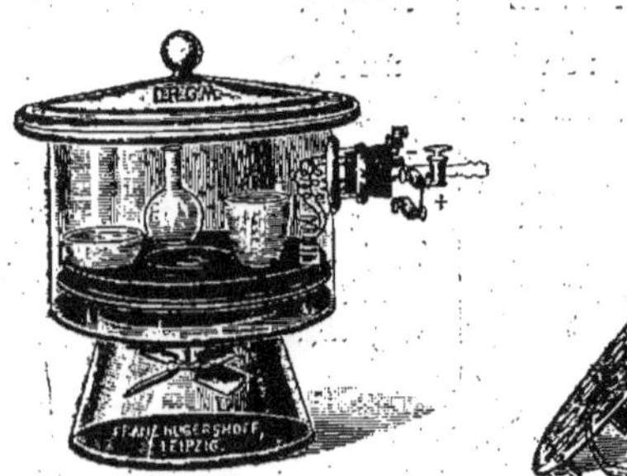

Fig. 58. — Dessiccateur à vide avec
ventilateur. Chauffage électrique.

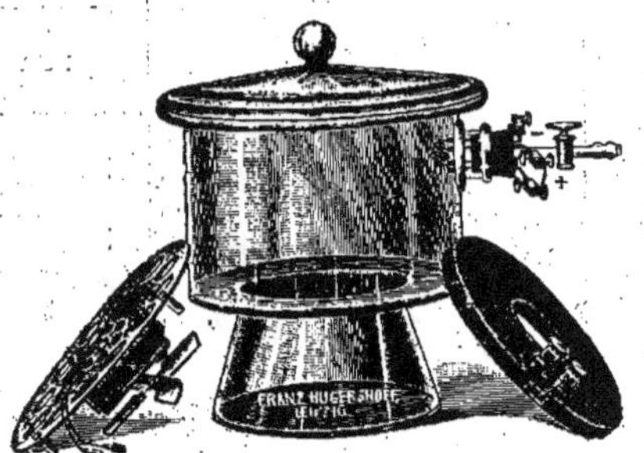

Fig. 59. — Le même démonté.

On peut aussi songer à tiédir le dessiccateur à vide
au moyen de lampes à incandescence (fig. 57), ou encore
à combiner l'action d'une ventilation et d'un chauffage
électrique (fig. 58 et 59).

II. — ALIMENTS

ABSINTHE

L'absinthe est une solution alcoolique d'essences, teintée avec de la chlorophylle. Les essences utilisées sont celles d'anis, de badiane qui dominent, d'absinthe pour 1/6, etc.

Composition. — (Sanglé-Ferrière, Cuniasse).

	ALCOOL PUR	ALCOOL IMPUR	ALCOOL DÉNATURÉ
Degré alcoolique apparent .	50	72,2	62,5
Densité à 15º	0,9344	0,8848	0,9079
Alcool p. 100 en volume.	50,4	72,6	63,0
Extrait par litre . . .	0,36	2,52	13,2
Couleur	»	végétale	végétale

En milligrammes, pour 100 cmc. d'alcool à 100º

	ALCOOL PUR	ALCOOL IMPUR	ALCOOL DÉNATURÉ
Acidité	9,6	39,4	38,0
Aldéhydes	22,4	47,6	12,9
Furfurol	0	traces	traces
Ethers	25,1	25,1	50,2
Alcools supérieurs . .	Traces	traces	224,0
Coefficient d'impuretés .	57,1	112,1	325,1
Acétone	0	0	0
Alcool méthylique. . .	0	0	présence
Essences par litre . . .	2^{gr}19	2^{gr}84	2^{gr},84

Analyse. — On examine l'alcool et on dose l'essence comme il est indiqué à l'article AMERS-APÉRITIFS.

Pour ramener au titre de 25° une absinthe de titre apparent T et de densité D, il faut prendre un volume

$$V = \frac{15.000}{T}$$ d'absinthe et y ajouter (582,4 — VD) d'eau.

Le volume final est de 600 cmc.

Dans le dosage des essences, 1 gr. d'iode absorbé correspond à 0 gr. 80 d'essences.

Si n est la différence en cmc. des volumes employés de la solution normale d'hyposulfite de sodium (voir AMERS), $n \times 0.2032$ est, en grammes, la teneur en essences par litre.

Recherche des résines. — On chasse l'alcool de 100 cmc. d'absinthe, par évaporation. On caractérise la présence de résine de gayac par le perchlorure de fer (coloration bleue).

Matières colorantes. — On distingue les absinthes colorées avec des produits végétaux (chlorophylle, jaune végétal, glycyrrhizine) et les absinthes, de qualité inférieure, colorées avec les matières colorantes artificielles dérivées de la houille : carmin d'indigo, jaune solide S, un ponceau. On évapore 200 cmc. d'absinthe pour chasser l'alcool. La liqueur neutre, trouble ou limpide, refroidie, est *épuisée* par l'alcool amylique dans une ampoule à décantation.

L'alcool amylique est évaporé et le résidu repris par l'eau : la chlorophylle reste insoluble. On ajoute quelques gouttes d'acide sulfurique, puis, avec plusieurs flocons de laine non mordancée (voir MATIÈRES COLORANTES), on *épuise* la liqueur de colorant artificiel.

Le liquide privé de colorant artificiel est épuisé du jaune

végétal avec de la laine mordancée à l'alun et au tartre.

Le liquide épuisé par l'alcool amylique des divers colorants contient encore la glycyrrhizine. On l'évapore à 15 cc., on l'acidifie ; le précipité recueilli sur filtre teint celui-ci en jaune par addition d'ammoniaque.

Les colorants fixés sur la laine sont enlevés par l'alcool ; la liqueur alcoolique évaporée laisse un résidu sur lequel on pratique les réactions colorées à la touche (Voir aussi Amers) :

	SO^4H^2	ADDITION D'EAU	HCl	NH^3	NaOH
Jaune végétal .	brun noir	»	jaune	jaune	jaune
Carmin d'indigo	violacé	bleu	bleu	jaune	jaune
Bleu induline .	bleu	violet	bleu	brun violacé	brun violacé
Bleu Victoria .	brun rouge	vert puis bleu	vert jaune	rouge	rouge
Jaune solide S .	jaune brun	orangé	orangé	jaune	jaune
Jaune naphtol .	jaune brun	jaune sale	jaune pâle	jaune	jaune
Ponceau 3 R. .	cerise	rouge jaune	rien	rien	rien
Orangé II. . .	rouge	jaune brun	brun jaune	brun jaune	brun foncé

ALCOOLS

Les alcools sont divisés en alcools naturels et en alcools d'industrie.

ALCOOLS NATURELS

1° A partir des raisins, on obtient : *l'alcool de vin*, l'*eau-de-vie*, le *cognac*, l'*armagnac*, le *troix-six*, les *eaux-de-vie de marc*;

2° A partir des cerises, prunes, fruits à noyaux, on obtient : le *kirsch*, le *quetsch*, la *prunelle*, etc.

3° A partir des fraises, framboises, fruits aromatisés, on obtient : la *fraisette* et les *alcools de fruits*.

4° A partir de la canne à sucre, on obtient le *rhum* et le *tafia*.

ALCOOLS D'INDUSTRIE

Les betteraves donnent l'*alcool de betteraves*; les mélasses : l'*alcool de mélasse*;

Les grains : froment, orge, seigle, maïs, riz, l'*alcool de grains*;

Les pommes de terre : l'*alcool de pommes de terre*;

Les topinambours : l'*alcool de topinambours*;

Les asphodèles : l'*alcool d'asphodèles*.

Composition. — Outre l'*alcool éthylique*, on rencontre :

Des *alcools supérieurs* : propylique, butylique, amylique, etc.;

Des *aldéhydes* : acétique, isocaproïque, œnanthylique, pyromucique, etc.;

Des *éthers* : acétique, butyrique, etc.;

Du *tanin*;

De la *vanilline* (provenant du fût);

Du *sucre de canne* ou du *sucre interverti*.

Analyses de quelques alcools (Sanglé-Ferrière et Cuniasse).

	ALCOOL DU NORD	ALCOOL A 95°	ALCOOL DE GRAINS	ALCOOL RECTIFIÉ	ALCOOL BON GOUT
Degré alcoolique apparent .	88	95,6	95,5	95	95
Densité à +15°.	0,8406	0,8141	0,8145	0,8164	0,8164
Alcool p. 100 en volume. . . .	88	95,6	95,5	95	95
Extrait par litre	0	0	0	0	0
Couleur.	0	0	0	0	0

RÉSULTATS exprimés en milligrammes	par litre	p. 100 d'alcool à 100°	par litre	p. 100 d'alcool à 100°	par litre	p. 100 d'alcool à 100°	par litre	p. 100 d'alcool à 100°	par litre	p. 100 d'alcool à 100°
Acidité	48	5,4	48	5	24	2,5	24,0	2,5	24	2,5
Aldéhydes . . .	52,8	6,0	0	0	0	0	4,7	0,4	0	0
Furfurol	0	0	0	0	0	0	0	0	0	0
Ethers.	105,6	12	35,2	3,6	56,4	5,9	35,2	3,7	140,8	14,8
Alcools supérieurs.	0	0	0	0	0	0	50,0	5,2	35,5	3,7
Coefficient d'impuretés .		23,4		8,6		8,4		11,8		21,0

Méthode d'analyse des alcools par fonctions chimiques. — **Densité.** — On prend le poids de 100 cmc. d'alcool mesurés exactement à 15° et contenus dans un flacon taré et bouché. On multiplie ce poids par 10.

Extrait sec. — On évapore, dans une capsule en verre plate, à 100°, 25 cmc. de liquide alcoolique et on pèse le résidu formé, dans le cas de spiritueux, par le sucre, les matières empruntées au bois, et les aromates non volatils dans le cas des imitations.

On y dose le *sucre* à l'aide de la solution cuproalcaline en pratiquant l'inversion (Voir Amers).

On examine ensuite la nature du colorant qui ne devrait être que du tanin et est très souvent du caramel ou un colorant complexe dérivé de la houille.

Degré alcoolique apparent. — On doit opérer à la température de + 15°. Le liquide est contenu dans une éprouvette à pied et l'alcoomètre plonge librement dans le liquide.

On lit le degré qui coïncide avec la *partie inférieure du ménisque* et en plaçant l'œil à la *hauteur du niveau du liquide*.

Il est moins exact d'être obligé de faire la correction de température, quand on n'opère pas exactement à + 15° :

Si n est le degré lu à $t°$, température *comptée à partir de 15°*, et x le degré alcoolique cherché ;

$$x = n \pm Ct$$

On prend $C = 0,35$ pour les eaux-de-vie et $C = 0,25$ pour les alcools de haut titre.

Dosage de l'alcool. — On introduit 200 cmc. de liquide alcoolique dans un ballon à distillation, on ajoute deux portions de 10 cmc. d'eau employées à rincer le vase de mesurage, et on distille en recueillant 200 cmc. qui représentent l'alcool éthylique et les impuretés volatiles.

Sur ce produit, on mesure le degré alcoolique au moyen de l'alcoomètre (comme dans le cas précédent), ce qui fait connaître l'alcool p. 100 en volume. L'alcool distillé sert au dosage des aldéhydes, du furfurol, des éthers, des alcools supérieurs.

La partie non distillée peut servir à la recherche des

colorants et de la saccharine dans le cas des cognacs, marcs, etc.

Dosage de l'acidité. — On mesure l'acidité directement sur 25 cmc. de liquide alcoolique au moyen de la solution déci-normale de potasse ou de soude.

Si n est le nombre de cmc. de solution employée, $240 \times n$ exprime, en acide acétique et en milligrammes, l'acidité par litre.

Pour les essais qui suivent, on doit au préalable *ramener l'alcool distillé au titre de 50°*. Pour cela :

1° A 100 cmc. *d'alcool distillé* de degré α ($\alpha > 50$) et de densité d, il faut ajouter un volume x d'eau distillée :

$$x = 1{,}8686\ \alpha - 100\ d$$

2° Si α est plus petit que 50, il faut ajouter un volume x d'alcool très pur (1) de degré α' et de densité d' :

$$x = \frac{93{,}43\ \alpha - 5000\ d}{50\ d' - 0{,}9343\ \alpha'}$$

Si on utilise de l'alcool *pur*, à 90° :

$$\text{on a } x = \frac{50\ d - 0{,}9343\ \alpha}{0{,}4238}$$

Pour tenir compte des dilutions opérées, et, dans le calcul final, indiquer la *teneur d'impuretés par litre d'alcool au titre initial*, il y a lieu de tenir compte du volume V occupé par les mélanges :

1° Dans le cas d'addition d'eau, on a :

$$V = 2\ \alpha$$

(1) Voir p. 43.

2º Dans le cas d'addition d'alcool de titre α' et de densité d',

$$V = \frac{100\, d + x\, d'}{0,9343}$$

Si on a utilisé de l'alcool à 90°,

$$V = \frac{100\, d + 0,8341\, x}{0,9343}$$

Dès lors *si I représente*, par litre, le poids de l'*impureté de l'alcool ramené à 50°*, la *teneur*, en même impureté, de l'*alcool au titre initial* est donnée par la formule :

$$A = \frac{I \times V}{100}$$

La proportion de cette impureté pour 100 cc. d'alcool à 100° est donnée par la formule :

$$\frac{I.V}{10\,\alpha}$$

Dans l'analyse des liquides alcooliques, toute la verrerie nécessaire doit être préalablement lavée à l'acide sulfurique mêlé d'acide nitrique, rincée longuement à l'eau, puis passée à l'eau distillée, séchée et gardée à l'abri des poussières.

Préparation de l'alcool pur. — A un litre d'alcool commercial dit pur, ajouter 3 gr. de chlorhydrate de métaphénylène-diamine et 3 gr. de phosphate d'aniline (volumes égaux d'acide phosphorique, $d = 1,45$, et d'huile d'aniline récemment distillée et incolore). Laisser en contact quelques jours, puis distiller lentement. Rejeter les 50 premiers cent. cubes, recueillir 900 cent. cubes.

Dosage des aldéhydes. — Il est basé sur la recoloration du bisulfite de rosaniline (voir RÉACTIFS), en opérant par comparaison avec une solution-type d'aldéhyde.

Solution-type d'aldéhyde. — On utilise l'aldéhyde acétique bouillant à 20°8 et de densité 0,791 à + 15°.

Dans un flacon bouché et taré, de 300 cmc., on verse 2 à 3 cmc. d'aldéhyde, on prend le poids p du volume versé. On complète le poids : $100 \times p$, par de l'alcool pur à 50° ; on a ainsi une *solution au centième, en poids*. De cette solution au centième, on prend exactement 5 gr. et on complète le volume de 1 litre avec de l'alcool pur à 50°.

La solution-type contient ainsi 50 milligrammes d'aldéhyde, par litre.

On développe la coloration simultanée sur 10 cmc. du type et sur 10 cmc. de l'échantillon, avec 4 cmc. du réactif bisulfite de rosaniline (voir RÉACTIFS). On laisse la réaction s'effectuer à froid et on compare au bout de 20 minutes, à l'aide du colorimètre de Duboscq, après avoir, par des dilutions convenables avec de l'alcool pur à 50°, amené à une presque égalité dans l'intensité des teintes.

On peut, avec moins d'exactitude, comparer les intensités de teinte dans des tubes d'essai de 50 cc., dits de Nessler.

On exprime le résultat en milligrammes d'aldéhyde acétique, par litre d'alcool au *titre initial.*

Dosage du furfurol. — La solution-type de furfurol se fait avec du furfurol (bouillant à 162° et de densité 1,166 à + 15°) de la même manière que la solution d'aldéhyde, mais de telle façon que le titre final soit de 0 gr. 005 de furfurol par litre d'alcool.

A 10 cmc. d'alcool à 50° et à 10 cmc. de solution type de furfurol, on ajoute 10 gouttes d'aniline pure, incolore, récemment distillée, puis 1 cmc. d'acide acétique pur, *exempt de furfurol.*

Au bout d'un quart d'heure, on compare les teintes, comme dans le dosage précédent.

On exprime la teneur en milligrammes, par litre d'alcool *au titre initial.*

Dosage des éthers. — A 50 cmc. d'alcool distillé (non à 50°), exactement neutralisé avec une solution décinormale de potasse et en présence de phtaléine du phénol, on ajoute 10 cmc. de cette solution décinormale alcaline. On fait bouillir une heure, au réfrigérant à reflux.

Après refroidissement, on verse 10 cmc. d'acide sulfurique décinormal, et on ramène le virage à la phtaléine, à l'aide de la solution décinormale alcaline.

Soit n le nombre de centimètres cubes nécessaires pour atteindre ce résultat, $n \times 0,176$ représente, en milligrammes, la quantité d'éthers, exprimée en acétate d'éthyle, par litre d'alcool.

Dosage des alcools supérieurs. — A 50 cmc. d'alcool distillé, ramené au titre de 50°, on ajoute 1 gr. de chlorhydrate de métaphénylène-diamine ; on chauffe pendant 1 heure au réfrigérant à reflux. On distille ensuite en ajoutant au préalable quelques centimètres cubes d'eau et un grain de charbon des cornues ; on recueille 50 cmc.

On chauffe au bain-marie, pendant une heure, 10 cmc. de cet alcool, ainsi privé d'aldéhydes, et mélangé de 10 cmc. d'acide sulfurique pur monohydraté et incolore. Même opération avec une solution de 0 gr. 50 d'alcool isobutylique (bouillant à 108° et de densité 0,806 à 15°) dans un litre d'alcool pur à 50°.

Après refroidissement, on compare au colorimètre

(Voir : dosage des aldéhydes). On exprime le résultat en milligrammes d'alcool isobutylique, pour un litre d'alcool au *titre initial.*

Dosage des matières azotées. — On évapore au bain-marie 100 cmc. d'alcool, non distillé, en présence de 2 cc. d'acide phosphorique ($d = 1,45$).

Sur le résidu sec, repris par de l'eau, on opère le dosage de l'azote des sels ammoniacaux et des amides, puis de l'azote des bases pyridiques et alcaloïdiques, de la même façon qu'il est indiqué à l'article Eau.

On exprime en milligrammes d'ammoniaque, par litre d'alcool.

Coefficient d'impuretés. — La teneur en acidité, aldéhydes, furfurol, éthers, alcools supérieurs étant, par le calcul, rapportée à 100 cmc. d'alcool considéré à 100°, la somme de ces derniers résultats exprime le *coefficient d'impuretés.*

Recherche de l'alcool méthylique. — On mesure un volume d'alcool correspondant à 10 cc. d'alcool absolu. On ajoute de l'eau pour faire 150 cc. On met le mélange dans un ballon de 500 cc. avec 70 cc. d'acide sulfurique au cinquième, puis on ajoute 15 gr. de dichromate de potassium pulvérisé. On agite de temps en temps. Après 1 heure de contact, on distille. On rejette les 25 premiers centimètres cubes ; on recueille 150 cc. de liquide.

50 cc. du liquide distillé sont additionnés de 1 cc. de diméthylaniline rectifiée (passant à 192°) ; puis on introduit le tout dans une fiole bouchée à l'émeri qu'on place à 80°, au bain-marie, pendant 3 heures. On agite de temps à autre.

Le liquide refroidi est alcalinisé avec la soude, et on distille 25 cc. pour séparer la diméthylaniline. Le résidu de la distillation, acidifié par l'acide acétique, est oxydé avec quelques centigrammes de bioxyde de plomb, exempt de chlore. On obtient une coloration bleue, s'il y a de l'alcool méthylique.

Pour les liquides alcooliques : cognacs, rhums, etc., on en prend 50 cc., on étend à 100 cc. avec de l'eau. Après addition de 8 gr. de chaux éteinte, on distille.

On recueille 15 cc., que l'on oxyde dans un ballon de 250 avec 70 cc. de SO^4H^2 au cinquième et 15 gr. de dichromate de potassium pulvérisé. On continue comme pour l'alcool.

Recherche de l'acétone. — 1° En milieu ammoniacal et l'alcool étant dilué, on obtient, par addition d'un peu de solution iodo-iodurée, un précipité presque immédiat d'iodoforme s'il y a de l'acétone.

2° Dans 5 cc. d'alcool dilué de façon à marquer 2°, on met 2 cc. de réactif mercurique (v. Réactifs). On place au bain-marie bouillant, pendant 10 minutes. Il se forme un trouble s'il y a de l'acétone.

Pour les liquides alcooliques : cognacs, rhums, etc., préparer la liqueur alcoolique comme pour la recherche de l'alcool méthylique.

Métaux lourds. — Les alcools et liquides alcooliques ne doivent renfermer ni cuivre, ni plomb, ni zinc (voir Métaux lourds).

AMERS-APÉRITIFS

Les *amers* sont pour la plupart préparés avec des alcoolats parfumés obtenus par macération et distillation de plantes aromatiques, ou par simple infusion de ces plantes. Il arrive que l'on emploie un mélange tout préparé d'essences.

Examen de l'alcool au point de vue de ses impuretés.
— On distille 100 cmc. d'amer aussi complètement que possible, en recevant le distillat dans une fiole jaugée de 100 cmc.; après parfait refroidissement, on ramène, par addition d'eau, le distillat à 100 cmc. On prend le degré alcoolique du distillat (voir ALCOOLS) et on conserve ce liquide pour le dosage des *essences.*

Connaissant le titre alcoolique, on dilue l'amer de façon à obtenir 600 cmc. de liquide à 25° (voir ABSINTHE) et on ajoute 40 gr. de noir spécial Poulenc P. W. On laisse en contact pendant 24 heures, en agitant de temps en temps; puis on filtre.

On distille 500 cmc. du filtrat et on recueille 300 cmc.

Sur cet alcool distillé, on dose les impuretés (voir ALCOOLS). On recherche aussi l'alcool méthylique (voir ALCOOLS). *L'acidité* est dosée sur l'amer non distillé.

Dosage des essences. — On prépare le réactif suivant :

Iode pur	25 gr.
Bichlorure de mercure	30 gr.
Alcool pur à 80°	1 litre

Sur les 100 cmc. d'amer distillé, on prélève 50 cmc. qu'on introduit dans une fiole bouchée à l'émeri de 125 cc. Dans une fiole semblable, on met 50 cmc. d'alcool pur à 40°. Dans chacune des fioles, on verse 25 cmc. du réactif. On laisse en contact trois heures. Puis, on verse 5 cc. de la solution d'iodure de potassium à 1 p. 2, et on titre l'iode en excès avec la solution déci-normale d'hyposulfite de sodium.

Si n est la différence de centimètres cubes employés pour les deux titrages, $n \times 0{,}0753$ est la teneur, en

grammes et par litre, en essences où domine généralement l'essence de Portugal.

Extrait sec.— Dans une capsule de verre plate, tarée,
on verse 10 cmc. d'amer. On évapore à l'étuve, à 100°,
pendant 8 heures. L'augmentation de poids de la capsule, multipliée par 100, donne l'extrait par litre.

Dosage du sucre. — A 10 cmc. d'amer dont on a
chassé l'alcool par évaporation, on ajoute 5 cmc. de perchlorure de fer. On place 10 minutes au bain-marie ; on
laisse refroidir. On sature par quelques gouttes de carbonate de sodium, on ajoute 0 gr. 5 de noir décolorant,
on complète à 100 cmc. avec de l'eau distillée, on filtre.

On dose le pouvoir réducteur de la solution sucrée
filtrée vis-à-vis 10 cmc. de la solution cupro-alcaline (voir
Sucre, Sirops). On exprime le résultat en glucose ou en
saccharose.

Recherche du caramel. — A 25 cmc. d'amer, on
ajoute 75 cmc. d'alcool à 95°, on filtre ; on évapore le
filtrat au bain-marie. Le résidu, repris par un peu d'eau,
est additionné d'une solution concentrée de chlorhydrate
de phénylhydrazine (voir Réactifs). On obtient, au bout
de quelque temps, un précipité floconneux rouge brique.

Recherche des colorants de la houille. — On rencontre parfois un *rouge ponceau*, du *jaune de naphtol S*,
et du *carmin d'indigo* (voir Matières colorantes de la
houille et Absinthe). On évapore à sec la solution diluée
des matières colorantes ; on reprend par de l'éther acétique,
neutre et sec : l'indigo reste, le ponceau et le jaune se dis-
solvent ; l'éther acétique est évaporé à sec ; on reprend
le résidu par un peu d'eau ; on précipite le ponceau de sa
solution aqueuse par une goutte de solution de chlorure
de baryum ; le jaune reste en solution.

Analyses de quelques amers.

	AMER DU COMMERCE	AMER DU COMMERCE	AMER AVEC ALCOOL IMPUR	AMER AVEC ALCOOL IMPUR
Densité	0,9688	0,9682	0,9487	0,9316
Alcool 0/0 en volume.	40	38	42,3	51,4
Extrait par litre. . .	46,5	39,8	0	0
Matières réductrices (en glucose). . .	28,4	20,6	»	»

En milligrammes, pour 100 cmc. d'alcool à 100°.

	AMER DU COMMERCE	AMER DU COMMERCE	AMER AVEC ALCOOL IMPUR	AMER AVEC ALCOOL IMPUR
Acidité	168	151,5	147,5	152,9
Aldéhydes	6,1	4,6	8,5	13
Furfurol	0,5	0,4	0,4	28
Ethers.	35,2	61,6	96,3	765,5
Alcools supérieurs . .	traces	traces	310	483,6
Coeffic. d'impuretés .	209,9	218,3	562,7	1443,0
Alcaloïdes	présence	présence	0	0
Aloïne	0	0	0	0
Acétone	0	0	0	présence
Alcool méthylique .	0	0	présence	présence
Essences (en gr.), par litre.	0,414	0,133	1,01	1,88

Recherche des alcaloïdes et des glucosides. — On acidifie 200 cmc. d'amer par 0 gr. 50 d'acide tartrique, on évapore presque à sec, au bain-marie ; on reprend par 10 cmc. d'eau ; on sature par du carbonate de sodium et on épuise par deux fois avec 50 cmc. d'éther.

On évapore 10 cmc. d'éther dans un verre de montre, on ajoute quelques gouttes d'eau, puis une goutte de lessive de potasse. L'aloïne de l'aloès donne une coloration rouge, très sensible.

On évapore le reste de l'éther, on reprend par de l'eau acidulée par SO^4H^2.

Un centimètre cube de la solution aqueuse, additionné d'une goutte de la solution iodo-iodurée, donne un précipité, s'il y a des alcaloïdes.

ANDOUILLE

Sorte de saucisse faite avec des boyaux de porc remplis de tripes, de chair, de lard, hachés et assaisonnés.

L'*andouillette* est une petite andouille faite avec des fraises et des tétines de veau.

On analyse ces produits comme il est indiqué à CHAR-CUTERIE.

ANISETTE

Liqueur alcoolique contenant de l'essence d'anis.

L'analyse se fait comme celle des ABSINTHES ou des AMERS.

EN MILLIGRAMMES	PAR LITRE	0/0 D'ALCOOL A 100°
Acidité	48,0	12,8
Aldéhydes	7,9	2,1
Furfurol	»	»
Ethers	52,8	14,0
Coefficient d'impuretés . .		28,9

Densité 0,9592;
Alcool p. 100 en volume 37,5;
Extrait par litre   »

Le dosage de l'essence se fait comme dans le cas des

absinthes : 1 gr. d'iode absorbé correspond sensiblement à 1 gr. 385 d'essence d'anis.

ANTISEPTIQUES

On doit dénommer *antiseptique* tout corps qui, employé à petite dose, est capable d'empêcher la fermentation des matières organiques.

L'addition aux matières alimentaires de substances antiseptiques diminue leur pouvoir nutritif et ne laisse pas que d'être préjudiciable à la santé.

L'addition d'antiseptiques aux substances alimentaires constitue une falsification (Brouardel).

L'emploi des antiseptiques est très répandu, c'est ainsi que :

Le vin reçoit du plâtre, des sulfites, des bisulfites, de l'acide salicylique, etc.

Le cidre, la bière, les sirops, le lait, le beurre, les confitures, sont traités par l'acide salicylique et le salicylate de sodium, etc.

Les viandes, les poissons, les sirops, le beurre, le lait, sont conservés par l'acide borique, les fluorures, le formol, etc.

Les viandes sont fréquemment saupoudrées de sels de sodium et de potassium, sel Montegut, ou imprégnées de lessive de potasse, d'hypochlorite de soude, de liqueur de Labarraque, etc.

ACIDE BORIQUE ET BORAX

Synonymes. — Poudre conservatrice ;
Fleur de conserve ;
Antiferment ;
Le National ;
Préservatif.

(Mélanges contenant 50 p. 100 d'antiseptique).

Emploi et doses :

Viandes, poissons (trempés dans une solution ou saupoudrés).
Vin : 10 à 30 grammes par hectolitre.
Beurre.

Recherche de l'acide borique. — Elle se fait sur
le résidu d'incinération, obtenu comme il est dit à la recherche des fluorures (page 57).

La solution acétique est évaporée à sec ; le résidu est,
si besoin, calciné en présence de quelques centigrammes
de carbonate de sodium.

Les cendres sont humectées d'acide sulfurique pur
(1 à 2 cent. cubes). On décante le liquide dans un petit
ballon ; on lave le résidu trois fois avec, chaque fois, un
à deux centimètres cubes d'alcool méthylique. L'alcool
méthylique est ensuite réuni à l'acide sulfurique contenu
dans le petit ballon.

On attelle le ballon à un réfrigérant et on distille en
chauffant le mélange acide jusqu'à apparition des vapeurs
blanches de SO^4H^2. Le produit distillé est recueilli dans
un tube à essai.

On verse le liquide distillé sur une soucoupe et on
l'enflamme. Une coloration verte de la flamme indique
la présence d'acide borique. Il convient d'observer la
flamme dans un endroit sombre, à défaut de chambre
noire.

ACIDE SALICYLIQUE ET SALICYLATES

Emploi et doses :

	gr.	gr.	
Vin	1,60 à 2,»		par litre.
Cidre.	0,25 à 0,5	—	

	gr. gr.	
Bière	0,25 à 1,25	par litre.
Sirops	0,50 à 1,50	—
Lait	0,25 à 0,85	—
Beurre	0,50 à 1,60	par kgr.
Confitures	0,20 à 0,90	—

Recherche de l'acide salicylique. — Si la substance est solide, on la divise en menus fragments et on l'épuise par de l'eau chaude alcalinisée par quelques gouttes de solution de potasse.

S'il s'agit d'un liquide alcoolique, on le prive d'alcool par distillation, après l'avoir neutralisé s'il est acide.

Le liquide aqueux et alcalin, résultant de l'un ou l'autre cas, est acidifié légèrement (1 p. 100) par de l'acide acétique cristallisable ; on ajoute un léger excès d'acétate neutre de plomb. L'excès de plomb de la solution est séparé à l'aide d'un excès d'acide phosphorique ; on filtre ensuite.

La solution acide ainsi obtenue est épuisée, à trois reprises, par agitation avec, chaque fois, moitié de son volume de benzine cristallisable.

La solution benzénique est en partie distillée, puis agitée avec 1/5 d'une solution de perchlorure de fer à 1/1000. Une coloration violette indique la présence d'acide salicylique.

On a pu déceler l'acide salicylique à l'état de traces, sous forme de salicylate de méthyle, dans les fruits suivants :

Fraises, framboises, mûres, groseilles, prunes, cerises, abricots, pêches, pommes sauvages, oranges, raisins, tomates, ainsi que dans les choux-fleurs et les haricots.

Les quantités varient de 0 milligr. 24 à 0 milligr. 57 par kgr.

ACIDE BENZOÏQUE

Pour les liquides, on opère sur 200 cc.

Pour les solides, on épuise avec de l'eau légèrement alcalinisée par du carbonate de sodium ; on filtre.

Les liquides ou les solutions filtrées sont acidifiées par l'acide sulfurique et épuisées, dans une ampoule à décantation, avec un mélange à volumes égaux d'éther et d'éther de pétrole (3 fois, avec 50 cc. chaque fois).

On réunit les liqueurs éthérées que l'on évapore après filtration. Le résidu peut contenir : *saccharine, acide salicylique, acide benzoïque.*

Pour la saccharine et l'acide salicylique, voir ces mots.

La présence de l'acide benzoïque peut déjà être suspectée si le résidu présente les caractères suivants : une odeur aromatique spéciale, l'émission de vapeurs très irritantes quand on le chauffe sur une lame de platine.

On caractérise l'acide benzoïque par la réaction du bleu d'aniline :

Dans un tube à essais bien sec, on fait tomber 0 cc. 5 d'aniline tenant en dissolution 0 gr. 02 de chlorhydrate de rosaniline par 100 cc., et une petite quantité du résidu. On chauffe au bain de sable, à l'ébullition (184°), pendant 20 minutes. Au bout de ce temps, le liquide, primitivement rouge grenat, a pris une teinte bleue plus ou moins violacée s'il existe de l'acide benzoïque. On ajoute quelques gouttes d'HCl, puis de l'eau ; on lave à l'eau le résidu bleu insoluble, puis on le dissout dans l'alcool.

CHROMATES ALCALINS

Employés pour le lait, les pains d'épices.

On incinère 100 gr. de produit. On épuise les cendres

par 5 cc. d'eau. On filtre. Avec le filtrat, on fait les réactions suivantes :

1° On chauffe 5 cc. d'HCl pur, coloré légèrement avec du carmin d'indigo ; on ajoute trois gouttes du filtrat. Il y a décoloration dans le cas des chromates.

2° On acidule le reste du filtrat par 2 gouttes d'acide sulfurique dilué, on ajoute 2 gouttes d'eau oxygénée et quelques centimètres cubes d'éther. On agite. L'éther séparé est coloré en bleu, s'il y a des chromates.

EAU OXYGÉNÉE DANS LE LAIT

a) On ajoute à 10 cc. de lait (cru ou bouilli) dix gouttes d'une solution à 1 p. 100 d'acide vanadique dans l'acide sulfurique dilué. On obtient une coloration rouge en présence même de 0 gr. 01 d'eau oxygénée pour 100 cc. de lait.

b) A 50 cmc. du lait à examiner, on ajoute 10 cmc. de lait de vache cru et 10 cmc. de solution aqueuse saturée de gaïacol cristallisé. On obtient au bout de quelques minutes une coloration rouge grenat, s'il y a de l'eau oxygénée.

Quelques heures après son addition au lait, l'eau oxygénée a disparu. On reconnaît cependant l'addition antérieure d'eau oxygénée dans le *lait de vache* de la manière suivante (Adam) :

A 10 cmc. de lait, on ajoute 10 cc. d'eau saturée de gaïacol et 2 gouttes d'eau oxygénée. On porte le mélange à 40°, on obtient une coloration rouge grenat.

Et à 10 cmc. de lait, on ajoute VI à X gouttes de la solution aldéhydique de bleu de méthylène (voir RÉACTIFS). On porte le mélange à 40°. Le mélange reste bleu, même au bout d'un quart d'heure.

Ces réactions sont basées sur ce que l'eau oxygénée détruit les *réductases* du lait sans toucher aux *anaéroxydases*.

FLUORURES, FLUOSILICATES, FLUOBORATES

Synonymes. — Chrysoléine = fluorure de sodium.
Conservateur = fluosilicate de soude.
Antiseptique solide = fluosilicate de soude.
Allavoire = fluoborate de soude.
Remarcol = fluorure de sodium.

Antiseptiques très fréquemment employés aujourd'hui pour les boissons, sirops, lait, confitures, conserves de toutes sortes, beurre, etc., car il n'est besoin que de doses extrêmement faibles de ces composés pour la conservation des matières alimentaires.

Recherche des composés fluorés. — S'il s'agit d'un liquide, on fait les cendres d'un certain volume (par exemple 25 cc. pour le vin) après addition de quelques centigrammes de chaux éteinte.

S'il s'agit d'une substance solide, on en incinère 15 ou 20 gr. après addition de chaux éteinte. Pour le beurre, on en fond 20 gr. ; on épuise le beurre fondu par de l'eau tiède contenant quelques centigrammes de carbonate de sodium. On évapore la solution et on calcine le résidu, après addition de chaux éteinte.

Les cendres obtenues sont épuisées par quelques centimètres cubes d'eau acidulée par l'acide acétique. Le résidu de l'évaporation de la solution acétique sert à la recherche de l'acide borique (Voir ACIDE BORIQUE).

Les cendres, privées d'acide borique, sont séchées par calcination, mêlées d'un peu de sable fin et introduites dans un petit tube fermé très court. On y ajoute une quantité d'acide sulfurique suffisante pour obtenir une pâte homogène.

On ferme alors avec un bouchon traversé par un petit tube en U sur les branches duquel on a soufflé deux petites boules et contenant quelques gouttes d'eau. Si on obtient dans l'eau le dépôt caractéristique de silice gélatineuse, c'est que les cendres renferment des fluorures.

Si on trouve Fl et Bo, on a affaire à un fluoborate ou à un mélange de fluorure et d'acide borique.

Si, en recommençant la recherche de Fl sans addition de sable, on obtient le dépôt de silice, on a affaire à un fluosilicate (1).

FORMOL

Synonymes. — Formalin (20 gr. de formol par litre).
Lactine Gengaire.

Emploi. — Lait, vin, bière, sirops, etc.

Doses. — 15 gr. de formalin pour 10 litres de lait ou crème. 1 litre pour 150 litres de vin, bière, limonade, sirops, etc.

Formol (dans le lait) (Manget). — On saupoudre légèrement la surface du lait à expérimenter avec de l'amidol ou du diamidophénol. On observe après quelques minutes.

Le lait normal, carbonaté ou boraté, prend une coloration saumon à la surface ; le lait formolé une coloration jaune serin.

Sensibilité 1/50.000.

(1) MM. Ville et Derrien viennent de publier un nouveau procédé de recherche du fluor dans les substances alimentaires ; leur méthode qui parait simple, rapide et sensible, est basée sur l'observation au spectroscope de la *bande de Menzies* (méthémoglobine fluorée) (*Bull. Soc. Ch.*, 20 mars 1906).

Ce procédé peut servir à la recherche du *formol retiré par distillation*, s'il est besoin, dans toutes les substances alimentaires.

SELS DE SOUDE ET DE POTASSE

Chlorure de sodium et azotate de potasse ou sel Montegut pour les viandes; lessive de potasse ou régénérateur pour vins ; hypochlorite de soude ou liqueur de Labarraque pour viandes.

La forte proportion de soude et de potasse dans les cendres des matières examinées indique l'addition de ces antiseptiques.

Les hypochlorites peuvent parfois être mis en évidence par leur action sur une solution d'iodure de potassium : De l'iode est mis en liberté. On l'extrait par du chloroforme lequel est alors coloré en violet.

SULFITES ET BISULFITES

Synonymes.— Conservateur Gourdau = bisulfite de potasse et tartre.

Orysol = sulfite de soude cristallisé.

Malophile = bisulfite et gélatine.

Œnostérili- (*a*) sulfite de potasse et tartre.
sateur =) *b*) bisulfite alcalin.

Apertol = sulfite et sulfate de potasse et tartre.

Cachets pastilles Lux = bisulfite de potasse et gomme.

Fermenticide Gram = bisulfite de potasse et gomme.

Coopérateur = bisulfite de chaux.

Emploi. —Vins, bières, plus rarement viandes.

Doses. —Bisulfites à 8 p. 100 de SO^2 : 375 cc. par hectolitre.

Sulfites à 11 p. 100 de SO^2 : 10 gr. à 20 gr. par hectolitre.

Recherche et dosage. — La recherche et le dosage se pratiquent simultanément.

Acide sulfureux libre. — 50 gr. de substance solide, finement divisée, ou 50 cc. de liquide, sont introduits dans une fiole à distillation de 1 litre et arrosés avec 500 cmc. d'eau (fig. 60). On fait passer, sans chauffer, un courant de CO_2 lavé dans une solution de sulfate de cuivre, puis dans l'eau.

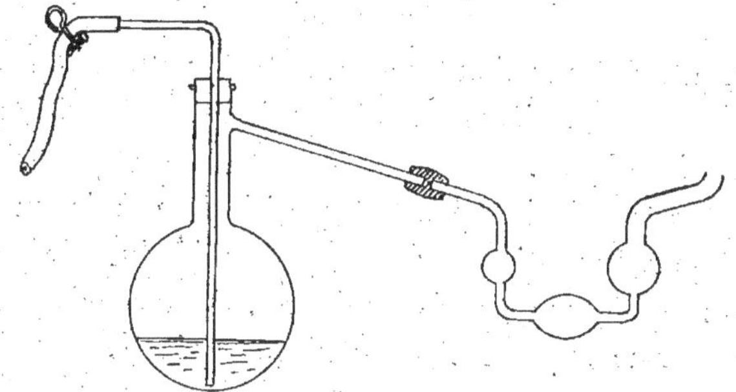

Fig. 60. — Dispositif pour le dosage.

Le gaz, chargé de SO_2, passe, avant de s'échapper dans l'atmosphère, dans un tube de Will et Warrentrapp, ou un absorbeur de A. Gautier, contenant 5 cmc. de solution d'iode cinquantième normale.

On maintient le courant gazeux, pendant 2 heures à raison de 1 à 2 bulles par seconde. Si la liqueur d'iode vient à être décolorée, on ajoute de nouveau 5 cmc. de la solution d'iode et cela autant de fois qu'il est nécessaire pour maintenir l'iode en léger excès.

L'opération terminée, on titre l'iode en excès par une solution cinquantième normale d'hyposulfite de sodium.

Si a est le volume, en centimètres cubes, de solution d'iode employé, b le volume de solution d'hyposulfite, $12,8 \times (a - b)$ est la proportion, en *milligrammes*, de

SO² libre pour 1000 gr. ou 1000 cc. de substance examinée.

Acide sulfureux combiné. — Après départ de l'acide
sulfureux libre, on acidifie le liquide du ballon avec 50 cc.
d'acide phosphorique à 25 p. 100. On continue l'opération
dans les mêmes conditions que pour l'acide sulfureux libre.

Acide sulfureux total. — On peut faire la somme de
l'acide sulfureux libre et de l'acide sulfureux combiné ou,
si cette distinction n'importe pas, on opère le dosage de SO²
total en une seule opération, après acidification immé-
diate.

Pour les vins, la teneur en *acide sulfureux libre* ne doit
pas dépasser 20 mgr. par litre et celle en *acide sulfureux
total*, 200 mgr. par litre.

Dans les autres substances alimentaires, on ne doit pas
rencontrer d'acide sulfureux libre ou combiné.

BICARBONATE DE SODIUM DANS LE LAIT (Manget).

Mêler dans un tube volumes égaux de lait et du réactif
suivant :

Ether anhydre	110 cc.
Alcool absolu	70 cc.
Acétone	1 cc.

Agiter vigoureusement le mélange. Lorsque le lait est
normal, on obtient une mixture grumeleuse s'attachant
fortement aux parois du tube. Lorsque le lait est bicar-
bonaté, on obtient une mixture homogène non adhérente
aux parois du tube.

ABRASTOL

(Asaprol) { Sel de chaux de l'éther sulfurique acide du β
{ naphtol.

On évapore 200 cmc. de vin jusqu'à 100 cmc.; on ajoute 4 cc. d'HCl; on fait bouillir pendant 40 minutes. Le liquide refroidi est épuisé par de la benzine (50 cc.). On lave la benzine à l'eau, on la filtre, on évapore dans le vide. On dissout le résidu dans 10 cc. de chloroforme, on place la solution dans un tube à essai, on y fait tomber un fragment de potasse caustique, mouillé préalablement par une trace d'alcool absolu. On fait bouillir. Une coloration bleue indique la présence d'abrastol.

SACCHARINE

Synonymes. — Sucre triatomique;.
　　　　　　Œnanthine;
　　　　　　Sucrol;.
　　　　　　Dulcine;
　　　　　　Cristallose.

Emploi. — Vins, bière, sirops, liqueurs, confiseries, pâtisseries.

Doses. — Variables : 2 gr. et plus par litre dans les sirops. Saupoudrée, pour les gâteaux et les pâtisseries.

Recherche de la saccharine. — On opère comme pour l'acide salicylique. Mais après l'addition de la solution ferrique, on distille le reste de la benzine sans la séparer de la solution ferrique, et qu'il y ait ou non de l'acide salicylique.

La solution aqueuse restante est acidulée par 10 cmc. d'acide sulfurique au dixième et chauffée au bain-marie en ajoutant peu à peu une solution de permanganate de potassium à 4 p. 100 jusqu'à coloration persistante.

La solution ainsi obtenue est agitée trois fois avec, chaque fois, moitié de son volume de benzine cristallisable. La solution benzénique, décantée et filtrée, est évaporée à sec au bain-marie. Le résidu est repris par 2 cmc. d'eau chaude.

. Une goutte de la solution est prélevée pour rechercher la saveur sucrée.

Le reste de la solution est versé dans un tube à essai, la capsule est rincée avec 5 cmc. d'une solution de lessive de soude au dixième. Les solutions réunies sont évaporées à sec, rapidement. Le tout est ensuite placé dans un bain de soudure des plombiers porté préalablement à 270°. On laisse 3 minutes.

Le résidu est dissous dans SO^4H^2 au dixième, on agite avec de la benzine. La solution benzénique, décantée et filtrée, est agitée avec 5 cmc. de solution de perchlorure de fer à 1/1000. On obtient une coloration violette si le produit traité contient de la saccharine.

Dosage de la saccharine. — Dans une ampoule à robinet, on introduit 250 cc. du liquide à examiner. On acidule fortement par SO^4H^2 au 10e, pour mettre la saccha-rine en liberté si elle était à l'état de dérivé ammonié (*sucramine, sucre de Lyon*). Puis on épuise le liquide à trois reprises différentes avec, chaque fois, 50 cc. d'un mélange à parties égales d'éther et de ligroïne légère; les acides tartrique, succinique, etc., ne passent pas dans le liquide éthéré. On réunit les liquides éthérés, on les lave à l'eau jusqu'à neutralité, puis on évapore. Le résidu est saturé par de l'ammoniaque dont on chasse l'excès en plaçant le vase à extrait sur un bain-marie bouillant. On reprend par quelques centimètres cubes d'eau distillée et on dose l'azote par l'hypobromite de sodium.

Le volume v d'azote, évalué en *dizièmes* de centimètres cubes, divisé par 8,9, indique, en *centigrammes*, le poids de saccharine contenu dans la prise d'essai.

Au-dessous de 0 gr. 03 de saccharine, il suffit de concentrer les liqueurs pour ramener la proportion de saccharine à doser à un taux supérieur à 0 gr. 03 par 250 cc.

SUCRAMINE

La sucramine, sucre de Lyon, dont la puissance édulcorante serait environ 700 fois supérieure à celle du sucre ordinaire, paraît être le sel ammoniacal du sulfimide benzoïque ou saccharine.

Comme la saccharine, la sucramine est soluble dans l'eau, mais elle n'est pas enlevée à ce liquide par agitation avec l'éther, à moins que l'on ait au préalable acidifié le liquide par quelques gouttes d'acide sulfurique.

Recherche de la sucramine. — Pour rechercher la sucramine dans les sirops, confitures, limonades, etc.; après les avoir concentrés et en avoir chassé l'alcool, s'il y a lieu, on les fait bouillir pendant un quart d'heure avec un petit excès de lessive de soude. On laisse refroidir, on rend le milieu légèrement acide avec de l'acide sulfurique et on épuise par l'éther, puis on continue la recherche comme s'il s'agissait de rechercher la saccharine ordinaire.

Pour les substances solides, bonbons, pâtisseries, etc., on commence par faire macérer le produit dans l'eau ; on filtre, on traite par un alcali, en chauffant un quart d'heure. Puis on continue comme avec les liquides.

APÉRITIFS

Sous ce nom général on comprend un certain nombre de liquides comme l'*absinthe*, l'*amer*, le *bitter*, etc., qui sont absorbés dans le but « d'ouvrir l'appétit ».

L'analyse des apéritifs-amers est mentionnée à Amers, celle de l'absinthe et analogues à Absinthe.

ARMAGNACS

Par *armagnacs*, il faut entendre des eaux-de-vie du genre de celles de Cognac produites dans le pays d'Armagnac. Ces produits s'examinent comme les *cognacs* (voir ce mot).

ARROW-ROOTS

Sous ce nom, on comprend les fécules retirées des rhizomes de plantes appartenant à divers groupes.

On distingue :

Arrow-root des Antilles. — (A. de la Jamaïque, des Bermudes, de Natal, de Saint-Vincent, des Indes occidentales). Il est fourni par divers Marenta (fig. 61). Grosseur des grains de fécule :

Gros grains : 45 à 60 μ et même 70 à 75 μ (Bermudes).

Petits grains : 7 à 15 μ.

Moyenne : 30 à 40 μ.

Arrow-root de l'Inde. — (A. des Indes orientales, de Malabar, de Tillichery, de Bombay, de Tickor, de Travançore). Il est fourni par divers Curcuma (fig. 62). La longueur des grains est en moyenne de 30 à 50 μ.

Arrow-root de Quensland. — (A. de la Nouvelle Galles du Sud, fécule de Tolomane (fig. 63), de Sierra Leone, de port Natal, fécule de Balisier). Il est dû à divers Cauna.

Arrow-root de la Guyane. — (Fécule d'Igname). Il est dû à divers Dioscorea.

Arrow-root de Tahiti. — (Fécule de Pia). Il provient du Tacca pinnatifida (fig. 64).

ALIMENTS

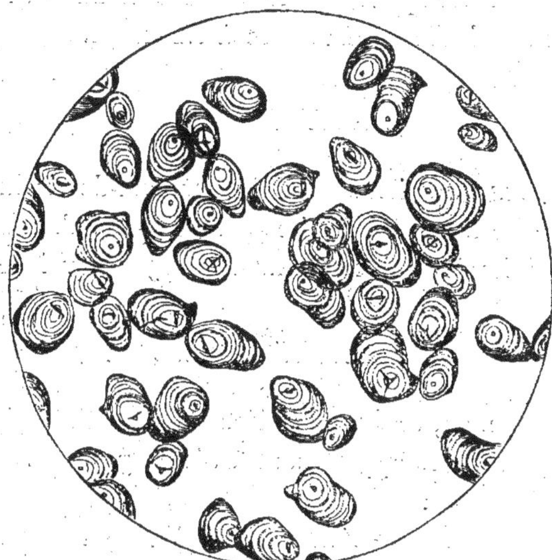

Fig. 61. — Arrow-Root des Antilles.

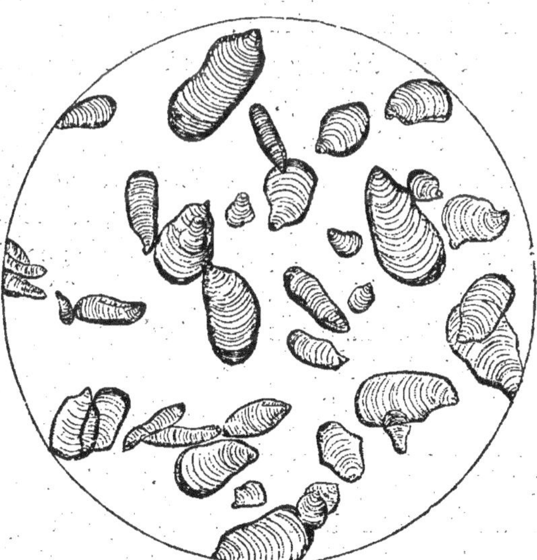

Fig. 62. — Arrow-Root de l'Inde.

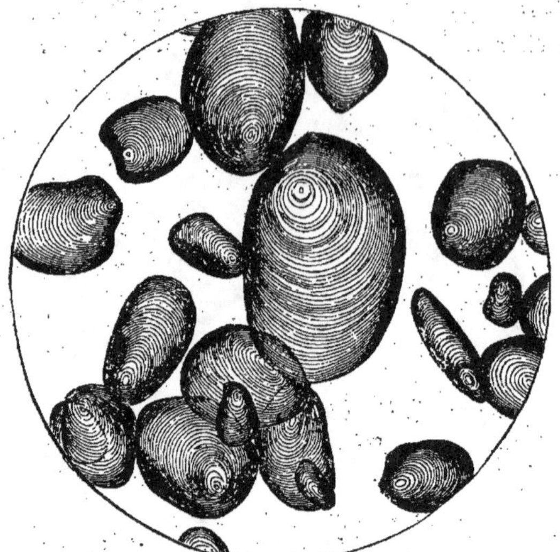

Fig. 63. — Fécule de Tolomane.

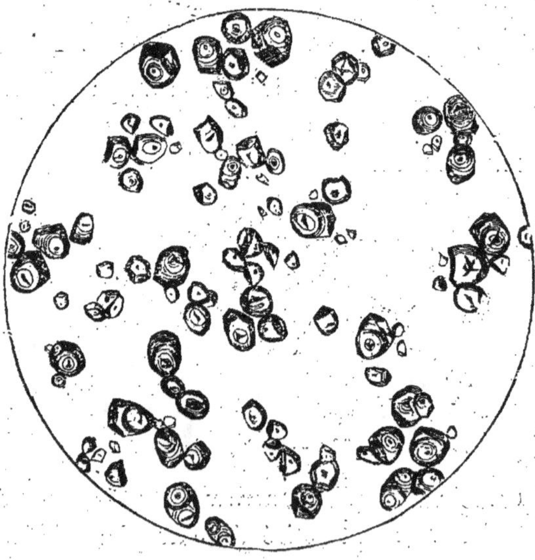

Fig. 64. — Arrow-Root de Tahiti.

Arrow-root de Portland. — Il est constitué par la fécule extraite de l'Arum maculatum (fig. 65).

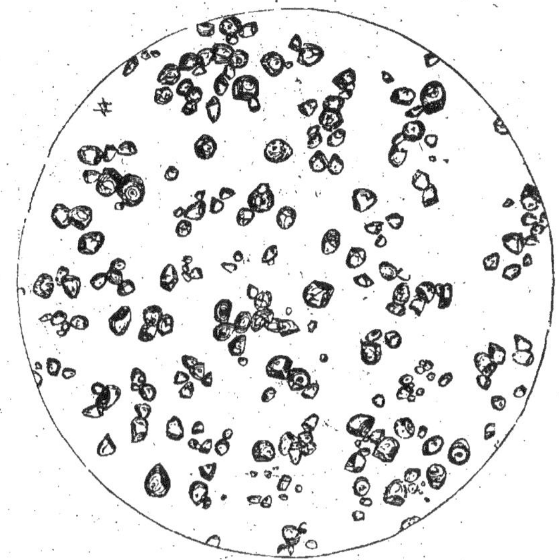

Fig. 65. — Arrow-Root de Portland.

Amidon de patate. — L'amidon de patate est retiré du Convolvulus Batatas (fig. 66).

Arrow-root du Brésil. — (Farine de Cassave, fé-

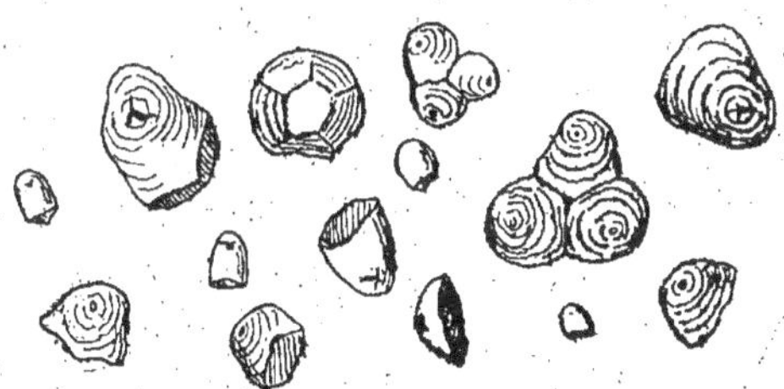

Fig. 66. — Amidon de Patate.

cule de manioc, Maudioca, arrow de Bahia, du Brésil, de Rio, de Para). Il est retiré du Jatropha Manihot. Les grains ont 20 à 25 μ de diamètre.

La fécule de manioc porte encore le nom de *Moussache* (fig. 67 et.68).

C'est avec cette fécule que le *tapioca* est préparé.

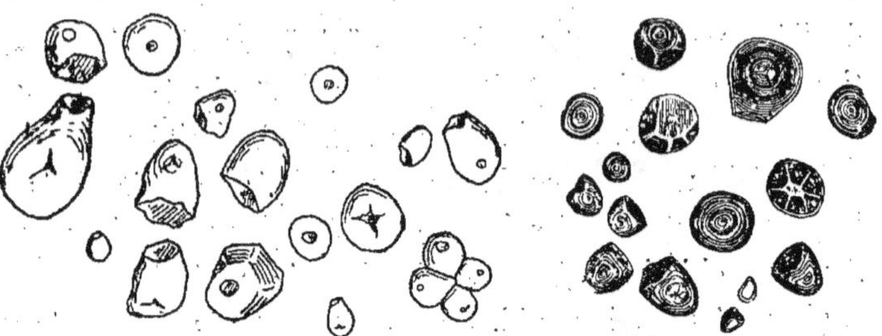

Fig. 67. — Fécule de moussache.   Fig. 68. — Manioc.

L'examen des Arrow-Roots consiste dans l'observation microscopique pour identifier le produit. Pour connaître sa valeur alimentaire, on fait l'analyse comme il est dit à FARINE DE BLÉ.

ARSENIC

Recherche des composés arsenicaux. — Les matières organiques, complètement débarrassées de toutes traces d'alcool, sont recouvertes d'acide azotique concentré pur et exempt d'arsenic, et le mélange est mis dans un vase en verre au-dessus duquel on assujettit un verre de montre percé de deux trous pour laisser passer deux tubes de verre.

Ceux-ci sont traversés par un fil de platine qui soutient des électrodes également en platine. On laisse l'acide réagir pendant quelque temps, puis on fait passer dans la solution un courant électrique de 4 à 6 ampères sous 8 volts. Suivant la quantité de matière organique et l'intensité du courant, la destruction sera complète soit en quelques heures, soit en quelques jours.

La solution est ensuite filtrée à froid. Le filtrat et les eaux de lavage sont évaporés au bain-marie. Le résidu de l'évaporation est repris par 35 à 50 cc. d'acide azotique et la solution est de nouveau électrolysée pendant 5 à 6 heures. La solution est évaporée à siccité.

Le résidu, redissous dans l'eau distillée pure d'arsenic, est analysé et séparé suivant les méthodes ordinaires de l'analyse chimique (Arsenic, plomb, cuivre, zinc).

(Les résidus insolubles peuvent contenir de l'étain, de l'antimoine, du sulfate de plomb; on les fond, après dessiccation, avec le mélange carbonates alcalins et soufre, et on continue comme il est indiqué à Métaux lourds.)

Pour la caractérisation du plomb, du cuivre, du zinc, voir Métaux lourds.

a) Pour caractériser l'arsenic, on mêle volumes égaux de la solution à examiner et de la solution chlorhydrique d'acide hypophosphoreux. On porte le mélange dans un bain-marie bouillant où on le laisse un quart d'heure ; une coloration brune ou un précipité noir indique la présence de l'arsenic (Bougault).

On peut, dans une certaine mesure, évaluer la quantité d'arsenic en comparant la teinte obtenue à celles fournies par des solutions titrées d'arséniate de sodium.

b) On peut aussi rechercher l'arsenic dans la solution aqueuse de la manière suivante (A. Gautier) :

A la solution, on ajoute de la solution de sulfate ferrique (voir Réactifs) tant qu'elle ne marque pas au ferrocyanure de potassium. Le précipité qui se forme ainsi à froid n'entraîne pas d'arsenic.

On filtre. Au liquide filtré on ajoute 5 cc. du réactif

ferrique pur et on porte le mélange à l'ébullition. Après neutralisation par l'ammoniaque, on filtre encore ; on redissout le précipité ferrique, ayant ici entraîné l'arsenic, dans un mélange d'acides azotique et sulfurique purs, on chauffe tant qu'il se dégage des vapeurs nitreuses et qu'il reste de l'acide nitrique. On s'arrête quand il se produit des fumées blanches d'acide sulfurique. On étend d'eau et on verse directement dans l'appareil de Marsh.

Appareil de Marsh pour la recherche et le dosage de l'arsenic. — Cet appareil (fig. 69) se compose :

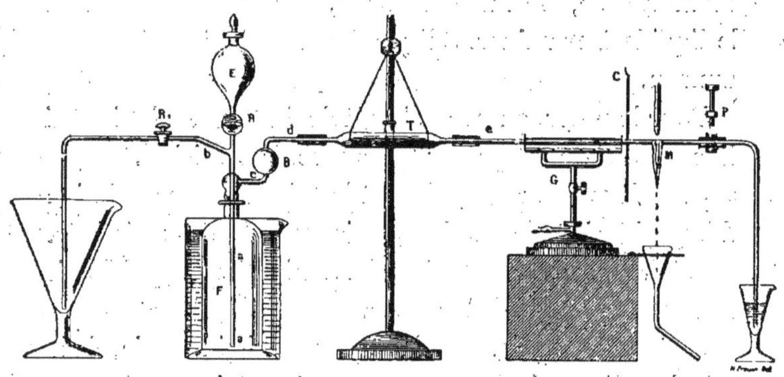

Fig. 69. — Appareil de Marsh modifié par Ed. Bonjean.

1° d'un flacon spécial F de 90 cc., bouchant à l'émeri, avec entonnoir E à robinet R à longue tige a. Sur cette tige est soudé un tube à robinet b R ; sur le bouchon est soudé un tube à boule c B d ;

2° d'un tube T de 15 mm. de diamètre et 20 cm. de long, étiré aux extrémités pour le raccord avec les tubes d et e auxquels il est réuni par un joint en caoutchouc. Ce tube est rempli de coton hydrophile sec ;

3° d'un tube capillaire chauffé sur une grille à gaz. Le tube est refroidi en M par un mince filet d'eau.

Pour mettre en marche cet appareil, on introduit en F, 8 à 10 gr. de zinc pur.

Au début R_1 est fermé et P est ouvert.

Par l'entonnoir E, on remplit F d'acide sulfurique à 1/20 et contenant une trace de chlorure de platine ; on ouvre R_1 et on ferme P et R.

Le liquide étant entièrement expulsé, on ouvre P et on ferme R_1.

On chauffe au rouge le tube capillaire, on refroidit en M et on s'assure qu'il ne se forme pas de miroir. Cette constatation faite, on introduit en F, par E, en ouvrant R, le liquide à examiner. S'il y a de l'arsenic, il se forme un anneau.

Pour le peser, on coupe la partie du tube capillaire qui le comprend, on tare sur la balance de précision.

On enlève l'anneau en lavant le tube avec une solution d'hypochlorite de sodium, puis avec de l'eau distillée. On sèche ensuite et on pèse. La diminution de poids fait connaître le poids de l'arsenic.

Le résidu de l'évaporation à sec, au bain-marie, de la solution d'arsenic dans l'hypochlorite, doit prendre une coloration rougeâtre si on l'humecte avec une dissolution d'azotate d'argent. Cette réaction d'identité ne doit pas être omise.

ARTICHAUTS

On a signalé des accidents survenus à la suite d'ingestion d'artichauts cuits et causés vraisemblablement par un champignon employé pour les reverdir (Voir CONSERVES DE LÉGUMES).

AVOINE (FARINE D').

L'examen se fait comme celui de la farine de blé.

On vend de la farine d'avoine (fig. 70) sous les noms de *Potage velouté, Malt de Hollande, Wilhelmine*, etc.

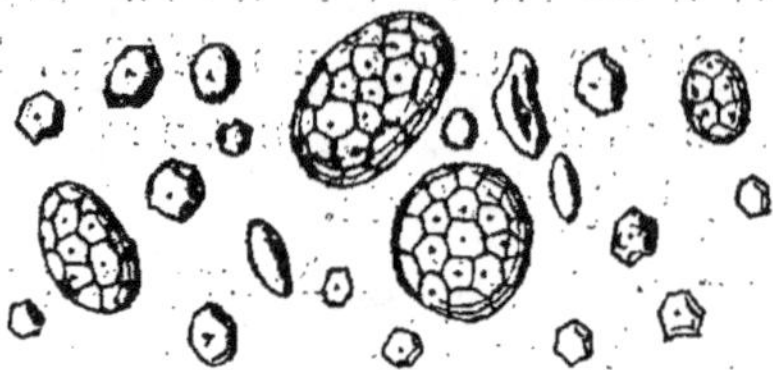

Fig. 70. — Amidon d'avoine.

Composition. — La composition centésimale (Balland) est la suivante :

Eau	11,1
Matière azotée	11 à 12
— grasse	2,7 à 3,7
Amidon et sucre.	68 à 71,2
Cellulose	2,3 à 3
Cendres.	1,5 à 1,7

AXONGE

On donne le nom d'axonge à la matière grasse que l'on retire par fusion de la panne de porc.

L'axonge est un produit très souvent obtenu par fusion de bas produits et mélanges de matières grasses ne provenant pas du porc.

Pour l'analyse, se reporter à Graisses alimentaires.

BERLINGOT

Sorte de bonbon au caramel. S'examine comme il est dit à Bonbons.

BEURRE

(*Etym. :* du lat. butyrum devenu but're, burre, beurre).

Sous la dénomination *beurre*, on comprend exclusivement la graisse alimentaire retirée du lait de vache par des opérations mécaniques.

Composition. — La teneur en matière grasse d'un beurre frais doit être au minimum de 85 p. 100.

L'addition de sel de cuisine, comme substance conservatrice, doit seule être tolérée.

Analyse. — L'analyse du beurre comporte les opérations suivantes :

Dosage de l'humidité ;

　　— de la matière grasse ;

　　— des cendres.

L'échantillon prélevé doit représenter la moyenne du produit examiné.

Humidité (11 à 14 p. 100). — On tare un cristallisoir sec, sans bec, à bords rodés et pouvant être fermé par un obturateur en verre ; on y place 15 grammes de beurre coupé en morceaux. On dessèche dans le vide, au-dessus de l'acide sulfurique.

On note la perte de poids et l'on rapporte à 100 gr. de beurre.

Matière grasse (85 à 90 p. 100). — On place 10 grammes de beurre desséché dans un filtre plissé qu'on introduit dans le tube à lixiviation.

On épuise au sulfure ou au tétrachlorure de carbone. On distille le dissolvant avec les précautions habituelles (Voir Lait).

L'augmentation de poids de la fiole tarée donne le poids de la matière grasse. On multiplie par 10, pour rapporter à 100 grammes de beurre.

Cendres (0,1 à 0,2 p. 100). — Le filtre, après épuisement de la matière grasse du beurre, est placé quelque temps à l'air pour éliminer le peu de dissolvant retenu, puis incinéré dans une capsule de platine tarée.

Après incinération complète, on pèse la capsule refroidie.

L'augmentation de poids, multipliée par 10, donne le poids de cendres de 100 gr. de beurre.

Analyse de la matière grasse. — L'analyse de la matière grasse (1) comporte ordinairement les détermiations suivantes :

Point de fusion : 31° à 36° ;

Point de solidification : 25° à 20° ;

Point de fusion des acides gras : 38° à 40° ;

Point de solidification des acides gras : 37° à 38°.

Acides gras volatils solubles dans l'eau (Indice de Reichert-Meissl) : 28 à 30 ;

Acides gras fixes insolubles dans l'eau (Indice de Hehner) : 87,5 ;

Indice de saponification (Indice de Kœttstorfer) : 222 à 232.

Point de fusion des beurres. — Quoique le point de fusion des beurres présente une grande variabilité, il peut être utile de le déterminer à titre de renseignement. Si, en effet, ce point de fusion est inférieur ou supérieur à ceux que présentent les beurres naturels dans leurs plus grands écarts, il y a indication d'une fraude.

En général, les huiles végétales abaissent le point de fusion, les margarines animales l'élèvent au contraire.

Le beurre filtré est placé dans un tube à essai dans lequel plonge le réservoir d'un thermomètre. Le tube est lui-même chauffé graduellement au bain d'eau pendant qu'on agite le beurre avec le thermomètre.

(1) On a indiqué les procédés adoptés par le Comité consultatif des stations agronomiques et des laboratoires agricoles, sauf parfois avec de légères modifications de détails.

Il se fluidifie peu à peu, tout en gardant une certaine opacité qui indique encore la présence de parcelles solides. On note la température à laquelle la limpidité est devenue complète. On observe aussi la température où, par le refroidissement du bain d'eau, on constate l'apparition d'une légère opacité. C'est à cette dernière température qu'on doit attribuer la principale valeur (Voir GRAISSES).

Point de fusion des acides gras. — On opère sur les acides gras insolubles dans l'eau, obtenus comme il sera indiqué plus loin.

On observe comme pour le beurre lui-même ; on prend note du point de solidification.

Examen microscopique. — On doit examiner le beurre au microscope polarisant. Il convient de faire plusieurs préparations avec des parcelles de beurre pris en différents points de l'échantillon. On écrase doucement sur la lame porte-objet, au moyen d'une lamelle couvre-objet. On examine les parcelles ainsi prélevées, avec un grossissement de 600 d., d'abord à la lumière ordinaire, puis à la lumière polarisée.

La matière grasse du beurre pur affecte toujours la forme de globules arrondis. Lorsqu'on voit apparaître très nettement, à la lumière polarisée, des cristallisations brillantes, au milieu du champ sombre que forme le beurre pur, cela indique la présence de la margarine animale.

Température critique de dissolution dans l'alcool. — Dans un tube à essai en verre mince, on verse avec un tube étiré (toujours le même) 20 gouttes de beurre fondu et filtré à + 40°. Avec un autre tube étiré (toujours le même), on ajoute L gouttes d'*alcool absolu*. On bouche le tube à essai avec un bouchon de liège portant, bien centré, un thermomètre sensible, dont le réservoir plonge dans le mélange d'alcool et de beurre. On place dans une enceinte chaude de façon que la dissolution soit complète. On laisse refroidir. Il arrive un moment où le liquide se trouble d'abord partiellement et aussitôt après dans toute la masse.

L'indication du thermomètre se rapportant au premier phénomène, est la température critique de dissolution dans l'alcool.

Dosage des acides gras volatils solubles dans l'eau. — La composition chimique des beurres diffère surtout de celle des autres graisses animales par la présence de glycérides à acides gras volatils.

L'introduction d'autres graisses animales abaissera proportionnellement dans le beurre le taux des acides volatils.

La constance du taux des acides volatils d'un beurre n'est pas absolue et la variation est comprise entre certaines limites. Cependant la détermination des acides volatils constitue le *moyen le plus sûr* pour déterminer la fraude des beurres.

La méthode à employer (fig. 71) est la suivante (Muntz) :

Fusion et filtration du beurre. — Le beurre est introduit dans un verre à précipiter, qu'on place dans une étuve à 60°. On laisse le beurre fondre tranquillement sans aucune agitation. Il se forme alors une couche huileuse, limpide, qui surnage un liquide aqueux, tenant en suspension de volumineux flocons de caséine. La couche de beurre est soigneusement décantée sur un filtre placé dans l'étuve même ; on doit éviter l'entraînement de gouttelettes d'eau. Le beurre filtré est reçu dans un vase à précipiter. Le beurre filtré, encore liquide et rendu homogène par l'agitation, est réparti dans deux ou trois flacons bouchés à l'émeri, bien propres et parfaitement secs. On les remplit entièrement et on conserve à l'abri de la lumière. Quand on veut faire un prélèvement, on chauffe le flacon entre 40° et 50°, et l'on agite vivement la masse liquéfiée.

Saponification. — Dans un verre cylindre à bec, d'un diamètre de 5 centimètres, d'une hauteur de 8 centimètres et qu'on tare sur le plateau d'une balance pouvant peser au milligramme, on introduit p gr. (10 grammes environ) de beurre, fondu et homogène, à l'aide d'un tube étiré et en évitant de faire tomber des gouttelettes de beurre sur la paroi intérieure.

Avant que le beurre soit refroidi et figé, on ajoute 5 cc. de la solution concentrée et chaude de potasse (1) ; à l'aide d'un agitateur à bout aplati, on agite, et le mélange se transforme en une émulsion épaisse ; on continue à agiter pendant au moins vingt minutes, afin de mettre toutes les particules de beurre en contact intime avec la potasse : la masse s'échauffe notablement, et, lorsqu'elle est devenue dure, on place le verre dans une étuve chauffée à 70°-80° et on l'y laisse pendant vingt minutes, temps plus que suffisant pour que la saponification soit complète.

A l'aide de l'agitateur, on écrase le savon dur ; on le

(1) On dissout, à l'abri de l'air, 120 grammes de potasse caustique à l'alcool dans de l'eau distillée chaude ajoutée par petites quantités, et de telle façon que le volume final de la solution encore tiède ne dépasse pas 100 cent. cubes.

La solution doit demeurer limpide à $+$ 20°. S'il y avait cristallisation, on ajouterait de petites quantités d'eau pour arriver à ce résultat.

Au-dessous de 20°, il y a cristallisation ; pour l'usage, on tiédit la solution jusque vers 20° de manière à avoir une solution parfaite.

réduit en miettes, et on l'introduit dans le ballon à distiller avec 200 centimètres cubes d'eau, exactement mesurés, qui servent à entraîner la matière dans le ballon et à laver complètement le verre ; on chauffe doucement le ballon sur un bec Bunsen, en agitant fréquemment et en évitant qu'il se produise, par évaporation, une diminution du volume de la solution ; le savon entre entièrement en solution.

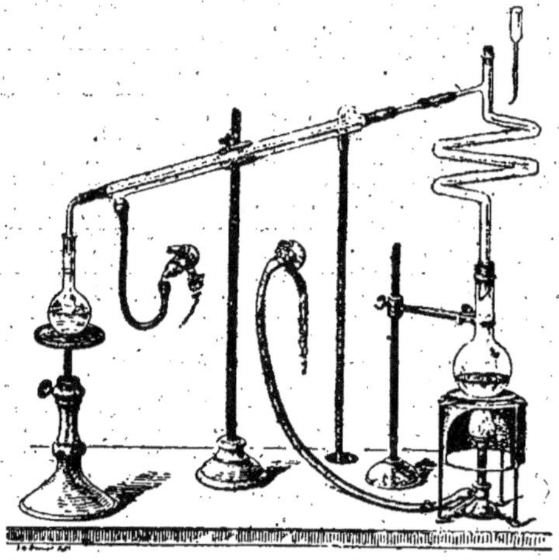

Fig. 71. — Appareil pour le dosage des acides volatils du beurre (Muntz et Coudon).

On met en liberté les acides gras en saturant la potasse par une solution d'acide phosphorique $(D = 1,15)$; cette solution est préparée en diluant l'acide phosphorique sirupeux, à 45° Baumé, dans environ deux fois son volume d'eau ; l'addition de l'acide phosphorique a lieu dans le ballon à distiller où se trouve la solution de savon complètement refroidie ; on détermine, par une expérience préalable, quel volume de cette solution est nécessaire pour saturer 5 cc. de la solution concentrée de potasse étendue de 50 centimètres cubes d'eau.

On doit obtenir une réaction faiblement acide.

Les acides gras, mis en liberté, forment alors des flocons laiteux ; pour régulariser l'ébullition pendant la distillation, on ajoute, après l'acide phosphorique, quelques grains de pierre ponce.

L'acide carbonique absorbé par la potasse rendrait inexact le dosage des acides volatils ; pour l'enlever, on soumet au vide, dans le ballon même, le mélange rendu acide par l'acide phosphorique ; on maintient le vide pendant 10 à 15 minutes, à froid, en agitant, afin de favoriser le départ de l'acide carbonique.

On relie le ballon à un réfrigérant ordinaire en verre, et pour régulariser la distillation et opérer un fractionnement plus complet, on interpose entre le ballon à distiller et le réfrigérant, un tube de rectification Lebel qui est une modification du serpentin ascendant de Schlœsing.

Comme les quantités absolues et les proportions relatives des acides gras solubles et insolubles qui passent à la distillation varient avec la forme et les dimensions des appareils employés, il convient, pour avoir des résultats comparables, de prendre : un ballon à distiller en verre de Bohème, de 500 cc. de capacité, dont le col a une longueur de 9 cm. et un diamètre de 2 cent. ; un tube de rectification construit avec une canne (1 m.) de verre de 16 mm. de diamètre extérieur et 14 mm. de diamètre intérieur et replié plusieurs fois sur lui-même ; l'extrémité inférieure du tube, taillée en biseau, est fixée, au moyen d'un tube en caoutchouc, au col du ballon ; près de la partie supérieure du tube on a soudé une tubulure latérale qui est directement reliée au réfrigérant ; l'orifice supérieur du tube est fermé par un bouchon de caoutchouc.

La partie utile du tube de rectification, du biseau inférieur à la tubulure extérieure, a une hauteur de 35 cm. avec un développement total de 0 m. 92.

Le ballon est chauffé directement par la flamme d'un brûleur Bunsen ; mais, pour éviter qu'il y ait surchauffe à la fin de l'opération, on place, sous le ballon, un anneau de cuivre formé par une plaque ronde de 13 cm. de diamètre, percée au centre d'un trou de 6 cm.

La flamme du brûleur est réglée de façon que la distillation dure une heure et demie.

Le produit de la distillation, condensé par le réfrigérant, se déverse dans un ballon jaugé de 200 cmc. ; on arrête l'opération lorsque le volume du distillatum est exactement de 200 cmc.

On a, dans le ballon jaugé, un liquide plus ou moins louche, avec des gouttelettes huileuses à la surface, qui contient les acides solubles dans l'eau passés à la distillation, avec une partie des acides insolubles dans l'eau dont l'autre est restée dans le réfrigérant ; afin de faciliter la séparation de ces deux sortes d'acides, on laisse reposer du jour au lendemain le distillatum, puis on le jette sur un filtre plat, préalablement mouillé ; les acides insolubles restent sur un filtre, et les acides solubles sont recueillis dans un verre à précipiter de 750 cc., on lave le ballon avec 5 cc. d'eau qu'on jette sur le filtre.

La solution aqueuse est alors parfaitement limpide.

Titrage des acides volatils solubles dans l'eau (Indice de Reichert-Meissl). — Le liquide débarrassé des acides gras solubles est titré au moyen de la solution de soude déci-normale en présence de 2 gouttes de phtaléine du phénol. On agite vivement à l'aide d'une baguette et l'on s'arrête dès que la teinte rosée persiste pendant quelques secondes dans la masse entière du liquide.

Le dosage des acides gras volatils solubles dans l'eau ou détermination de l'indice Reichert-Meissl-Volny étant donné par le *nombre de centimètres cubes d'une solution alcaline décinormale pouvant saturer les acides volatils solubles dans l'eau de 5 grammes de beurre* ;

Si n est le nombre de centimètres cubes et dixièmes employés de la solution décinormale de soude, et p est le poids exact de la prise d'essai,

$$\left(5 \times \frac{n}{p}\right)$$

est le chiffre cherché.

Pour les beurres purs on a : 28 à 30.

Si on veut évaluer en acide butyrique p. 100, on a la relation : $0{,}88\ \dfrac{n}{p}$.

Dosage des acides gras volatils insolubles dans l'eau. — Il faut rassembler ces acides : on place le ballon jaugé de 200 cmc. sous l'entonnoir qui porte le filtre, et on lave ce dernier 4 fois avec, chaque fois, 5 cc. d'alcool neutre, à 95°, en ayant soin de faire tomber l'alcool goutte à goutte avec une pipette de façon à bien imbiber chaque fois le filtre et à dissoudre la totalité des acides gras qu'il a retenus.

Le lavage du filtre étant terminé, on place le ballon jaugé sous le réfrigérant dont on a, au préalable, obturé l'extrémité inférieure au moyen d'un petit bout de tube de caoutchouc fermé par une pince. On enlève le bouchon de l'orifice supérieur du tube de rectification et l'on fait pénétrer dans la tubulure latérale qui communique avec le réfrigérant, l'extrémité recourbée d'un petit entonnoir en verre soufflé ; avec une pipette, on verse dans l'entonnoir 20 cc. d'alcool à 95° neutre ; on laisse l'alcool y séjourner pendant quelques minutes, puis on ouvre la pince et on le fait couler dans le ballon jaugé; on rince encore une fois le réfrigérant de la même façon avec 5 à 6 cmc. d'alcool.

Tous les acides volatils insolubles dans l'eau se trouvent ainsi réunis dans le ballon, on ajoute 4 gouttes de phtaléine du phénol et on procède au titrage, dans le ballon même, avec la solution décinormale de soude.

Si n est le nombre de centimètres cubes de la solution décinormale alcaline employée, $0,88 \dfrac{n}{p}$ est, *en acide butyrique, la proportion d'acides gras volatils insolubles dans l'eau p. 100 de beurre.*

Dosage des acides gras fixes insolubles dans l'eau (Indice de Hehner).— Dans le beurre de vache, le poids des glycérides des acides fixes est moindre que dans les autres graisses.

Le dosage des acides gras fixes fournit donc le moyen de reconnaître l'addition au beurre de graisses étrangères et d'en déterminer la proportion.

Saponification. — On fait la prise d'essai dans les mêmes conditions que celle pour le dosage des acides gras volatils, en opérant sur 10 grammes de beurre et en utilisant un vase de Bohême de 250 centimètres cubes.

On ajoute 5 centimètres cubes de la solution de potasse pour la saponification que l'on effectue comme il est indiqué au dosage précité, et on dissout le savon formé dans environ 150 centimètres cubes d'eau chaude.

Mise en liberté des acides gras. — La solution limpide obtenue est additionnée du volume suffisant de la solution d'acide phosphorique pour saturer *5 centimètres cubes* de la solution de potasse (voir acides gras volatils).

Les acides gras, sont mis en liberté sous une forme floconneuse ; on continue à chauffer, au bain-marie, en agitant de temps en temps, jusqu'à ce que les acides gras surnagent la solution aqueuse chaude en ayant l'aspect d'une huile parfaitement limpide. On laisse les acides gras se solidifier lentement en les laissant sur le bain-marie dont on a éteint le feu. On les abandonne ainsi une douzaine d'heures.

Par une légère pression d'un agitateur en verre, on détache le gâteau formé et on décante le liquide sur un filtre sans plis et sans entraîner d'acides gras fixés. Ceci étant effectué, on verse, dans le vase de Bohême, de l'eau bouillante en quantité suffisante pour que le gâteau d'acides gras puisse se former au même endroit que la première fois. On utilise le jet de la pissette pour bien diviser les acides gras ; puis on laisse les acides se rassembler et se solidifier.

Ici on peut hâter la solidification en plongeant dans l'eau froide le vase de Bohême devenu tiède. On continue comme ci-dessus. On lave ainsi cinq ou six fois, de façon à obtenir 1 litre 1/2 d'eau de lavage.

Après que la dernière eau de lavage est décantée, on place le gâteau d'acides gras dans un verre de montre.

Le filtre, bien égoutté, est placé dans le vase de Bohême ; puis on laisse dans le vide, au-dessus de l'acide sulfurique, pendant 12 heures, le verre de montre contenant les acides gras et le vase de Bohême contenant le filtre.

Après quoi, à l'aide de petites quantités d'éther, on dégraisse complètement filtre et vase de Bohême secs.

L'éther est mis à évaporer spontanément et par portions dans un petit cristallisoir, séché et taré. L'éther évaporé, on place le cristallisoir pendant deux heures à l'étuve, à

100°. Au bout de ce temps, on y met le gâteau d'acides gras contenu dans le verre de montre et sans en perdre une parcelle. On replace dans l'étuve, *à 100°*, pendant *cinq heures*. On laisse ensuite refroidir dans le vide, au dessus de l'acide sulfurique.

L'augmentation de poids, p, du cristallisoir, donne la proportion, en grammes, d'acides gras fixes insolubles dans l'eau contenus dans le poids, P, de la prise d'essai de beurre.

$$\frac{100\ p}{P}$$ est le chiffre rapporté à 100 grammes de beurre.

Pour un beurre pur, on doit trouver 87 gr. 5 à 88 gr. 5, au maximum, d'acides gras insolubles dans l'eau pour 100 gr. de matière grasse.

Les huiles végétales, les graisses végétales (sauf le beurre de coco), les graisses animales, en contiennent 95 à 96 p. 100.

Indice de saponification. — Cette détermination a pour but d'évaluer la quantité d'alcali nécessaire à la saponification d'une quantité déterminée de la matière grasse du beurre. Elle consiste à saponifier un poids connu de beurre, préalablement fondu et filtré, par un excès de potasse en solution alcoolique et à déterminer ensuite, par un titrage alcalimétrique, l'excédent de potasse employée.

Dans une fiole conique de 125 centimètres cubes, on place une prise d'essai de 5 gr. de beurre; on opère pour cette prise d'essai dans les mêmes conditions que pour les essais précédents. On ajoute 25 centimètres cubes d'une solution alcoolique au dixième de potasse caustique.

Dans une autre fiole conique de 125 centimètres cubes

on verse 25 centimètres cubes de la même solution alcaline.

On place les deux fioles sur un bain-marie, en chauffant juste le temps nécessaire à la saponification du beurre. On reconnaît que la saponification est complète quand une addition d'eau au liquide homogène ne produit pas de trouble.

La saponification étant complète, on verse 50 cmc. d'eau distillée dans chacune des deux fioles. Après refroidissement, on procède au titrage alcalimétrique du contenu de chaque fiole, en présence de 2 gouttes de phtaléine du phénol, à l'aide d'une solution normale d'acide sulfurique.

Soit n *la différence* en centimètres cubes et dixièmes des volumes employés de cette solution acide, soit p le poids de prise d'essai, $56 \times \dfrac{n}{p}$ est *l'indice de saponification* ou *indice de Kœttstorfer*, c'est-à-dire *le poids, évalué en milligrammes, d'hydrate de potasse* $(KOH = 56)$ *qui peut saturer les acides gras d'un gramme de beurre.*

Pour le beurre, ce poids est en moyenne : 228 (222 à 232) ;

Pour les graisses et les huiles (sauf le beurre de coco) il est : 195,5.

Altérations. — Le beurre peut s'altérer sous des causes diverses :

1° *Sous l'action de l'air et de la lumière.* — Ces agents attaquent d'abord l'arome et la matière colorante. Le beurre rancit. L'oxydation atteint d'abord l'acide oléique, puis la glycérine (produite par décomposition des glycérides) avec formation probable d'acroléine.

2° *Sous l'action des microorganismes.* — Il y a décomposition de la caséine, formation d'ammoniaque. Outre le penicillum glaucum, on rencontre l'oïdium lactis, le micrococcus prodigiosus, le bacille fluorescens liquefaciens, le cladosporium butyri, le streptothrix chromogena, etc.

L'altération dans ce cas va de l'extérieur à l'intérieur. L'acidité devient très élevée.

Falsifications. — **Mouillage.** — Dès que le dosage de l'humidité indique une teneur en eau supérieure à 16 p. 100, on peut conclure à l'addition d'eau dans le beurre.

Matières grasses étrangères. — Les procédés propres à reconnaître l'addition, au beurre naturel, de graisses d'origine animale ou végétale peuvent se diviser en deux catégories.

La première comprend les méthodes empiriques qui mettent quelquefois sur la voie de la fraude et qu'on aurait tort de rejeter, mais dont les indications doivent toujours être contrôlées.

La seconde comprend les méthodes qui reposent sur des caractères spécifiques et définis, tenant à la composition chimique et aux propriétés physiques, et qui offrent une constance tout au moins relative, sur laquelle l'expert peut s'appuyer pour certifier la pureté ou la fraude.

Odeur de fumée. — La fumée qui se produit lorsqu'on éteint subitement le beurre allumé possède souvent une odeur de suif lorsque la margarine est mélangée au beurre.

L'opération se fait de la manière suivante :

Quelques centimètres cubes de beurre fondu et filtré sont versés dans une petite capsule ; on y immerge une mèche de coton dont un bout, qui ressort, est allumé.

Lorsque le beurre, montant par capillarité, brûle depuis quelques minutes au bout de la mèche, on souffle brusquement pour éteindre la flamme et l'on place sur la mèche un large tube à essai qui se remplit de vapeurs. On porte alors aussitôt le tube à essai à ses narines et l'on aspire fortement. L'odeur prononcée de suif brûlé est souvent une indication de la présence de la margarine.

On doit s'exercer à distinguer l'odeur des beurres purs auxquels on ajoute des quantités connues de margarine.

Limpidité de la matière grasse. — Lorsque les beurres purs fondent lentement à une température peu élevée, environ 40°, ils se transforment généralement en une huile parfaitement limpide. La margarine, au contraire, placée dans les mêmes conditions, donne une huile légèrement louche ou opalescente. L'introduction de la margarine dans le beurre empêche ordinairement celui-ci d'avoir la limpidité qui lui est habituelle. L'observation doit être faite peu de temps après la fusion et sans tenir compte des amas graisseux, ou des matières caséeuses qui peuvent nager en flocons dans la masse.

Recherche des huiles végétales. — Les huiles végétales, et notamment celles de coton, de sésame, d'arachide, sont fréquemment employées dans la fabrication de la margarine.

Dans un tube bouché, on introduit environ 12 centimètres cubes de beurre, fondu et filtré, et 5 centimètres cubes de solution alcoolique de nitrate d'argent (2 gr. 5 de nitrate d'argent cristallisé dans 100 centimètres cubes d'alcool absolu) et on plonge le tube, après agitation, dans une capsule d'eau bouillante.

La présence de l'huile de coton fait noircir complètement la liqueur. L'huile d'arachide est révélée par une coloration brun-rouge tout d'abord qui finit par verdir en perdant sa transparence. L'huile de sésame est accusée par une teinte brun-rouge très foncé qui reste rougeâtre à la fin de la réaction. Les huiles de colza et d'œillette prennent des colorations vert-jaune et le liquide se trouble.

Addition de graisses étrangères au beurre. — Il convient d'adopter la marche suivante pour reconnaître l'addition de graisses étrangères au beurre :

1° *Examen microscopique, point de fusion du beurre, et dosage des acides gras volatils solubles dans l'eau.* — Si ce dosage n'indique rien d'anormal, il est inutile d'aller plus loin ; si au contraire le chiffre trouvé est faible, on poursuit l'analyse.

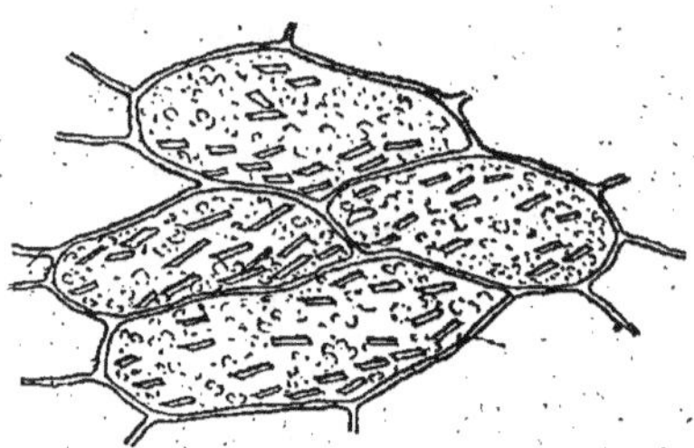

Fig. 72. — Examen microscopique du beurre (parenchyme de la carotte avec chromoleucites).

2° *Indice de saponification.* — *a*) L'indice est normal ; et le chiffre d'acides volatils diffère peu du chiffre normal; on s'arrête là et on conclut à l'absence de fraude.

b) L'indice n'est pas normal et le chiffre des acides volatils diffère notablement du chiffre normal, on passe à la 3° opération.

3° *Dosage des acides gras fixes insolubles dans l'eau et point de fusion de ces acides gras.* — L'addition de matière grasse étrangère étant reconnue, on en détermine la proportion, soit à l'aide de l'indice de saponification, soit à l'aide de l'indice de Hehner ; les deux indications doivent être concordantes.

Exemple :

1° Un beurre a donné à l'analyse 90 p. 100 d'acides gras fixes insolubles dans l'eau.

Acides gras fixes. Beurre pur 88

Graisses animales. 95,5

Beurre examiné. . 90

Le beurre examiné renferme

$$\frac{100\ (90\text{-}88)}{(95,5-88)} = 26,6 \text{ p. } 100$$

de matières grasses étrangères.

2° On a 219,5 comme indice de saponification du même beurre.

On sait que pour le beurre pur il est de 228 et pour les graisses animales de 196.

Le beurre examiné renferme

$$\frac{100\ (228-219,5)}{228-196} = 26,5 \text{ p. } 100$$

de matières grasses étrangères.

Les indications sont concordantes.

4° *Addition de beurre de coco.* — L'addition de beurre de coco *non épuré* est facile à déceler par l'odeur spéciale que développe la matière grasse mise en contact avec l'alcool et l'acide sulfurique, puis chauffée.

L'addition de beurre de coco *épuré* (végétaline) est indiquée par le dosage des acides volatils.

En opérant le dosage des acides volatils solubles dans l'eau et des acides volatils insolubles comme il est indiqué à l'analyse du beurre, on a (Muntz) :

Acides volatils solubles p. 100, en acide butyrique.

Végétaline 1,20
Huile de coco 1,23
Cocos Butter 1,15
Coco neutre 1,27
Margarine 0,04

Acides volatils insolubles p. 100, en acide butyrique.

Végétaline 3,01
Huile de coco 3,38
Cocos Butter 3,63
Coco neutre 3,60
Beurre maximun 0,87
   — minimum 0,50
   — moyenne 0,652
Margarine 0,16

Rapport des acides volatils insolubles et solubles.

$$\frac{\text{Acides insolubles}}{\text{Acides solubles}} \times 100.$$

Pour les beurres purs . . . . . . 10 à 15
   — le beurre de coco . . . . 250 à 280

On peut parfaitement, par l'établissement de ce rapport, mettre en évidence l'addition de 10 et même 5 p. 100 de végétaline (Muntz) (voir à Végétaline, détermination de l'indice argentique).

L'addition simultanée de margarine abaissant le chiffre des acides volatils, cette addition est aussi mise en évidence.

En résumé pour un beurre pur :

L'indice des acides fixes ne dépasse pas. 88,5
L'indice de saponification n'est pas inférieur à 220
L'indice des acides volatils solubles n'est
   pas inférieur à 22

Matières colorantes. — On colore le beurre avec du rocou, du curcuma, du safran, de la carotte (fig. 72) et des couleurs d'aniline.

On extrait les matières colorantes par de l'alcool à 50°, chaud, on filtre et on évapore :

a) Résidu rouge-brun, bleuissant par SO^4H^2. . . *rocou.*

b) — jaune devenant jaune brun par
NH^3 et rouge-brun par HCl . . . . . . *curcuma.*

c) La solution précipite en orangé par l'extrait
de saturne. . . . . *safran.*

Parmi les *colorants artificiels*, on a employé notamment *l'orangé IV* et le *jaune pour beurre.*

a) L'*orangé IV* dérive de l'union de l'acide diazosulfanilique avec la diphénylamine :

$$C^6H^4 \begin{cases} SO^3Na \\ N_4 = N - C^6H^4 - NH - C^6H^5 \end{cases}$$

Il est soluble en violet dans SO^4H^2 concentré.

b) Le *jaune pour beurre* dérive du diazobenzène et de la diméthylaniline :

$$C^6H^5 - N = N - C^6H^4 - N(CH^3)^2$$

Il est soluble en jaune dans les graisses, la cire, et dans SO^4H^2 concentré.

On extrait les couleurs artificielles par l'alcool à 50°, chaud, et on caractérise les matières colorantes dans le résidu de l'évaporation (Voir Matières colorantes).

Matières antiseptiques. — On doit toujours rechercher les antiseptiques dans le beurre.

Les plus employés sont : l'acide borique, l'acide salicylique, les fluorures, les fluoborates (Voir ces mots).

On peut utilement laver le beurre avec une solution étendue et chaude de carbonate de sodium, filtrer et évaporer la solution alcaline dans une capsule de porcelaine, puis faire la recherche des antiseptiques par la méthode indiquée (voir ANTISEPTIQUES), soit sur l'extrait ainsi obtenu (acide salicylique), soit sur le résidu de la calcination de cet extrait.

Beurre salé. — Le beurre auquel on incorpore une certaine quantité de sel (chlorure de sodium) est susceptible d'une conservation de quelque durée. Cette pratique est consacrée par l'usage.

Toutefois, on doit employer pour la salaison du sel exempt de fer, car le beurre ainsi salé pourrait prendre un goût astringent et amer.

BEURRE DE COCO

Voir VÉGÉTALINE.

BIÈRE

La bière est la boisson préparée avec de l'orge germée ou malt, du houblon, de la levure et de l'eau ; ces substances sont soumises d'une manière appropriée au brassage et à la fermentation alcoolique.

Composition. — On ne saurait assigner à la bière une composition normale.

Les différents éléments d'appréciation sont mentionnés ci-après :

Extrait primitif : minimum 12 p. 100 ;

Degré de fermentation : minimum 46 p. 100 (sauf pour certaines bières spéciales type Bock, Salvator).

Rapport $\dfrac{alcool}{extrait}$: toujours inférieur à 1.

Matières minérales : maximum 3 gr. par litre, sauf pour les bières spéciales à extrait primitif élevé.

Acidité (en acide lactique) : de 0 gr. 9 à 2 gr. 7 par litre.

Acide acétique : maximum 0 gr. 6 par litre.

Glycérine : maximum 4 gr. par litre.

Acide phosphorique : minimum 0,4 p. 100 de l'extrait primitif.

Azote : minimum 0,4 p. 100 de l'extrait primitif.

Acide sulfureux total : maximum 20 milligrammes par litre.

L'emploi de *matières colorantes*, de *substances conservatrices*, de *succédanés du sucre*, d'*agents de neutralisation* est interdit.

Analyse. — **Opération préliminaire.** — Les diverses déterminations se font sur la bière débarrassée de son acide carbonique. On agite vigoureusement la bière, chauffée à 25°, dans un récipient à demi rempli. On enlève l'air qui se trouve au dessus de la bière par insufflation d'air pur ou par aspiration. Si la bière est trouble, on la filtre, après départ de CO^2.

Densité. — Comme pour le vin.

Dosage de l'alcool. — Comme pour le vin, on doit aussi avoir la relation : $d = 1 + D - D'$

où $d =$ densité du liquide alcoolisé distillé ;

$D =$ densité de la bière avant départ de l'alcool ;

$D' =$ densité de la bière après départ de l'alcool.

Et connaissant d, on connaît par les tables (1) la teneur en alcool.

Dosage de l'extrait. — Comme pour le vin.

Calcul de l'extrait primitif. — On ajoute au poids de l'extrait le double du *poids de l'alcool* contenu dans le même volume de bière.

______

(1) Voir *Annuaire du bureau des longitudes.*

Calcul du degré de fermentation. — Le degré de fermentation

$$\text{mentation} = 100 \times \frac{E_p - E}{E_p}.$$

où E_p = Extrait primitif ;

E = Extrait.

Dosage des matières minérales. — Comme pour le vin ; on opère sur 20 ou 50 cc. de bière, et on calcine doucement, avec de grandes précautions.

Dosage de l'acide phosphorique. — On reprend les cendres par de l'acide nitrique, et on précipite P^2O^5 à l'état de phosphomolybdate d'ammoniaque. On continue comme d'ordinaire (1).

Acidité libre. — On opère comme il est dit pour le vin, en employant 50 cc. de bière ; $0,18\,(n - n')$ est la teneur, en grammes et en acide lactique, par litre.

Acide acétique. — On opère le dosage de l'acidité volatile comme pour le vin. On évalue en acide acétique par litre.

Dosage du sucre réducteur. — On dilue au préalable la bière de façon que la teneur en sucre soit au maximum de 1 p. 100. On fait le dosage comme pour le vin, en prolongeant toutefois l'ébullition. On évalue le résultat en maltose : 10 cc. de solution cuproalcaline et correspondant à $0^{\text{gr}}05$ de glucose, correspondent à $0^{\text{gr}}075$ de maltose.

Dosage de la glycérine. — Comme pour le vin.

Dosage de l'azote. — Dans un ballon de Kjeldahl, on concentre 50 cc. de bière, et on dose l'azote contenu dans le résidu par la méthode de Kjeldahl (voir PAIN, FARINE).

---

(1) FRÉSÉNIUS, Analyse quantitative. — Voir aussi BARRAL, Analyse quantitative, Paris, 1906.

Dosage de l'acide sulfureux total. — Comme pour le vin (voir aussi Antiseptiques).

Recherche des matières colorantes. — En dehors du malt colorant ou des extraits de malt (emploi autorisé), on utilise le sucre brûlé (caramel). Il n'y a pas de procédé chimique qui permette de reconnaître *avec certitude* la présence ici de ce dernier colorant.

Recherche des antiseptiques. — Voir ce mot.

Recherche de la Saccharine. — Voir ce mot.

Recherche des métaux (Pb, Cu, Zn). — Voir ce mot.

Recherche des substances amères. — On décèle *l'acide picrique* comme suit :

On évapore, en consistance sirupeuse, 200 cmc. de bière ; on reprend le résidu par de l'alcool, on filtre, on évapore la solution alcoolique en présence d'un flocon de *laine* non mordancée. La laine est teinte en jaune par l'acide picrique.

Les *alcaloïdes amers* (strychnine et brucine) sont extraits par la méthode de Stass (1) et caractérisés par la méthode des dissolvants de Dragendorff.

Une bière est suspecte si, après défécation au sous-acétate de plomb et phosphate de sodium, le liquide filtré possède une saveur âcre ou amère.

Le quassia, le romarin sauvage, l'absinthe, la ményanthe, le chardon bénit, la petite centaurée, la gentiane, l'écorce de saule, l'aloès, la *coloquinte*, la *coque du levant*, les semences de *colchique*, l'écorce de garou, la *noix vomique*, etc., ont été employés à la falsification de la bière.

(1) Voir Frésénius, Analyse qualitative. — Voir aussi Barral, Analyse qualitative, Paris, 1904.

Examen microscopique des bières. — Le trouble résulte de la présence soit de *levûre normale*, soit de *levûres sauvages*. La première est sous forme de cellules arrondies ou ovulaires, les deuxièmes sont constituées par des cellules ovales, plus ou moins allongées, pouvant prendre la forme de saucisses. On peut rencontrer des *bactéries : sarcines* (bactéries en cubes ou en amas), *S. pastorianus* (bactérie filiforme). D'autres espèces de bactéries rendent la bière filante.

On rencontre aussi, dans les préparations, de l'amidon, des substances résineuses, du houblon (lupulin), de l'érythrodextrine, des matières albuminoïdes coagulées.

Altérations. — La bière est éminemment altérable. Les fleurs de bière sont constituées par le *S. mycoderma*.

La *tourne* est causée par le saccharobacillus Pastorianus ; la *graisse* par le B. viscosus et l'Actinobacter polymorphus ; la *double face* par le B. viscosus Bruxellensis, la *fermentation lactique* par un bacille très court.

La *bière piquée aigrie* est sous l'influence du M. aceti, la *bière putride* sous celle du S. pastorianus, etc.

Falsifications. — Les falsifications de la bière sont très nombreuses.

Le *mouillage* est mis en évidence par la comparaison des chiffres d'alcool, d'extrait et de cendres qui sont diminués.

La *substitution du glucose au malt* se reconnaît au rapport de l'alcool à l'extrait qui devient supérieur à 1.

La *substitution de l'amidon et de la fécule au malt* est dénotée par l'abaissement des chiffres de l'acide phosphorique et de l'azote.

La *substitution de substances amères au houblon* peut

être démontrée par l'examen de la bière au point de vue de l'acide picrique et des alcaloïdes.

BISCUITS

Les biscuits se préparent avec des proportions variables d'eau, de farine, de sucre et d'œufs. Les biscuits en caisse sont obtenus à l'aide de moules que l'on porte au four, à une douce chaleur ; les biscuits à la cuillère, moins réguliers, se fabriquent en répandant simplement la pâte sur des feuilles de papier ou de tôle (Voir PATISSERIES).

Composition (Balland).

ÉLÉMENTS DOSÉS	BISCUITS	
	EN CAISSE	A LA CUILLÈRE
Eau	9,20	14,00
Matières azotées.	7,70	9,82
— grasses.	2,60	6,35
— sucrées	42,80	59,86
— amylacées	37,40	8,62
Cellulose	0,10	0,35
Cendres.	0,20	1,00
Total	100,00	100,00

BITTER

(Emprunté du hollandais bitter = amer).

Liquide apéritif d'origine hollandaise, se préparant avec de l'eau-de-vie de genièvre, des écorces sèches d'oranges amères, de la racine de gentiane et de la racine de rhubarbe. Pour l'analyse, voir AMERS.

BONBONS

Sucreries, pastilles, confiseries diverses, friandises fabriquées par les confiseurs et dont les enfants surtout font une très grande consommation (caramels, drops, rocks, fondants, pralines, dragées, etc). Ce sont des préparations à base de sucre et de gomme, parfumées et colorées de diverses manières.

Le confiseur dispose pour la coloration des couleurs suivantes :

Couleurs bleues. — Indigo, bleu de Prusse ou de Berlin, bleu d'outremer.

Couleurs rouges. — Cochenille, carmin, laque carminée, laque du Brésil, orseille.

Couleurs jaunes. — Safran, graine d'Avignon, graine de Perse, quercitron, curcuma, fustel.

Couleurs vertes. — Mélange de jaune et de bleu.

Couleurs violettes. — Bois d'Inde, bleu de Berlin.

Examen. — L'examen des bonbons porte sur l'addition de plâtre, d'amidon, et de matières colorantes interdites.

On désagrège par de l'eau un certain nombre de bonbons ; dans la partie insoluble, on reconnaît l'*amidon* par un examen au microscope ; le *sulfate de chaux* est caractérisé dans le résidu, en fondant ce résidu desséché avec du carbonate de soude et reprise du produit de la fusion par de l'eau. On obtient un résidu de carbonate de chaux facile à caractériser et une solution de sulfate de soude. On met en évidence la chaux et l'acide sulfurique par les méthodes habituelles de l'analyse chimique.

Pour les *matières colorantes minérales*, on caractérise leur nature par l'analyse des cendres d'une quantité suffisante de bonbons, au moyen des méthodes habituelles de l'analyse chimique qualitative.

Pour les *matières colorantes organiques*, voir MATIÈRES COLORANTES.

On recherche aussi dans les bonbons la *saccharine* et la *sucramine* (voir SACCHARINE et SUCRAMINE).

Parfums artificiels. — On peut rechercher les parfums artificiels substitués aux essences naturelles de fruits ou de sucs de fruits.

On prend 10 gr. de produit qu'on additionne de 50 cc. d'eau et de quelques grammes d'acide tartrique. On distille le mélange dans un courant de vapeur d'eau. On retire le principe aromatique du liquide distillé, par agitation avec de l'éther. On évapore la solution éthérée.

On compare les caractères du résidu d'évaporation avec ceux des produits aromatiques connus.

Acidité. — La saveur acidule doit provenir d'acides végétaux (citrique, tartrique, malique) et non d'acides minéraux libres.

Métaux. — On ne doit pas y rencontrer de composés métalliques (voir MÉTAUX LOURDS).

BOUDIN

Le boudin noir est un boyau rempli de sang de porc assaisonné de graisse, d'épices et de sel. Le boudin blanc est un boyau rempli d'un hachis de viandes blanches mêlées de mie de pain, de lait, d'œufs, de fines herbes, etc. (voir CHARCUTERIES).

BRIOCHES

Gâteaux de pâte levée, préparés avec eau, farine, beurre, œufs, sel (voir PATISSERIES).

Composition (Balland) :

Eau	26,50	21,10
Matières azotées	7,23	9,40
— grasses	15,04	22,85
— sucrées	10,88	4,50
— amylacées	38,83	40,46
Cellulose.	0,35	0,35
Cendres	1,17	1,34
	100,00	100,00

CACAO

On désigne sous le nom de *cacao* les graines du cacaoyer (*Theobroma cacao*). Avant de servir à la fabrication des préparations alimentaires, ces graines sont torréfiées et débarrassées de leur tégument ou coque.

Analyse des cacaos. — On pratique l'examen de ces produits comme celui du chocolat. On n'y rencontre pas de sucre de canne.

On s'attache surtout à l'examen de la matière grasse, quand il y a lieu, et à l'observation microscopique (fig. 73), en comparant avec des types purs (1).

Dosage de la théobromine dans les cacaos. — 10 gr. de poudre de cacao sont additionnés de 5 gr. de magnésie calcinée, et de 300 gr. d'eau ; on fait bouillir 1 heure au réfrigérant ascendant ; on filtre à chaud avec expression, puis le résidu est traité de la même façon, deux fois, par 150 gr. d'eau ; les liqueurs sont évaporées au bain-marie ; le résidu, divisé avec du sable, et bien sec, est *épuisé* à chaud par du chloroforme. Le chloroforme est, après filtration, distillé et le résidu, séché à 100°, est pesé. On

(1) L'emploi des centrifuges à grande vitesse facilite l'analyse des cacaos (voir CHOCOLAT et LAIT).

épuise ce résidu avec de la benzine pour enlever la caféine ; la théobromine restante est pesée, puis calcinée, et, le poids des cendres étant déduit, on a la proportion de théobromine.

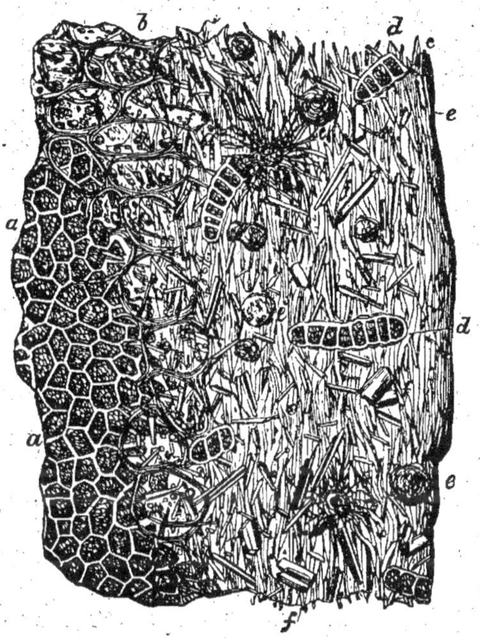

Fig. 73. — Structure de la graisse de cacao.

a, troisième membrane ; *b*, cellules arrondies de la deuxième membrane ; *c*, quatrième membrane fibreuse ; *d*, corps allongé ; *e*, matière grasse cristalline ; *f*, cristaux de margarine.

CACAO (PATE PURE DE)

C'est la masse que l'on obtient par la mise en forme du produit pur de la pulvérisation des graines de cacao ; la pâte obtenue ne peut avoir subi aucune addition de substance étrangère ; elle doit avoir conservé la totalité de sa matière grasse (beurre de cacao), soit 50 p. 100 en moyenne.

CACAO DÉGRAISSÉ

C'est de la pâte de cacao dont on a enlevé par expression, à chaud, 20 à 35 p. 100 de beurre de cacao.

CACAO SOLUBLE

On prépare ce produit en traitant les fèves torréfiées par des carbonates alcalins, l'ammoniaque, ou la vapeur d'eau sous pression. Les fèves sont alors desséchées, concassées, dégraissées et enfin pulvérisées.

CACAO A LA VIANDE

Les composants doivent être de bonne qualité (rechercher les antiseptiques).

CACAO AVOINE

Préparation nutritive formée d'un mélange de poudre de cacao dégraissé (20 à 60 p. 100) et de farine d'avoine préparée. On y ajoute parfois des phosphates, des albuminoïdes.

La farine d'avoine préparée est de la farine chauffée en vase clos pour obtenir une transformation partielle de l'amidon en amidon soluble.

L'examen d'un cacao-avoine comporte les opérations suivantes :

1° *Examen microscopique.* — Pour déterminer l'addition de substances étrangères (légumineuses, etc.).

2° *Examen de la graisse extraite à l'éther de pétrole.* — On falsifie surtout ces préparations par addition d'huiles de coco ou de palme qui permettent de diminuer la proportion de cacao. On reconnaît ces additions à ce que l'indice de saponification de la matière grasse extraite est très élevé; d'autre part à ce que le beurre de coco chauffé avec de la potasse alcoolique laisse dégager une odeur d'éther butyrique.

3° Si l'on a reconnu la préparation exclusivement faite de cacao et de farine d'avoine, on détermine l'indice d'iode de la graisse *extraite à l'éther de pétrole* qui ne dissout que les corps gras.

L'indice d'iode de la graisse d'avoine est en moyenne 98; celui du beurre de cacao 36. On admet que l'avoine contient 6 p. 100 de corps gras.

CAFÉ

(*Etym.* Emprunté de l'italien *caffè*, qui est lui-même emprunté à l'arabe *kahoua*, prononcé à la turque *kahvé*).

Le café est la graine, presque complètement débarrassée de sa coque, du caféier et de quelques autres végétaux du genre *coffea*, qui, torréfiée, moulue et infusée, fournit une boisson agréable, excitante et tonique. Il existe un grand nombre de variétés de café.

On a trouvé aussi un café sans caféine : le café des Comores (Balland, Bertrand).

Composition chimique (moyenne).

ÉLÉMENTS DOSÉS	CAFÉ VERT	CAFÉ TORRÉFIÉ
Eau	11,23	1,15
Matières azotées	12,07	13,98
Caféine	1,21	1,24
Matières grasses	12,27	14,48
— sucrées	8,55	0,66
Autres matières non azotées	32,58	45,09
Cellulose	18,17	19.89
Cendres	3,92	4,75
	100,00	100,00

Voici également des chiffres donnés par Balland pour les cafés verts :

ÉLÉMENTS DOSÉS	CAFÉS VERTS	
	MINIMUM	MAXIMUM
Eau.	7,20	13,50
Matières azotées	6,15	15,58
— grasses	3,98	11,60
Cellulose.	8,64	16,15
Cendres	2,10	5,10
Caféine	0,70	2,05

Analyse. — On prépare un échantillon moyen, qu'on pulvérise si le grain est entier.

Eau. — Comme pour la farine de blé.

Matières azotées. — On part d'une prise d'essai de 1 gr.; on continue comme il est indiqué à Farine de blé ; (pour le calcul, voir Pain).

Matières grasses. — Comme pour la farine de blé ; mais l'épuisement se fait à l'éther de pétrole, l'éther dissolvant la caféine.

Matières sucrées
Cellulose . . . . } Comme pour la farine de blé.
Cendres . . . . .

Dosage de la caféine (Balland). — 2 gr. de café, préalablement moulu, sont mêlés dans une capsule de porcelaine, avec 2 gr. de magnésie calcinée. On ajoute 150 cc. d'eau, on porte à légère ébullition que l'on maintient 1/4 d'heure. On laisse reposer quelques instants et on décante le liquide *chaud* sur un filtre. On épuise le résidu une deuxième fois par 100 cc. d'eau et une troisième fois par 75 cc., en décantant chaque fois. On achève le lavage du résidu et du filtre avec 50 cc. d'eau bouillante.

On évapore au bain-marie les liqueurs filtrées; puis, après avoir mêlé l'extrait avec de la pierre ponce finement granulée pour éviter la prise en masse, on achève la dessiccation en agitant avec soin.

La poudre ainsi obtenue est *épuisée* par l'éther de pétrole pour enlever les matières grasses, puis par l'éther ou le chloroforme pour dissoudre la caféine. L'épuisement peut se faire, soit à froid, en plaçant la poudre dans un petit tube effilé comme il est indiqué à FARINE DE BLÉ; soit à chaud comme il est indiqué à LAIT (dosage du beurre).

L'éther ou le chloroforme sont reçus dans une fiole tarée ; on distille et on pèse la caféine cristallisée restant comme résidu.

On rapporte à 100 gr. de café.

Il n'y a aucune relation entre la teneur en caféine et la valeur commerciale d'un café.

Altérations. — Si le café a été ensaché humide, il ne tarde pas à fermenter et à dégager une forte odeur de moisissure.

Il peut aussi être avarié par l'eau de mer (dans le transport) ou encore par les vapeurs ammoniacales qui lui donnent une teinte verte très vive.

L'avarie par l'eau de mer a pour résultat une forte proportion de chlore dans les cendres du café.

Manipulations et falsifications du café. — Le café vert est parfois soumis à certains traitements qui ont pour but soit de rendre propre à la vente une marchandise avariée, soit de donner une meilleure apparence à un produit de peu de valeur :

a) Traitement des grains par l'eau ou la vapeur d'eau ;

b) Coloration à l'aide de poudres colorées (ocre, graphite, bleu de Prusse, indigo, jaune de chrome, sels de cuivre, etc. ;

c) Polissage des fèves avec de la sciure de bois ;

d) Torréfaction légère ;

e) Addition de grains faits de toutes pièces.

Le **café torréfié** est soumis aux manipulations et falsifications ci-après :

a) Glaçage à l'aide de sirops, de sucre, etc. ;

b) Enrobage avec des graisses, huiles de vaseline, etc. ;

c) Addition de grains artificiels imitant les grains naturels.

Le **café torréfié et moulu** est en outre additionné d'autres substances de valeur inférieure, telles que les déchets de café, marc de café, chicorée, etc.

Dosage de la glaçure. — On introduit 20 gr. de grains de café entiers et sans cassures dans un flacon de 1 litre ; on ajoute 500 cc. d'eau à 15° et on agite, pendant 5 minutes, en se servant d'un agitateur mécanique marchant à raison de 120 tours par minute. On passe immédiatement le liquide à travers un tamis et l'on filtre.

On prélève 250 cc. du liquide filtré, on évapore au bain-marie ; on dessèche 3 heures, à + 100°, on pèse ; on calcine et on pèse de nouveau.

La différence entre les deux pesées donne le poids des matières caramélisées solubles provenant du glaçage.

Le café peut être imité par moulage d'ingrédients divers colorés ou torréfiés, suivant le cas.

Il faut trier le café grain par grain pour retirer les grains factices mêlés aux grains véritables.

Les grains factices jetés doucement dans un vase contenant de l'eau distillée tombent généralement au fond.

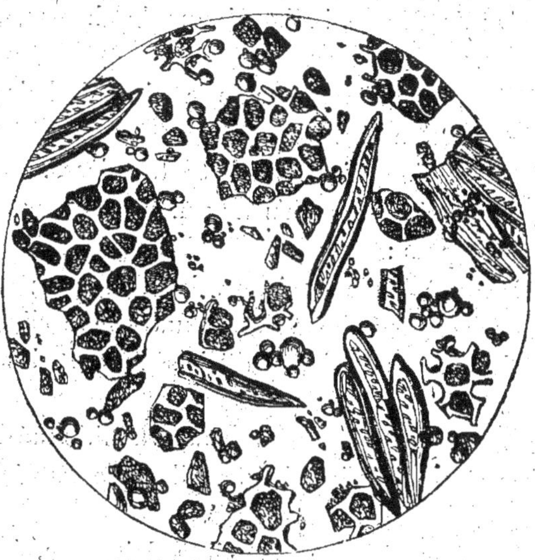

Fig. 74. — Café torréfié moulu.

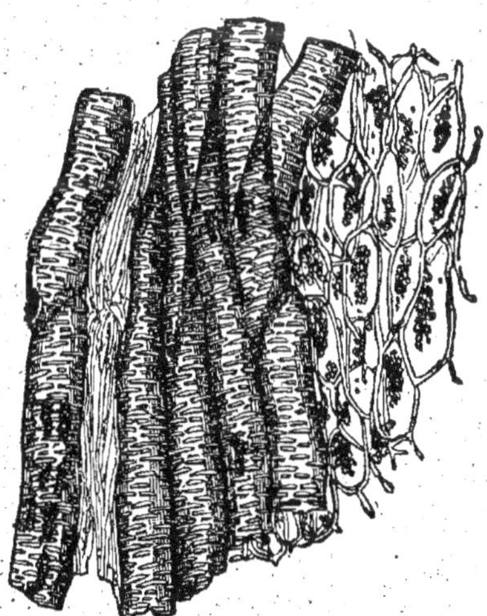

Fig. 75. — Racine de chicorée.

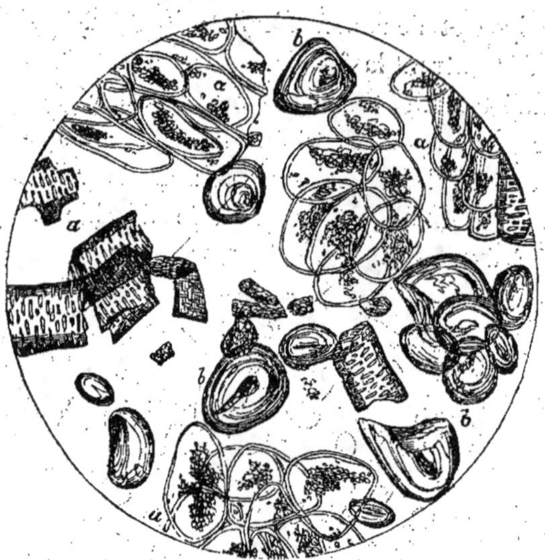

Fig 76. — Café mêlé de chicorée.

a, *a*, cellules de la chicorée ; *b*, *b*, grains de fécule de blé.

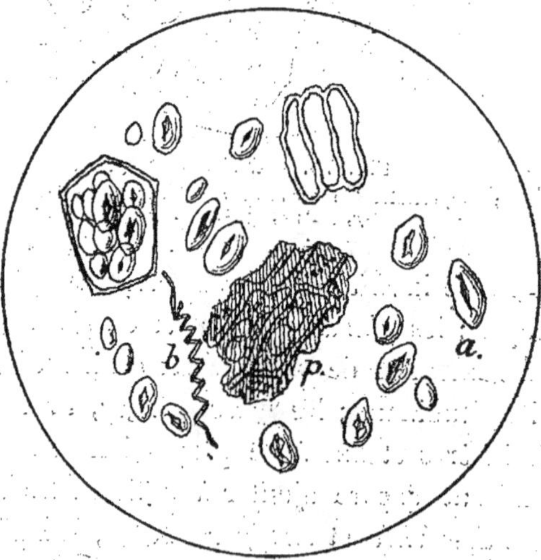

Fig. 77. — Café de glands.

a, amidon ; *b*, trachée ; *p*, massif parenchymateux.

L'analyse et l'examen microscopique du café factice moulu démontrent la fraude.

Le café torréfié, torréfié et moulu, est le plus souvent mêlé de substances étrangères qui peuvent être facilement reconnues à l'aide du microscope : on observe la poudre dans une solution très concentrée de chloral hydraté (fig. 74 à 82).

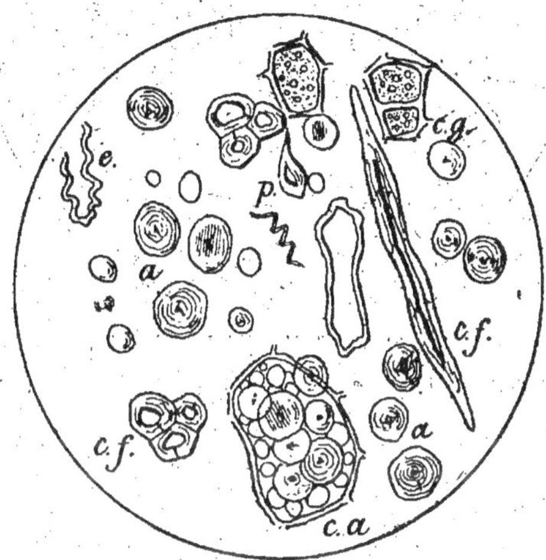

Fig. 78. — Café d'orge.
c, f, fibres ; c, a, cellules de l'albumen ; a, amidon ; c, g, cellule à gluten ; p, poil ; e, épiderme.

On retrouve la *chicorée*, avec ses trachées et ses vaisseaux rayés ; les *glands doux*, avec de grosses cellules spiralées contenant de volumineux grains d'amidon à sillons longitudinaux ; les *figues grillées*, avec des vaisseaux laticifères et une forte proportion de matière sucrée. On peut encore ajouter à la liste : les *caroubes*, les *poires desséchées* et *torréfiées*, l'*orge*, le *maïs*, le *pain grillé*, les *noyaux de dattes*, les *graines de coroso*, les *pépins de raisins*, etc.

Addition de chicorée. — L'addition de chicorée au

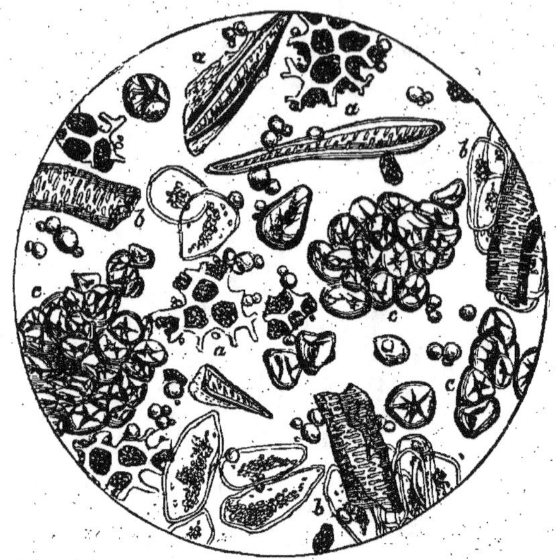

Fig. 79. — Café mêlé de chicorée et de glands.
a, a, café moulu ; *c, c,* mêlé de glands ; *b, b,* de poudre de chicorée.

café moulu a pour effet d'augmenter les poids de l'extrait aqueux, des cendres et des matières sucrées.

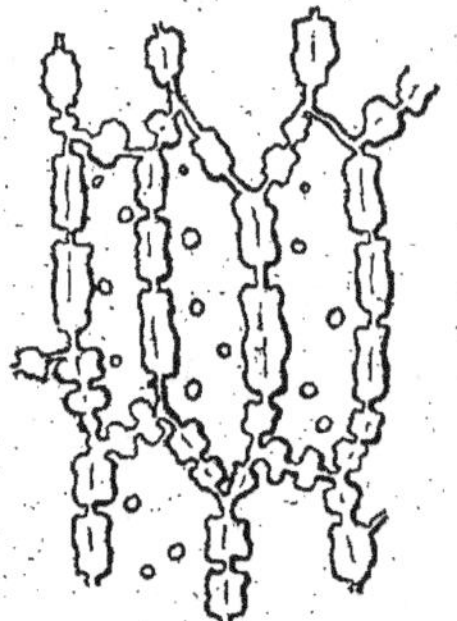

Fig. 80. — Cellules de l'albumine cornée du dattier.

On peut, dans une certaine mesure, connaître la proportion du mélange en dosant le chlore des cendres :

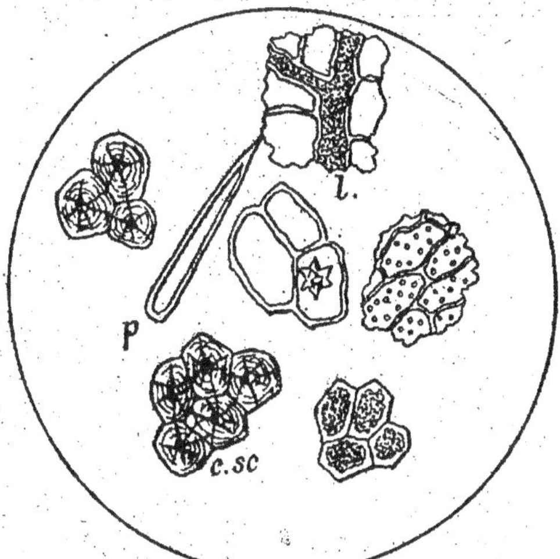

Fig. 81. — Café de figues.
p, poil sclérifié; *l*, laticifère; *c*, *sc*, cellules scléreuses.

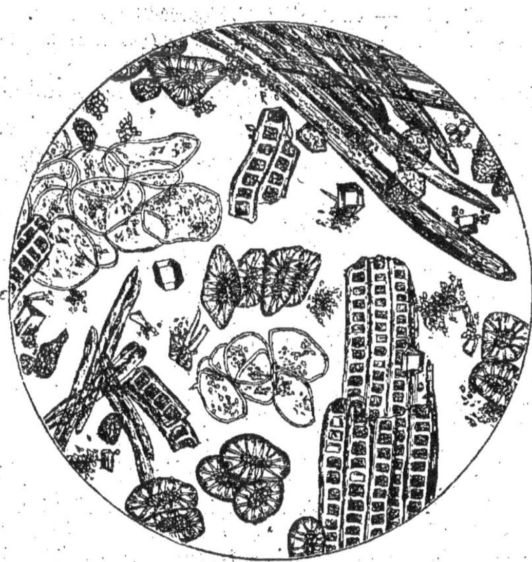

Fig. 82. — Chicorée mêlée de tan pulvérisé.

On charbonne 25 gr. de café moulu. On épuise le charbon par de l'eau et, dans le liquide filtré, on dose le chlore par une solution décinormale d'azotate d'argent.

100 gr. de café moulu pur contiennent environ 0 gr. 040 de Cl et 100 gr. de chicorée, 0 gr. 280.

Comme succédanés du café, on emploie : la chicorée, les figues, des graines de céréales, des glands.

Ces produits ne renferment pas de caféine, ce qui, au point de vue physiologique, peut avoir certains avantages.

Cependant ces produits ne servent le plus souvent qu'à la falsification du café torréfié et moulu.

Coloration artificielle. — On râcle la partie superficielle des grains. On recherche les colorants dans la poudre obtenue ou dans les cendres de celle-ci.

Pour rechercher les colorants azoïques, on fait macérer les grains dans l'alcool, on filtre, on évapore au bain-marie. On reprend le résidu par l'eau ; la solution jaune orangé est caractérisée par les réactions des oranges azoïques (principalement : orange β naphtol, orangé II).

Le poids *des cendres* et leur analyse font connaître l'addition de matières minérales. Il y a lieu d'y rechercher le borax.

CANNELLE

(Dérivé de *canne*, proprement petit roseau, petit tube).

Écorce desséchée, plus ou moins débarrassée de sa couche épidermique, et renfermant encore toute son essence, des diverses espèces de cannelliers.

Dosage de l'essence. — On dose l'essence comme il est indiqué pour l'essence de girofles.

On doit trouver 1 p. 100 au minimum, pour la cannelle de bonne qualité.

Ecorces étrangères, etc. — On examine au microscope la poudre de cannelle en faisant des essais comparatifs. On peut retrouver ainsi des coquilles de noix, d'amandes, de noisettes.

Il y a lieu d'envisager la substitution de la cannelle de Chine à la cannelle de Ceylan et l'addition de cannelle de l'Inde, de bois de santal, etc.

CARAMELS

Bonbons faits de sucre fondu et bruni par l'action du feu. Pour l'analyse, voir BONBONS.

CÈPES

Champignons du groupe des polyporées (voir CHAMPIGNONS).

Les espèces comestibles sont :

Le *bolet comestible* (cèpe à tête rouge, cèpe franc, cèpe de Bordeaux).

Le *bolet bronzé* (tête de nègre, cèpe de vache).

Les espèces vénéneuses sont :

Le *cèpe du diable*, le *cèpe perfide*.

CERFEUIL

Plante ombellifère à odeur aromatique et à saveur agréable. Ne pas confondre la *grande ciguë* avec le *cerfeuil*. La ciguë n'a pas de poils tecteurs comme le cerfeuil.

CHAMPIGNONS COMESTIBLES

Il existe de nombreux préjugés très populaires tels

que l'action sur la cuiller d'argent, l'odeur agréable, le verdissement à l'air, l'oignon blanc, etc., au sujet de la distinction entre les champignons comestibles et les champignons vénéneux. La comparaison avec des figures mal dessinées et coloriées est également redoutable par les erreurs commises.

Il n'y a aucun autre moyen de distinguer un champignon vénéneux d'un champignon comestible que de *parfaitement bien connaître chacune des espèces comestibles* et d'identifier *chaque* champignon à consommer.

Les Amanites demandent surtout beaucoup d'attention, car c'est dans ce groupe qu'on rencontre les espèces les plus dangereuses.

L'*amanite cæsarea* (oronge vraie) est comestible. L'*A. muscaria* (fausse oronge) est très dangereuse ainsi que l'*A. citrina* (oronge citrine), l'*A. phalloïdes* (oronge verte), l'*A. verna* (oronge printanière) et l'*A. pantherina*. Parmi les espèces dangereuses, il faut encore noter le *Boletus Salonas*, la *Russula emetica*, la *Stropharia Coronilla*.

Les principales espèces COMESTIBLES sont : l'oronge vraie, l'oronge blanche, l'oronge vineuse, l'amanite vaginée, la lépiote élevée, le mousseron de printemps, la chanterelle domestique, la Russule verdoyante, le champignon de couche, certains cèpes (voir ce mot), la morille comestible, etc. (voir aussi TRUFFES). Consulter les ouvrages de Bernard, Dufour, Bourquelot.

Dans un empoisonnement par les champignons, empoisonnement dû à des produits toxiques du *groupe de la choline* : muscarine, oxymuscarine, névrine, pseudonévrine, qui semblent parfois prendre naissance sous l'influence de l'âge ou de la putréfaction commençante, il serait facile d'extraire ces produits toxiques et de les caractériser par le triiodure de potassium. Mais comme on ne pourra jamais savoir si on a affaire à un produit cadavérique, ou à une choline physiologique, ou à une bétaine transformée, on ne saurait conclure.

Aussi est-il vain d'entreprendre une recherche par voie chimique.

La *recherche des spores* et leur *caractérisation* est le meilleur procédé pour reconnaître s'il a été ingéré des champignons vénéneux auxquels on puisse rapporter les accidents.

Les spores sont recherchées dans les matières fécales ou dans les vomissements. On observe sans coloration ; on note les dimensions, la couleur, la forme, l'épaisseur, les ornements de la membrane, la présence ou l'absence de globules, etc.

Il faut avant tout se familiariser avec l'aspect de tous les débris d'aliments et avec les spores de champignons se trouvant normalement dans le tube digestif, et comparer les spores étudiées avec celles de préparations-types.

Dans un même genre, les spores des différentes espèces présentent une grande uniformité. Cependant, dans ce cas, quelques caractères particuliers peuvent aider à la différenciation (1).

CHARCUTERIES

Sous ce nom, on comprend : andouillettes, boudins, chair à saucisses, farces, pied de porc, porc frais, saucisses, cervelas, jambon, jambonneau, rillettes, galantine, andouille, fromage, hure, pâté de foie, saucissons.

(1) Consulter OFFNER : Les Spores des champignons au point de vue médico-légal, 1904.

RECHERCHE DE LA VIANDE DE CHEVAL

Dosage du glycogène, d'après Niebel. — On chauffe, au bain-marie, 50 gr. de viande hachée, avec 200 cc. de solution de potasse à 1 p. 100. On chauffe jusqu'à dissolution complète de la viande. Après refroidissement, on neutralise la liqueur avec de l'acide chlorhydrique et on la traite alternativement par une solution d'iodure double de mercure et de potassium et par de l'acide chlorhydrique jusqu'à précipitation complète de l'albumine. On filtre. On enlève du filtre le précipité encore humide, on le mélange avec de l'eau additionnée de quelques gouttes d'acide chlorhydrique et de solution d'iodure de mercure et de potassium et on filtre de nouveau. Après avoir répété plusieurs fois cette opération, on réunit les produits de ces filtrations successives et on ajoute au liquide ainsi obtenu le double de son volume d'alcool à 96°.

Le glycogène précipité est recueilli sur un filtre, puis dissous dans l'eau chaude ; on débarrasse ensuite cette solution des dernières traces d'albumine par une nouvelle addition d'acide chlorhydrique et de solution d'iodure de mercure et de potassium.

On filtre encore une fois, on précipite le glycogène par l'alcool, on le recueille sur un filtre taré, on lave à l'alcool, puis à l'éther, on sèche à 110°, on pèse.

Dosage du glucose. — On cuit la viande dans de l'eau ; on précipite les matières albuminoïdes par addition d'une petite quantité d'acide nitrique. On neutralise et on dose le glucose dans le liquide filtré au moyen de la solution cupro-alcaline.

Les viandes de bœuf, de porc et de mouton ne renferment que peu de glucose (0,25 p. 100 au maximum) et seulement des traces du glycogène. La viande de cheval contient 0,5 à 1 p. 100 de glycogène et 0,14 à 0,42 p. 100 de glucose.

Recherche et dosage de l'amidon. — On imbibe de teinture d'iode la surface fraîchement coupée de la préparation. S'il se produit une coloration bleue, on procède à l'examen microscopique pour déterminer la nature de l'amidon ajouté. Après quoi, on triture 2 gr. de viande finement hachée avec 100 cc. d'eau ou, dans d'autres cas, 10 gr. dans 500 cc. d'eau. On fait bouillir 10 minutes et on complète à 200 cc. ou à 1000 cc. On fait bouillir dans les mêmes conditions 0 gr. 1 d'amidon dans 500 cc. d'eau. On ajoute de l'iode aux deux liquides ainsi obtenus, on compare au colorimètre.

Recherche des altérations (Putréfaction), d'après Eber.

Réactif :

Alcool chlorhydrique	10 gr.
Alcool absolu.	30 gr.
Ether.	10 gr.

Dans un large tube à essai, on verse une quantité de réactif suffisante pour en recouvrir le fond ; puis, après avoir agité vivement le tube, on y introduit un morceau, gros comme un pois, de viande à examiner, de sorte qu'il se trouve à 1 ou 2 cm. au-dessus de la surface du liquide. Si la viande est en putréfaction, il se produit des fumées blanches ($NH HCl$).

Recherche des ptomaïnes. — Voir Viandes de boucherie.

Recherche des matières colorantes. — On chauffe au bain-marie, pendant 1/2 heure, 10 gr. de viande divisée avec de l'alcool à 50°. On ajoute au liquide décanté un flocon de laine, un peu de bisulfate de potassium, et on évapore à sec. Si la laine se décolore, la présence d'une matière colorante dérivée de la houille est démontrée (voir Matières colorantes).

Pour rechercher la *cochenille*, on fait macérer 10 gr. de viande divisée dans de l'alcool ammoniacal qui se colore alors en rouge.

Recherche des substances conservatrices. — Voir Antiseptiques.

Borax et acide borique. — Faire bouillir 100 gr. de la viande finement hachée, avec 100 cc. d'eau. Après refroidissement, décanter la solution obtenue, et évaporer à sec après l'avoir au besoin alcalinisée légèrement. Calciner le résidu. Dans les cendres, rechercher l'acide borique (voir Antiseptiques).

Acide salicylique.
Acide sulfureux et sulfites. } Voir Antiseptiques.
Formol, fluorures, sels de potasse
et de soude.

Acétate basique d'alumine. — On emploie parfois pour la conservation du saucisson de l'acétate basique d'alumine, obtenu par imprégnation avec :

Sulfate d'alumine	30 gr.
Eau	100 gr.
Carbonate de chaux	13 gr.
Acide acétique	36 gr.

Pour rechercher cette addition, on incinère environ 25 gr. de saucisson ; les cendres sont dissoutes dans HCl concentré ; on ajoute un excès de soude et on fait bouillir. On filtre pour séparer les cendres insolubles et le précipité formé. Le filtrat est acidifié par HCl : l'alumine est précipitée en partie à l'état d'hydrate, en partie à l'état de phosphate. Ce précipité, chauffé au chalumeau, sur un charbon, et imprégné d'azotate de cobalt, donne une coloration bleue.

Les accidents causés par les charcuteries sont dus le plus souvent à la présence de ptomaïnes de la putréfaction (voir VIANDES DE BOUCHERIE).

Dans les produits comme les rillettes, les pâtés de foie, etc., il convient de faire en outre l'examen de la *graisse* (voir GRAISSES ALIMENTAIRES).

CHATAIGNES (FARINE DE)

Composition (Comte).

POUR CENT	CHATAIGNES COMMUNES	CHATAIGNES CHOISIES	CHATAIGNES COMMUNES (Etat sec)	CHATAIGNES CHOISIES (Etat sec)
Eau	12,46	17,90	»	»
Matières azotées . .	6,25	7,46	12 à 16	9,08
— grasses .	2,75	2,72	1,2 à 1,6	3,24
Amidon et sucre . .	72,88	68,30	87 à 84	83,24
Cellulose	2,90	1,52	0,6 à 1,1	1,85
Cendres	2,49	2,10	0,6 à 1,1	2,59

Analyse (comme la farine de blé).

La farine de châtaigne n'est presque jamais falsifiée. L'addition du gland doux se reconnaît par l'observation microscopique.

CHICORÉE

On vend couramment des feuilles de chicorée réduites
en pulpe. On fait une observation microscopique pour
constater l'absence d'autres feuilles.

CHOCOLAT

Le chocolat est une préparation alimentaire qui se
compose de semences de cacao, torréfiées et décortiquées,
broyées à une chaleur modérée, par des procédés manuels
ou mécaniques, avec du sucre de canne pulvérisé. Il est
le plus souvent aromatisé avec de la vanille ou de la
cannelle.

Les proportions habituellement employées sont :

Cacao maragnan.	1000 gr.
— caraque	1000 gr.
Sucre pulvérisé	2000 gr.
Vanille	40 gr.
Ou cannelle	30 gr.

Caractères. — Le bon chocolat doit avoir une couleur brune, une saveur franche, une odeur agréable, une
cassure unie, d'aspect légèrement cristallin. Il doit fondre
dans la bouche et n'acquérir qu'une consistance moyenne
quand on le cuit dans l'eau ou le lait.

Composition. — Le chocolat doit donner à l'analyse,
environ :

Humidité	1,5	pour 100.
Beurre de cacao	22 à 25	—
Sucre de canne.	50 à 54	—
Amidon de cacao.	2	—
Cendres blanches. . . .	2 à 2,5	—

Composition de quelques chocolats du commerce, analysés au conservatoire des Arts et Métiers.

Quantités pour 100 gr. de chocolat	MEUNIER LOMBARD	MENIER	COMPAGNIE COLONIALE	ESPAGNOLS
Sucre de canne . .	59,07	57,47	56,34	41,40
Beurre de Cacao. .	21,40	22,20	23,80	29,24
Amidon	1,83	1,83	0,97	1,48

Analyse. — L'examen d'un chocolat comporte les opérations suivantes :

1. **Dosage de l'humidité.** — Dans un petit flacon poudrier bouché à l'émeri, de poids p, on introduit 10 gr. de chocolat râpé. On place le flacon ouvert dans un exsiccateur et on dessèche dans le vide, au-dessus de l'acide sulfurique. La dessiccation achevée (48 heures en moyenne), on prend le poids p' du flacon.

$10\,[(p+10)-p']$ est l'humidité de 100 gr. de chocolat.

2. **Dosage de la matière grasse.** — Dans un filtre plissé, de grandeur convenable, on introduit 10 gr. de chocolat râpé. On place le filtre ainsi garni dans le tube des appareils à épuisement (fig. 23, p. 17). Dans le petit ballon — de poids p — indiqué dans l'appareil, on verse 50 cc. environ de sulfure ou de tétrachlorure de carbone. On conduit l'épuisement à chaud comme il est indiqué.

L'épuisement achevé — (après 3 h. environ) —, on distille le dissolvant en attelant le ballon même au réfrigérant descendant et en prenant les précautions indiquées page 22, pour la distillation. On achève la dessiccation de la matière grasse à l'étuve à $+$ 100°, ou mieux dans le vide, au-dessus de l'acide sulfurique.

On pèse le vase conique, après dessiccation ; soit p′ le poids ; 10 $(p' - p)$ est le poids de la matière grasse contenue dans 100 gr. de chocolat.

3. **Dosage du sucre.** — On opère sur le chocolat privé de sa matière grasse dans l'opération précédente.

Le filtre, contenant le chocolat dégraissé, est placé dans un tube à lixiviation. On lessive avec de l'alcool à 20°.

L'opération demande à être conduite lentement, de façon que l'épuisement se fasse avec le moins possible de liquide.

La liqueur d'épuisement est évaporée à sec, au bain-marie, dans une capsule de verre ou de porcelaine. Le résidu est repris par 5 cc. d'eau ; puis on ajoute 50 cc. d'alcool à 90° pour précipiter les matières gommeuses et la dextrine. On sépare par le filtre ; on lave avec de l'alcool à 90°.

Les liquides alcooliques filtrés sont additionnés de deux fois leur volume d'eau ; on distille pour chasser l'alcool, en opérant dans un ballon taré, afin de connaître le poids du liquide restant.

Soit p ce poids (environ 100 gr.).

On verse dans le liquide sucré, de poids p, 5 gr. de solution d'acétate neutre de plomb à 1/3 ; on agite ; puis, après quelques minutes, on verse 5 gr. d'une solution saturée de phosphate de sodium ; on agite de nouveau, puis on filtre. La liqueur filtrée ne doit pas réduire directement la solution cuproalcaline (1 cc. de solution cuproalcaline $+$ 10 cc. d'eau $+$ 1 cc. de liqueur sucrée) s'il n'y a pas de glucose dans le chocolat. Pour intervertir le sucre de canne, on verse la liqueur filtrée (p' grammes) dans un ballon de grandeur convenable, on ajoute 1 cc. d'acide chlorhydrique pur et on fait bouillir en évitant la sur-chauffe des parois. L'hydrolyse effectuée, on neutralise la liqueur, après refroidissement, par quelques gouttes de carbonate de sodium et on la verse dans un matras jaugé de 500 cc. Avec les eaux de lavage du ballon, puis de l'eau distillée, on fait 500 cc. de liqueur.

On dose le sucre, ainsi interverti, avec la solution cuproalcaline dont 5 cc. correspondent à 0 gr. 02875 de sucre de canne.

Soit n le nombre de centimètres cubes employés pour décolorer 5 cc. de solution cuproalcaline.

$$\frac{143,75\,(p+10)}{n\,p'}$$

est le poids de sucre de canne contenu dans 10 gr. de chocolat.

4. **Dosage de l'amidon.** — On opère sur le chocolat préalablement privé de sa matière grasse, de son sucre, de sa gomme, etc., dans les deux opérations précédentes.

On épuise le contenu du filtre par de l'eau bouillante (100 cc.). On se sert de l'appareil continu (voir 1re partie) avec un ballon de 250 cc.

A 1 cc. de la solution aqueuse, on ajoute quelques gouttes d'eau iodée :

On obtient :

Une coloration rouge-brun ou violacée avec l'amidon de cacao ;

Une coloration bleue s'il y a des amidons étrangers.

La solution aqueuse est décolorée par 3 gr. de bon noir

animal, et, après filtration et lavage, on concentre, à petit volume, par évaporation au bain-marie. On précipite par de l'alcool absolu, on recueille sur un filtre taré, on lave à l'alcool, on sèche dans le vide.

L'augmentation de poids du filtre représente l'amidon de 10 gr. de chocolat. On multiplie par 10 pour rapporter à 100 gr.

5. **Dosage des cendres.** — On prend 10 gr. de chocolat coupé en petits morceaux qu'on incinère lentement, par petites portions, au four à moufle, dans une petite capsule de porcelaine plate (5 à 7 cm. de diam.) et tarée.

Les cendres d'un chocolat de bonne qualité sont parfaitement blanches.

L'augmentation de poids de la capsule représente le poids des cendres de 10 gr. de chocolat.

On multiplie par 10 pour rapporter à 100 gr.

6. **Examen microscopique.** — On le pratique sur 1 gramme de chocolat râpé et épuisé successivement par de l'éther, de l'alcool faible, et de l'eau froide.

Avec le résidu, on monte plusieurs préparations. Il convient d'observer comparativement avec de la poudre de cacao ayant subi le même traitement que le chocolat et de ne pas oublier la présence normale des éléments de la poudre de cannelle ou de vanille (fig. 83 à 88).

On observe dans un mélange de glycérine et d'acide acétique cristallisable légèrement chauffé.

Emploi des centrifugeuses. — L'emploi des centrifugeuses à grande vitesse (1900 à 2000 tours à la minute) permet de conduire rapidement les différentes opérations d'épuisement que comprend l'analyse d'un chocolat ou d'un cacao (Bordas et Touplain). Les précipités adhèrent suffisamment au fond du tube pour

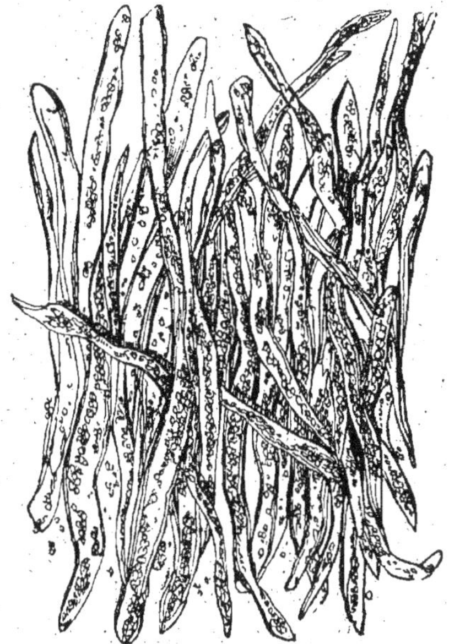

Fig. 83. — Fibres en tubes de la surface de l'amande de cacao.

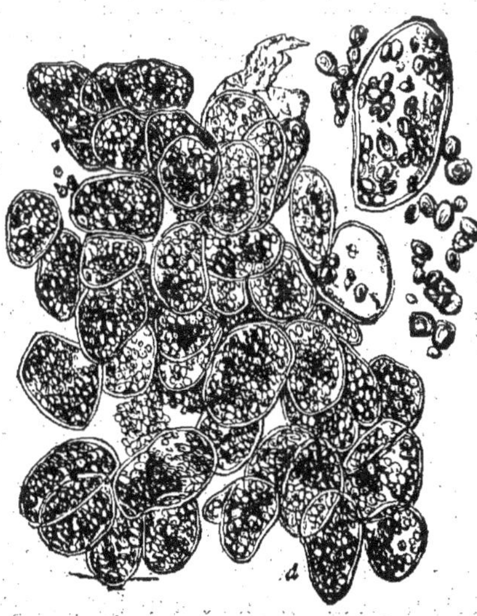

Fig. 84. — Cellules de l'amande de cacao.

que, par simple décantation des liquides surnageants, on n'entraîne aucune parcelle du précipité.

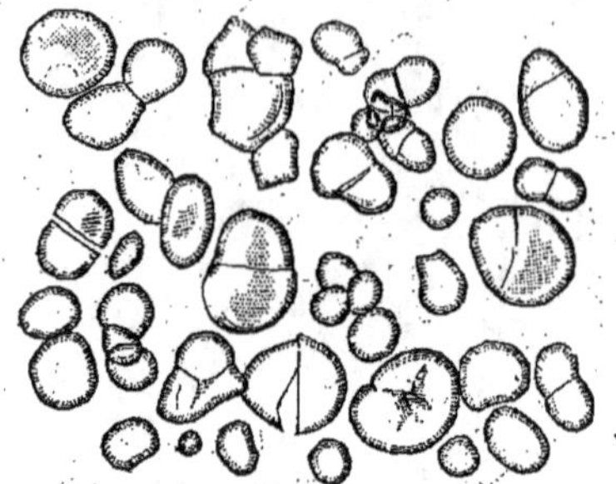

Fig. 85. — Amidon de cacao.

On pratique l'examen microscopique du résidu séché,

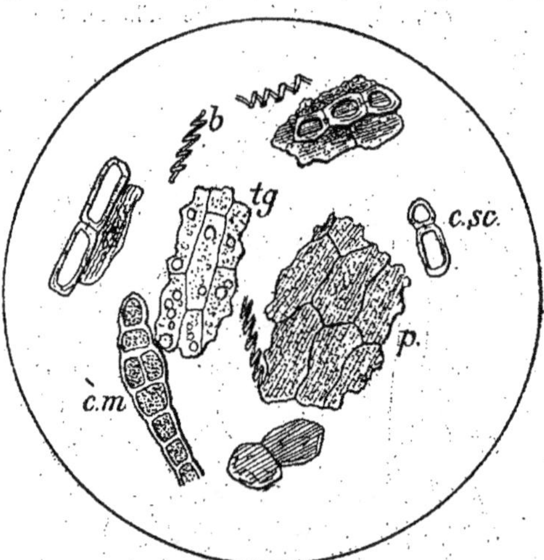

Fig. 86. — Poudre de coques de cacao ; *p*, parenchyme ; *b*, trachées ; *cm*, corpuscules de Mitscherlich ; *csc*, cellules scléreuses.

puis divisé dans du tétrachlorure de carbone dont on peut diminuer la densité par addition de benzine ; il est

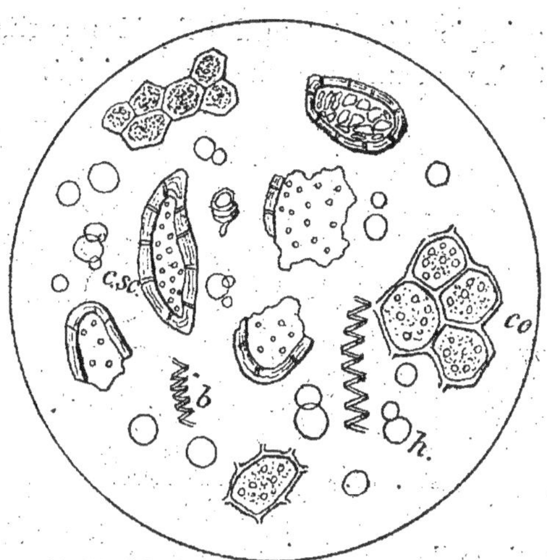

Fig. 87. — Eléments du tourteau d'amande ; *co*, cellules ;
csc, cotylédon ; *h*, gouttes d'huile.

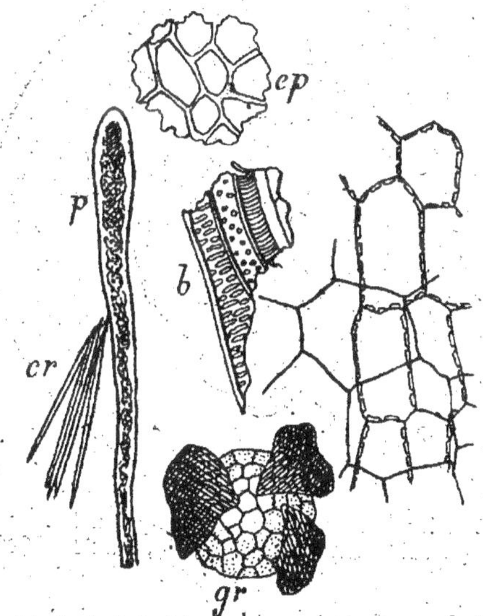

Fig. 88. — Eléments de la poudre de vanille, *ep*, épiderme ; *b*, vaisseaux du bois ; *p*, poil interne ; *cr*, cristaux ; *gr*, graine écrasée.

facile, à l'aide de la centrifugeuse, de séparer les produits constituant le résidu (Bordas). En partant d'un liquide de densité de 1440, on sépare les tourteaux d'arachides et les germes, du cacao, des coques, des fécules, des matières minérales ; avec un liquide d'une densité de 1500, on sépare le cacao, des coques, de la fécule, des matières minérales et ainsi de suite (1).

Falsifications. — Les principales falsifications du chocolat consistent dans les pratiques suivantes :

1° Soustraction d'une partie du beurre de cacao et remplacement par des matières grasses étrangères ;

2° Remplacement du sucre par du glucose ;

3° Addition ou substitution des coques de cacao (ou grabeaux) à l'amande de cacao ;

4° Addition de fécules diverses ;

5° Addition de dextrine ;

6° Addition de matières minérales pour augmenter le poids.

1. Matières grasses étrangères. — La soustraction d'une partie du beurre de cacao est constatée par la diminution du poids de la matière grasse du chocolat, en admettant que cette matière grasse soit pure.

La pureté du beurre de cacao extrait du chocolat, et, par suite, la falsification de celui-ci par addition de matières grasses étrangères se constate par le point de fusion du produit de l'extraction.

Le point de fusion du beurre de cacao est compris entre 29° et 32°5. Il est abaissé par l'addition de matières grasses. Exemple :

(1) Cette technique est applicable aux cafés, aux poivres, aux épices, etc.

L'addition de 5 p. 100 de graisse de veau l'abaisse à 25° ou 26° ;

L'addition de 5 p. 100 d'huile d'œillette l'abaisse à 24° ou 25°.

On prend le point de fusion *complète*, mais on a soin de ne le prendre que *48 heures après la préparation* des petits tubes, si on se sert de ce procédé, ou *48 heures après la solidification* du beurre extrait, si on prend le point de fusion sur bain de mercure ou au bloc Maquenne.

Les matières grasses le plus généralement ajoutées sont : la graisse de veau, le suif, le saindoux, les huiles de sésame, d'olive ou d'œillette ; et, très souvent la végétaline, rarement l'huile de vaseline. La détermination de la nature et de la quantité de la matière grasse ajoutée se fait comme pour le BEURRE et les GRAISSES ALIMENTAIRES.

Le beurre de cacao pur présente, outre le point de fusion, les constantes suivantes :

Indice d'iode   34-37
Indice de saponification   192-202

2. Remplacement du sucre par le glucose. — Lors du dosage du sucre de canne, on a signalé que la liqueur sucrée purifiée ne doit pas réduire directement la solution cupro-alcaline. Si le fait a lieu, on peut conclure à l'addition de glucose.

Pour en connaître la quantité, il convient de se reporter à l'article *sirop*. Il suffit de considérer la liqueur sucrée comme contenant, en glucose et en sucre de canne, environ 5 gr. de matière sucrée.

3. Addition de grabeaux. — Le poids des cendres es.
un peu augmenté ; mais l'examen microscopique comparatif fait constater la proportion anomale des éléments
de l'enveloppe de l'amande de cacao.

4. Addition de fécules diverses. — Le chocolat contient
normalement 2 p. 100 environ de fécule de cacao, diffi-
cilement transformable en empois par l'eau bouillante.
La décoction donne avec l'eau iodée une coloration rouge-
brun ou violacée.

Si donc, lors du dosage de l'amidon, on a obtenu une
coloration bleue par l'action de l'eau iodée, et un chiffre
supérieur à 2 p. 100, on peut conclure à l'addition de
fécules étrangères. Pour déterminer la nature de la fécule,
il suffit de faire l'examen microscopique comme il a été
indiqué. La forme et la mesure des grains d'amidon permettent facilement de les identifier.

5. Dextrine. — La dextrine est ajoutée au lieu du glucose et des fécules parce que certaines dextrines n'ont
qu'un pouvoir réducteur faible et que l'eau iodée ne
donne pas de coloration bleue, et qu'ainsi la fraude peut
passer inaperçue.

Si dans le dosage du sucre de canne, on a eu soin de
recueillir sur un filtre taré le précipité de dextrine et de
matière gommeuse, il suffit de le peser après dessiccation,
pour en connaître le poids ; en multipliant par 10 l'augmentation de poids, on a la proportion de dextrine (avec
la matière gommeuse) de 100 gr. de chocolat.

On vérifie la présence de la dextrine en épuisant le
contenu du filtre par l'eau bouillante. La décoction doit
prendre une coloration rouge par addition d'eau iodée.

6. Addition de matières minérales. — Le poids des cendres est considérablement augmenté ; et les cendres sont

ou moins colorées. La marche ordinaire de l'analyse qualitative fait connaître la nature des substances minérales ajoutées. On trouve le plus généralement du carbonate de chaux, de la craie, de l'oxyde de fer, de la brique pilée, etc.

7. **Dosage du cacao seul** (Bordas). — On emploie un centrifugeur à grande vitesse (2000 tours), avec tubes d'au moins 100 cc.

On prend 3 gr. de chocolat finement râpé que l'on place dans le tube du centrifugeur ; on épuise à trois reprises différentes, avec, chaque fois, 40 cc. d'un mélange à volumes égaux d'eau, d'alcool à 96° et d'éther. Après chaque addition, on remue avec un agitateur le mélange contenu dans le tube ; et, après chaque centrifugation, on décante le liquide sans entraîner le dépôt adhérent au verre.

Après épuisement, le résidu insoluble est entraîné au moyen d'un jet d'alcool à 96° dans une capsule tarée. Après évaporation de l'alcool et dessiccation, on pèse.

En multipliant le poids du résidu : 1° par 1,35, on a la quantité de cacao sec et dégraissé ; 2° par 3,06, on a la quantité de cacao sec. On rapporte à 100 gr. de chocolat. Sur le résidu, on peut doser l'amidon en employant la saccharification par le malt.

Au moyen du dosage de l'humidité, du sucre et de l'insoluble dans le mélange éthéro-alcoolique, on peut reconstituer le chocolat :

(Insoluble $\times$ 3,06) $+$ sucre $+$ humidité $=$ chocolat.

8. **Colorant.** — On emploie parfois, pour colorer le chocolat additionné de fécule, une matière colorante rouge-brune en solution huileuse. Ce liquide, vendu sous le

nom de *cacaolol*, se retrouve dans le traitement du chocolat en vue de l'extraction de la matière grasse. Le dissolvant est brun-rouge, ainsi que le résidu de l'évaporation.

L'acide sulfurique donne une teinte bleu-azur. La laine prend la couleur sur bain alcalin et l'abandonne à l'eau acidulée. Ces caractères sont bien distincts de ceux du rouge de cacao naturel.

En résumé, l'examen d'un chocolat ne présente pas de difficultés. L'examen microscopique comparatif peut mettre de suite en évidence un chocolat falsifié et l'analyse chimique complète les données de ce premier examen.

CHOCOLAT FONDANT

Il renferme plus de sucre et de beurre de cacao que le chocolat ordinaire.

CHOCOLATS AU LAIT

Les chocolats au lait sont des préparations composées de cacao, de lait et de sucre, avec ou sans addition de vanille.

On trouve dans le commerce des *chocolats au lait desséchés* et des *chocolats au lait non desséchés*.

Chocolats au lait desséchés

Dosage du cacao. — On place dans le tube du centrifugeur à grande vitesse, 3 gr. de chocolat au lait finement râpé et on fait 3 épuisements avec, chaque fois, 40 cc. du mélange suivant :

Solution aqueuse au millième de phosphate trisodique 1 vol.
Alcool à 96°. . . . . 1 vol.
Ether . . . . 1 vol.

On fait cet épuisement en remuant avec un agitateur le mélange contenu dans le tube (voir Chocolat : *dosage du cacao*).

Le résidu insoluble est introduit dans une capsule de platine, tarée, au moyen d'un jet de pissette contenant de l'alcool à 96°. On sèche à $+$ 100°, et on pèse. Soit p le poids du résidu insoluble : $p \times 1,35$, représente la quantité de cacao dégraissé et sec ; $p \times 3,06$, représente la quantité de cacao sec. On rapporte à 100 gr. de chocolat au lait.

Matière grasse. — On extrait par l'éther la matière grasse de 5 gr. de chocolat au lait, en opérant dans le tube du centrifugeur, avec 30 cc., 20 cc. et 10 cc. d'éther. L'éther est décanté chaque fois dans une capsule tarée sans entraîner la moindre parcelle du résidu. Celui-ci adhère complètement au verre. L'éther abandonne, par évaporation, la matière grasse qu'on pèse après dessiccation.

Lactose et saccharose. — Le résidu de l'opération précédente est épuisé de la même manière, successivement par 75 cc., 50 cc. et 40 cc. de solution aqueuse au millième de phosphate trisodique. Les solutions aqueuses sont réunies dans un ballon jaugé de 250 cc. On complète ce volume par addition d'eau distillée.

Sur une portion, on dose le lactose et le saccharose, comme il est dit à Conserve de lait ; on rapporte à 100 gr. de chocolat au lait.

Caséine. — Sur une autre partie de la solution obtenue ci-dessus, on dose la caséine par précipitation avec quelques gouttes d'acide acétique.

Exemple de résultat analytique (Bordas).

```
Humidité  . . . . .  1,60 p. 100
Matière grasse  . . . 35,80
Lactose . . . . . . 5,89
Caséine . . . . . . 5,20
Saccharose . . . . . 39,50
Cacao dégraissé et sec . 11,70
                       ——————
                        99,69
```

d'où :

Composition du chocolat au lait.

```
Cacao. . . . . . . . . . . . . . 26,20
Sucre . . . . . . . . . . . . . 34,93 ⎫ Sucre
Sucre vanillé . . . . . . . . . .  1,76 ⎬ total
Lait desséché à 10 0/0 de sucre . . . 19,65 ⎭ 38,65
Beurre de cacao . . . . . . . . 17,46
```

Chocolats au lait non desséchés

On procède à l'analyse comme pour les chocolats au
lait desséchés ; il n'y a qu'à tenir compte de la quantité
d'eau contenue dans ces chocolats, et obtenue en dosant
l'humidité, sur 2 gr., par la méthode habituelle.

CHOCOLAT (BONBONS AU)

C'est un mélange de cacao, de sucre et d'épices avec
des amandes ou des noisettes.

Cette masse est employée par les confiseurs pour préparer des bonbons, couvrir des amandes et des noisettes.

CHOCOLAT A LA NOISETTE, A L'AVOINE

Ne doivent renfermer que des produits de bonne qualité.
Dans ces divers produits, outre l'examen proprement
dit du chocolat, on ne doit pas négliger la recherche des
antiseptiques et de la saccharine.

CIDRES

On nomme *cidres* les boissons obtenues par la fermentation alcoolique du jus de fruits à pépins (pommes, poires) sans aucune addition.

On entend le plus ordinairement par *cidre*, la boisson provenant du jus de pommes, et par *poiré*, celle provenant du jus de poires.

Composition. — La composition des cidres est le plus habituellement comprise dans les limites ci-après :

Alcool en volume	4 à 8 p. 100.
Extrait (sans le sucre) par litre.	20 à 30 gr.
Cendres . . . . . . —	2gr5 à 3gr5.
Acidité totale (en acide malique) par litre.	4 gr. à 10 gr.

Analyse. — On analyse le cidre comme il est indiqué pour le vin.

Altérations. — L'*opacité* de certains cidres est due à une fermentation incomplète ;

La *pousse* provient d'une fermentation anomale ;

La *graisse* est produite par un ferment : l'oleonostoc monoliforme ;

L'*amertume* est causée par un ferment se développant dans un cidre pauvre en tanin et en alcool ;

L'*acescence* est déterminée par le mycoderma aceti ;

Le *noircissement* (cidre tué) paraît devoir être rapporté à une oxydation diastasique.

Falsifications. — L'examen des chiffres d'alcool, d'extrait et de cendres fait, par la concordance de leur abaissement, ressortir le *mouillage.*

Le *sucrage* est mis en évidence comme pour le vin.

On recherche également les *matières antiseptiques* et les *matières colorantes* jaunes ou orangées *artificielles* (voir ces mots).

On s'est servi aussi, pour la coloration, de *cochenille*, de *fleurs de coquelicot*, de *nitro-rhubarbe*. Avec un cidre pur, le précipité fourni par le sous-acétate de plomb est couleur chamois.

COGNACS

Sous le nom de *cognacs*, *armagnacs*, etc., on désigne les liquides alcooliques, eaux-de-vie, obtenus par distillation des vins.

Dans les *Charentes*, la distillation des vins se fait en deux fois.

On recueille d'abord le « brouillis », marquant 27°, qui est repassé une deuxième fois. On sépare 1 p. 100 de produits de tête, on recueille un produit de cœur, « bonne chauffe », marquant 70°. On a 10 p. 100 de produits de queue.

Dans le pays d'*Armagnac* le mode de distillation diffère, il se pratique dans un alambic semi-continu.

Parmi les *cognacs*, on distingue : la fine Champagne, la petite Champagne, les Borderies, les Fins Bois, les Bons Bois, les Bois ordinaires, les Bois à terroir.

L'analyse des cognacs se pratique comme l'analyse des *alcools*.

Dans les produits factices, mélange d'essences ou de sauces, d'alcool rectifié et de caramel, le coefficient d'impuretés est très abaissé. Ce coefficient, dans un cognac pur, n'est jamais inférieur à 340.

Pour la recherche du caramel, voir Amers et Caramels.

On recherche aussi l'alcool méthylique et l'acétone dans les cognacs inférieurs (voir ALCOOLS).

Les produits commerciaux sont le plus généralement des coupages de produits naturels avec des alcools rectifiés dans des proportions variables avec les prix de vente.

	FINE CHAMPAGNE	BONS BOIS	FINS BOIS	COGNAC VIEUX FANTAISIE	COGNAC FANTAISIE	COGNAC DE COUPAGE
Degré alcoolique apparent	»	66,0	65,0	39,5	37,5	37
Densité à +15°	»	0,8999	0,9022	0,9527	0,9557	0,9564
Alcool p. 100 en volume	59	66	63	40	38,5	38
Extrait par litre	2	0,56	0,50	2,52	2,20	2,48
Couleur	tanin	tanin	tanin	tania caramel	tanin caramel	tanin caramel

	FINE CHAMPAGNE		BONS BOIS		FINS BOIS		COGNAC VIEUX FANTAISIE		COGNAC FANTAISIE		COGNAC DE COUPAGE	
	par litre	p. 100 d'alcool à 100°	par litre	p. 100 d'alcool à 100°	par litre	p. 100 d'alcool à 100°	par litre	p. 100 d'alcool à 100°	par litre	p. 100 d'alcool à 100°	par litre	p. 100 d'alcool à 100°
Acidité	660	111,8	432,0	65,4	360,0	55,3	120	30,0	48	12,5	264	69,4
Aldéhydes	777	30,0	68,6	40,3	91,0	14,9	35,7	8,9	13	3,3	60	15,7
Furfurol	9,4	1,6	18,6	2,7	9,7	1,4	0	0	1,5	0,3	traces	0
Ethers	899,9	137,2	880,0	133,3	950,4	153,9	211,2	35,8	140,8	36,5	228,84	60,2
Alcools supérieurs	1439,6	244,0	904,8	137,5	975,0	150,0	traces		traces		traces	
Coefficient d'impuretés		504,6		349,2		375,5		74,7		52,6		145,3

COLORANTS (MATIÈRES COLORANTES)

A. *Couleurs interdites*. — L'*emploi* des couleurs ci-après désignées est *interdit* pour la coloration de toute substance entrant dans l'alimentation à quelque titre que ce soit :

Composés de cuivre. — Cendres bleues, bleu de montagne.

Composés de plomb. — Massicot, minium, mine orange.

Carbonate de plomb (blanc de plomb, céruse, blanc d'argent). Oxychlorures de plomb (jaune de Cassel, jaune de Turner, jaune de Paris). Antimoniate de plomb (jaune de Naples). Sulfate de plomb. Chromate de plomb (jaune de chrome, jaune de Cologne).

Composés de baryum. —Chromate de baryte, outremer jaune.

Composés d'arsenic. — Arsénite de cuivre, vert de Scheele, vert de Schweinfurt.

Composés de mercure. —Sulfure de mercure, vermillon.

Couleurs organiques. — Gomme-gutte, aconit napel Matières colorantes dérivées des goudrons de la houille, telles que : Fuchsine, bleu de Lyon, flavaniline, bleu de méthylène ; phtaléines et leurs dérivés substitués : éosine, érythrosine. Matières colorantes renfermant au nombre de leurs éléments la vapeur nitreuse telles que : jaune de naphtol, jaune Victoria.

Matières colorantes préparées à l'aide de composés diazoïques, telles que : tropéolines, rouges de xylidines.

B. *Couleurs permises pour certains usages.* — *Il est permis d'employer* pour la coloration des bonbons, des pastillages, des sucreries, des glaces, des pâtes de fruits et de certaines liqueurs qui ne sont pas colorées naturellement (comme la menthe verte), les couleurs ci-après, dérivées des goudrons de houille :

Couleurs roses. — Eosine (tétrabromo-fluorescéine). Erythrosine (dérivés méthylés et éthylés de l'éosine). Rose bengale, phloxine (dérivés iodés et bromés de la fluorescéine chlorée).

Rouges de Bordeaux, ponceau (résultant de l'action des sulfoconjugués du naphtol sur les diazoxylènes).

Fuchsine acide (sans arsenic, préparée par le procédé Coupier).

Couleurs jaunes. — Jaune acide (dérivés sulfoconjugués du naphtol) (1).

Couleurs bleues. — Bleu de Lyon, bleu lumière, bleu Coupier (dérivés de la rosaniline triphénylée ou de la diphénylamine).

Couleurs vertes. — Mélanges de bleu et de jaune ci-dessus : vert Malachite (éther chlorhydrique du tétra-méthyldiamidotriphénylcarbinol).

Couleurs violettes. — Violet de Paris ou de méthyl-aniline.

C. *Couleurs interdites pour papiers et cartons.* — L'*emploi* des couleurs ci-après désignées est *interdit* pour la coloration des papiers et cartons servant à envelopper toute substance entrant dans l'alimentation, de quelque nature qu'elle soit :

Couleurs minérales. — Toutes les couleurs déjà mentionnées, sauf le sulfure de mercure, vermillon.

Couleurs organiques. — Gomme-gutte, aconit napel.

Il ne faut pas songer à caractériser nettement et sûrement un colorant ou divers colorants entrant dans un mélange. D'ailleurs l'absence ou la présence de matières colorantes étrangères seule importe. Tout au plus peut-on pousser la recherche de la classe où le colorant peut être rangé.

Examen de la matière colorante

Essai avec la laine. — On dilue 25 à 50 gr. de matière,

(1) L'emploi du jaune de naphtol est autorisé pour les pâtes alimentaires.

avec de l'eau, de manière à faire 100 cmc. On fait bouillir
pendant dix minutes avec 10 cc. de solution de bisulfate
de potasse à 10 p. 100 et un morceau de laine blanche
qui a été préalablement chauffée à l'ébullition avec une
solution de soude à 0,1 p. 100, puis lavée à l'eau. On
retire la laine de la solution bouillante colorée, on la lave
à l'eau bouillante, et on la sèche entre deux morceaux
de papier filtre : si la matière colorante est naturelle, la
laine reste incolore, ou prend seulement une coloration
rose ou brun faible qui se change en vert par l'ammoniaque et n'est pas restaurée par un lavage à l'eau.
Mais la fuchsine acide, la tropéoline, le ponceau, les
couleurs azoïques diverses sont fixées sur la laine et la
coloration est ou inaltérée par l'ammoniaque, ou bien
restaurée subséquemment par l'eau. La cochenille, l'orseille et d'autres couleurs végétales colorent la laine en rougeâtre, couleur qui se change en bleu par l'ammoniaque.

Il faut s'assurer que la laine est bien réellement teinte
et non simplement enrobée par la couleur : la couleur
ne doit pas s'effacer sous les doigts, ni disparaître rapidement par un lavage au savon.

La couleur peut souvent être identifiée par la coloration
que prend la laine après addition d'un peu d'acide sulfurique concentré humectant toute la fibre, puis après,
dilution à nouveau par l'eau.

Cependant, dans les cas douteux, on traite la laine avec
une solution au dixième d'acide tartrique pour retirer
les couleurs végétales, on lave à l'eau et on sèche entre
des doubles de papier à filtrer. La laine reste teinte dans
le cas de matières colorantes artificielles. On enlève la
matière colorante fixée sur la laine au moyen de l'alcool.
La solution alcoolique, diluée d'eau, est acidifiée par

quelques gouttes d'acide chlorhydrique et additionnée de 1 cmc. de chlorure stanneux en solution à 10 p. 100. On fait bouillir ; s'il n'y a pas décoloration, on ajoute encore 1 cc. de la solution de chlorure stanneux et on fait bouillir à nouveau :

A. *Il y a décoloration* ; la solution décolorée, additionnée d'acétate de soude et d'une goutte d'eau oxygénée diluée, *demeure incolore* : colorants nitroso, nitro, azo, azoxy, hydrazo. Acide picrique, jaune naphtol, ponceau, Bordeaux, rouge Congo.

B. *Il y a décoloration, mais recoloration ultérieure* (par acétate de soude, eau oxygénée) : colorants indogènes et quinonimidés. Bleu de méthylène, safranine, carmin d'indigo.

Il n'y a pas décoloration ; une portion du liquide primitif est traitée par la potasse à 20 p. 100, et chauffée, si c'est nécessaire.

C. *Il y a décoloration ou précipitation* :
Colorants imido-carbo-quinoniques, amido dérivés du di et triphénylméthane, auramine, acridine, quinoline, et colorants du thiobenzine ;
Fuchsine, rosaniline, auramine.

D. *Pas de précipité, la coloration augmente d'intensité* :
Colorants oxycarboquinoniques ;
Colorants non amidés du triphénylméthane ;
Colorants oxycétoniques ;
Eosines, aurine, alizarine.

Essai à l'alcool amylique et à l'ammoniaque. — On prend 25 cc. de matière diluée et on alcalinise par NH^3. On agite avec précaution avec de l'alcool amylique dans un entonnoir à séparation. Si, après repos, la couche limpide d'alcool est colorée, ou si l'acide acétique y développe une coloration, on en chauffe, au bain-marie, une portion avec quantité égale d'eau et un tampon de laine, en remplaçant de temps en temps l'eau qui s'évapore.

La présence de matières colorantes de la houille ne peut être affirmée avant que la couleur ne soit fixée sur la laine et que la laine n'ait été lavée à l'eau bouillante, séchée et essuyée (Voir *essai avec la laine*).

On évapore à sec une autre portion de la solution alcoolique et on essaye le résidu. S'il y a de la fuchsine, la coloration qui apparaît en ajoutant de l'acide acétique à la solution alcoolique se change en jaune par HCl.

Essai à l'acide chlorhydrique et à l'alcool. — On acidifie 25 cc. de matière diluée avec quelques gouttes d'acide chlorhydrique, on agite avec de l'alcool amylique et on fait un essai de teinture et un essai sur le résidu d'évaporation, comme il est dit plus haut. Cette solution ne doit pas teindre la laine.

Réaction pour la fuchsine acide. — A 10 cc. de matière diluée, on ajoute quelques centim. cub. de solution de potasse à 5 p. 100 pour alcaliniser le milieu, puis 4 cc. d'acétate de mercure à 10 p. 100. On filtre. Le filtrat doit être incolore et alcalin.

Si, par acidification, le filtrat devient rouge, la présence de fuchsine acide peut être affirmée.

Essai pour la cochenille. — Si l'extrait par l'alcool amylique, après acidification, prend une coloration orange qu'il n'a pas été possible d'attribuer à des couleurs de la houille, on doit rechercher la cochenille.

On lave la solution alcoolique avec de l'eau, on la divise en deux portions : à l'une on ajoute de la solution d'acétate d'urane, en agitant; à l'autre de l'ammoniaque pour alcaliniser.

S'il y a de la cochenille, la solution aqueuse du premier essai. prend une coloration vert émeraude, et celle du deuxième une coloration violet pourpre (voir aussi Conserves de légumes).

Recherche du curcuma (beurre, lait, moutarde, etc.). — La présence du curcuma peut être mise en évidence

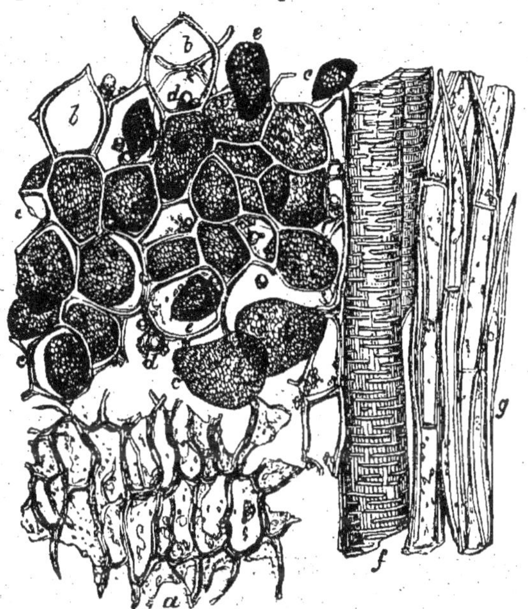

Fig. 89. — Poudre de curcuma.

a, a, épiderme ; b, b, cellules transparentes ; c, c, masses jaunes ; d, d, globules d'huile ; e, e, masses résineuses ; f, vaisseaux ponctués ; g, cellules allongées du ligneux.

par un examen microscopique (fig. 89); on trouve des grains d'amidon épars et contenus dans des cellules parenchymateuses ; des cellules oléorésineuses, des débris de faisceaux liberoligneux, etc.

On extrait le colorant au moyen de l'alcool ; on concentre la liqueur par évaporation. L'addition d'acide borique donne une coloration rouge-brun (voir Moutarde).

Recherche du caramel (cidres, cognacs, vinaigres). —
A 10 cc. de liquide, préalablement concentré par évaporation dans le vide s'il est besoin, on ajoute 30 à 50 cc. de pa-
raldéhyde et 15 à 25 cc. d'alcool absolu. On agite; après
24 heures, on décante le liquide, on lave le précipité
avec un peu d'alcool, on le dissout ensuite dans l'eau
chaude. On filtre. Le filtrat est additionné de quelques
centimètres cubes de la solution d'acétate de phénylhydrazine; on tiédit le mélange, qui, après refroidissement, est agité avec un peu d'éther. Un précipité brun
foncé, amorphe, indique la présence de caramel.

COMPOTES

Sous ce nom, on désigne une sorte de mets sucré fait
des fruits entiers ou en quartiers, cuits avec du sucre et
de l'eau ou du vin, etc.

Ces produits ne sont pas susceptibles d'une longue
conservation; la proportion de sucre est bien inférieure
à celle des confitures.

On examine les compotes comme les confitures. L'attention porte sur l'addition possible de glucose, de saccharine,
d'antiseptiques.

CONDIMENTS

Ce sont des substances destinées à relever le goût de
certains aliments ou employées dans les assaisonnements.

Voir : CANNELLE, GINGEMBRE, GIROFLE, MOUTARDE, MUS-
CADE, PIMENT, POIVRE, SAFRAN, VANILLE, SEL.

CONFISERIES

Sous ce nom général, on comprend ordinairement les
sirops, les *confitures*, les *gelées*, les *marmelades*, les *fruits
confits*, les *bonbons*, les *pâtisseries* (Voir ces mots).

CONFITURES ET GELÉES

Les confitures et les gelées sont des préparations exclusivement faites avec du sucre de canne et de la pulpe ou des sucs des fruits. Dans la confiture, le sucre de canne se trouve plus ou moins interverti pour les mêmes raisons que dans les sirops de fruits.

Les *falsifications* consistent dans la substitution de *glucose* au sucre de canne, de *gélosine* ou de *gélatine* aux principes naturels des fruits ; de solutions acidulées, *parfumées* et *colorées* artificiellement, aux sucs de fruits. On peut aussi trouver de la *saccharine*, des *matières colorantes étrangères* et des *antiseptiques*.

Pour l'examen, on doit préparer un échantillon moyen si la confiture comporte des fruits entiers.

Dosage des sucres. — On dissout ou on épuise par l'eau 10 gr. (ou un poids p, voisin) de confitures. Dans cette solution, on dose les sucres et on recherche le glucose comme il est dit à l'article Sirops.

Nature du fruit. — Par suite du mode de préparation de la confiture, on peut y retrouver divers éléments anatomiques des fruits ayant servi à la préparer. On dissout un peu de la confiture dans l'eau et on examine au microscope le dépôt de cette solution.

On a les cellules sclérenchymateuses fusiformes de la groseille, les poils tecteurs de la framboise, les débris de l'épicarpe de la cerise, les cellules scléreuses du coing comme éléments de caractérisation. Il est toujours facile de comparer avec le résidu provenant de confitures authentiques.

Recherche de la gélosine (agar-agar ; colle du Japon). — On dialyse 100 gr. de confiture. Le résidu resté sur le dialyseur est filtré sur un petit filtre. Filtre et contenu sont brûlés au moyen d'un mélange acide : acide sulfurique 1 partie, acide nitrique 3 parties. Après attaque, on reprend par l'eau et on laisse déposer.

Dans le résidu, on retrouve les diatomées adhérentes aux algues des mers de Chine, si on a des confitures à la gélosine.

On fait la même opération sur de l'agar-agar pour obtenir une préparation des diatomées contenues dans la colle du Japon.

On peut encore rechercher la gélose par le procédé suivant (Desmoulières) : On mélange dans une capsule de porcelaine 30 gr. de confiture et 10 gr. d'eau ; on liquéfie au bain-marie, et on ajoute 150 cc. d'alcool à 95°. On laisse reposer 12 heures. Au bout de ce temps, on décante ; on fait bouillir le résidu avec 50 cc. d'eau ; on alcalinise à l'eau de chaux, on passe sur une toile. La solution filtrée, limpide, est neutralisée par l'acide oxalique. On concentre au bain-marie jusqu'à 50 cc. On filtre à chaud, et on concentre à 7 cc. Par refroidissement le résidu se prend en gelée, s'il y a de la gélose dans la confiture.

Recherche de la gélatine. — A 20 gr. de confitures on ajoute 100 cc. d'alcool à 90°, en ayant soin d'ajouter l'alcool peu à peu et en agitant. On laisse déposer pendant deux ou trois heures. On décante doucement ; on met de côté un peu du précipité et on dissout le reste dans l'eau tiède. On verse la solution dans deux tubes à essais. A l'un, on ajoute quelques gouttes d'une solution de tanin ; à l'autre, quelques gouttes d'une solution d'acide picrique.

La gélatine donne un précipité avec l'un et l'autre réactif.

La portion de précipité mise à part, chauffée avec de

la chaux vive donne un dégagement d'ammoniaque, s'il contient de la gélatine.

Saccharine et sucramine. — (Pour la recherche, voir ces mots).

Matières colorantes dérivées de la houille. (Voir ce mot). — On trouve le plus souvent de l'orangé de primuline, de l'azoéosine, du brun Bismarck.

Matières antiseptiques. — (Voir ce mot).

Essences artificielles. — (Voir Bonbons).

Métaux et arsenic. — (Voir ces mots).

CONSERVES

Les conserves sont des produits alimentaires qui, grâce à un traitement approprié, peuvent garder, pendant un certain temps, leurs principales propriétés ou être soustraits à certaines modifications qui les rendraient impropres à la consommation.

Dans ce but on utilise, le fumage, la dessiccation, le chauffage, la réfrigération, et encore le sel, le sucre. Ces pratiques sont licites.

L'emploi des *antiseptiques* est interdit (voir Matières antiseptiques).

CONSERVES DE GIBIER ET DE VOLAILLES

Alouettes, mauviettes, grives, perdreau, pâtés d'alouette, de lièvre, de lapin, etc., confits d'oie, galantine de volaille, etc.

On fait l'examen comme celui des Conserves de viande.

CONSERVES DE LAIT

Composition. — Lait condensé (lait concentré). — C'est du lait privé d'eau par concentration dans le vide, jusqu'à réduction au quart ou au cinquième, avec ou sans addition du sucre de canne.

Voici la composition moyenne de laits condensés :

Eau	66	25,61
Beurre	10	10,35
Sucre de lait	13	13,84
Caséine.	9,1	11,79
Cendres.	1,9	2,19
Sucre de canne	00,0	36,22
	100,0	100,00

Lait conservé. — Le *lait conservé* est du *lait stérilisé* par la chaleur (105° à 120°).

D'après Burcker, la composition moyenne d'un *lait conservé* est :

Densité	1032	
Eau	87	p. 100
Extrait	13	—
Cendres.	0,73	—
Beurre	4,63	—
Lactose.	4,78	—
Caséine	2,86	—

Analyse. — L'analyse d'un *lait concentré* se fait comme celle du lait ordinaire après avoir reconstitué le lait par addition de la quantité convenable d'eau. L'analyse d'un *lait conservé* ou d'un *lait stérilisé* se pratique comme celle du lait ordinaire.

On doit toujours faire la recherche des *antiseptiques*.

Dans les conserves de lait, les ferments solubles sont détruits.

Il semble bien que ces laits n'ont plus quelques-unes des propriétés vitales, quelques-uns de ces principes qui sont nécessaires à la nutrition et qui font du lait une substance vivante.

On peut utiliser la centrifugeuse pour mener rapidement l'analyse (Bordas et Touplain) :

1º *Matière grasse.* — 3 grammes de lait sont épuisés par l'éther ordinaire. L'éther décanté et évaporé dans un vase taré abandonne la matière grasse (voir Chocolat).

2º *Caséine.* — Le résidu de l'opération précédente est dissous dans 20 cc. d'eau tiède ; après refroidissement, on verse le liquide dans 40 cc. d'alcool à 50º contenant deux gouttes d'acide trichloracétique. Le précipité est lavé, séché et pesé.

3º *Sucre.* — 5 grammes de lait, dilués dans 50 cc. d'eau tiède, sont additionnés de quelques gouttes d'acide acétique. Après une heure, on sépare le liquide du précipité. Le liquide recueilli est amené à un volume de 250 cc.

On mesure le pouvoir réducteur (voir Sirops) de ce liquide *avant* interversion, et *après* interversion pratiquée en faisait bouillir, un quart d'heure, la solution sucrée additionnée de 0. gr. 50 *d'acide citrique* (1). On utilise un réfrigérant à reflux pour condenser les vapeurs.

Si R est la réduction (calculée en sucre interverti) avant interversion,

Si R′ est la réduction (calculée en sucre interverti) après interversion,

Puisque 1 de sucre interverti $= 1,27$ de lactose anhydre $= 0,95$ de saccharose,

On a :

Lactose $= 1,27 \times$ R,

Saccharose $= ($R′ $-$ R$) \, 0,95$.

CONSERVES DE LÉGUMES

Les principales conserves de légumes sont celles

(1) Dans ces conditions, le saccharose seul est introduit, et non le lactose.

d'asperges, d'artichauts, de champignons, de cèpes, d'haricots flageolets, d'haricots verts, de pois, de tomates.

Dans les conserves de légumes, il convient de rechercher les *matières antiseptiques* (acide sulfureux, sulfites, bisulfites), les *métaux lourds*, les *matières colorantes* (voir ces mots).

Recherche des matières colorantes étrangères (Halphen).

Colorants de la houille. — On dessèche la purée de tomates en présence d'un volume égal de sable, ou de silice, ou d'amiante, ou de pierre ponce, préalablement lavés et calcinés. La dessiccation se fait de préférence dans le vide, au-dessus de l'acide sulfurique.

Après dessiccation, on pulvérise la masse. On l'introduit dans un flacon poudrier bouché à l'émeri et on l'imbibe d'acide acétique cristallisable; on mélange la masse; et, au bout de 10 minutes, on ajoute 2 fois le volume d'alcool à 90° ; on agite pour mélanger. Après 10 minutes de contact, on filtre. Au liquide filtré, on ajoute 10 fois son volume d'eau et un mouchet de soie décreusée, on fait bouillir 1/4 d'heure.

La floche de soie se charge de la matière colorante étrangère ; on lave au savon, on rince à l'eau. S'il y a une matière colorante de la houille, la floche est rouge ou rose.

Cochenille. — On prépare une nouvelle dose de purée desséchée.

On humecte le résidu sec avec de l'acide chlorhydrique pur ; on mélange. Après 10 minutes, on ajoute à la masse 2 fois son volume d'alcool à 90° ; on mélange ; on laisse en contact 10 minutes ; on filtre.

Le liquide filtré, additionné de 10 fois son volume d'eau,

est agité avec de l'alcool amylique. On sépare l'alcool amy-lique (environ 5 cc.) au moyen d'un entonnoir à décantation.

A l'alcool amylique on ajoute 1,5 fois son volume de sulfure de carbone, puis 5 fois son volume d'eau ; on agite circulairement ; après repos, on sépare la couche infé-rieure, et la couche supérieure est filtrée sur un filtre mouillé.

Le liquide aqueux, filtré, est agité avec 3 cc. d'alcool amylique ; on sépare l'alcool amylique, on ajoute à cet alcool une goutte d'une solution aqueuse concentrée d'acétate d'urane neutre. Par agitation, il se développe une coloration verte caractéristique.

Pour les tomates, les sauces piquantes, on emploie parfois l'éosine et la cochenille ;

Pour les pois, les fèves, les cornichons, on reverdit au sulfate de cuivre.

Pour les moutardes, les pickles, etc., on utilise le cur-cuma, etc.

Les conserves de légumes peuvent encore être falsifiées par des mélanges de légumes étrangers ; c'est ainsi que le *potiron* et la *carotte* (planche I) servent couramment à la falsification de la conserve de tomates.

L'observation microscopique fait découvrir les éléments de la pulpe de potiron et les chromoleucites orangés de la pulpe de carotte.

Dans le même ordre d'idées, les conserves d'artichauts peuvent contenir des tranches de *topinambour* ou des ron-delles de la racine de *céleri-rave*.

Les éléments anatomiques étrangers aux éléments anatomiques des conserves d'artichauts montrent aisément la fraude.

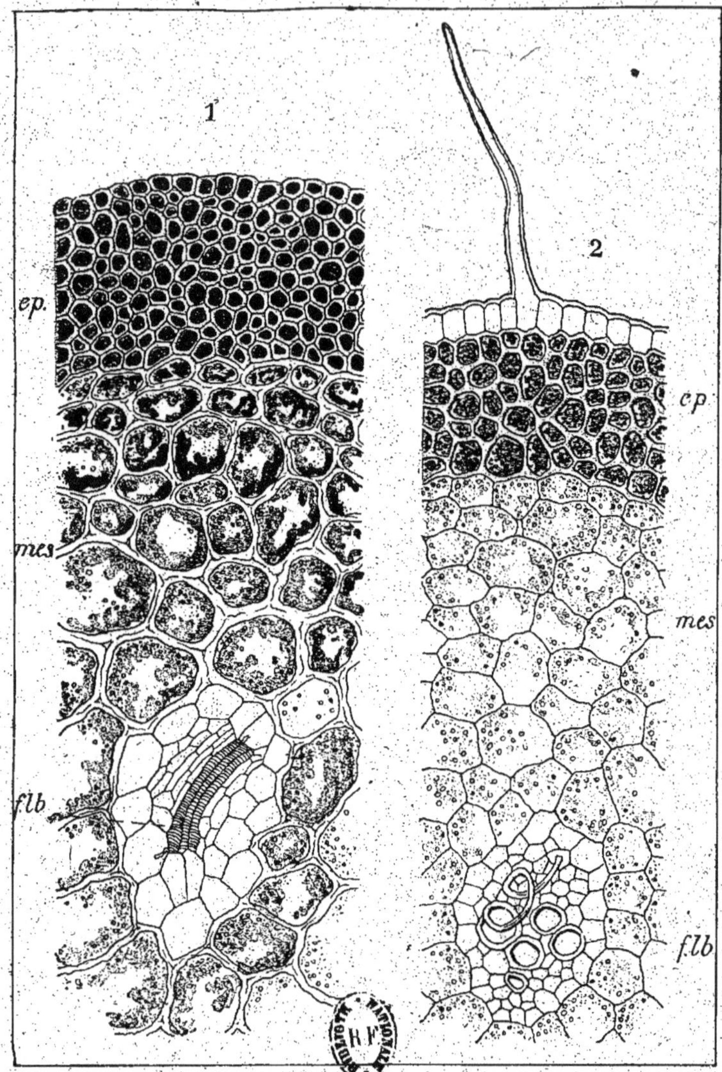

1, Coupe transversale de la Tomate. — 2, Coupe transversale du Potiron.

On doit toujours observer comparativement, avec des types purs.

Dans les conserves de champignons, il est indispensable de rechercher les sulfites et bisulfites ainsi que les sels stanneux employés pour éviter le noircissement de la conserve (Voir ANTISEPTIQUES et MÉTAUX LOURDS). Pour l'acétate d'alumine quelquefois employé, voir SAUCISSON.

CONSERVES DE POISSONS

Sardines à l'huile, maquereaux à l'huile, anchois à l'huile, caviar, harengs, saumon, truite, thon.

Dans les conserves de poissons, les épiciers classent encore les *conserves de homard, de langouste.*

Ces produits doivent être préparés avec des animaux sains.

Les accidents causés par ces conserves sont le plus souvent dus à des parasites saprophytes sécrétant des toxines microbiennes très actives. L'analyse bactériologique et l'analyse chimique se conduisent comme pour les viandes de boucherie.

L'huile employée dans certaines conserves de poissons doit être de l'huile d'olive. Mais il faut remarquer que l'huile d'olive qui a bouilli avec le poisson a perdu tous ses caractères pour présenter ceux d'un mélange d'huile d'olive et d'huile de poisson. Il est impossible d'établir la pureté primitive de l'huile employée.

CORNICHONS

Par *cornichons*, il faut entendre une préparation de petits concombres confits dans du vinaigre salé qui sert de condiment.

On fait l'examen du vinaigre (voir ce mot).

On trouve normalement du chlorure de sodium et des sulfates et très souvent du cuivre provenant des bassines.

CRÈME

On nomme *crème* la matière grasse qui vient surnager un lait abandonné au repos, ou soumis à l'action de la force centrifuge. Kœnig a, pour la composition de la crème, indiqué les chiffres suivants :

	Minimum	Maximum
Eau,	22,83	83,23
Caséine	1,83	8,12
Beurre.	16,80	33,41
Sucre de lait	0,66	6,15
Cendres	0,13	2,79

On distingue la crème *simple* qui renferme 10 à 20 0/0 de matière grasse et la crème à *fouetter* ou *double* qui en renferme parfois plus de 30 p. 100.

L'analyse se fait comme l'analyse du lait, en ayant bien soin de faire les prises d'échantillons comme il est indiqué pour le lait.

CRÈMES

Sous le nom de *crèmes*, on désigne des préparations qui rappellent la crème, et, plus spécialement, un entremets sucré fait avec du lait et des œufs (crèmes à la vanille, au café, au chocolat, etc.).

Ces produits s'analysent surtout au point de vue de la matière grasse et des antiseptiques (voir GATEAUX).

L'emploi d'œufs conservés (voir ŒUFS) a entraîné des accidents.

Très souvent, on fabrique des crèmes factices avec de

la gélatine, de la gomme adragante, de la gélosine, de la végétaline (voir ce mot), sans qu'il entre ni œufs, ni lait dans leur préparation. (Voir CONFITURES pour la gélatine, et VÉGÉTALINE pour la matière grasse). Sous le nom de crème de menthe, de vanille, de cacao, etc., on entend des sortes de *liqueurs* onctueuses et sous le nom de *crème de riz* une sorte de bouillie très sucrée.

CRÊPES

La pâte est préparée avec de l'eau et de la farine ; on y ajoute quelques œufs et de l'eau de fleurs d'oranger. La matière grasse est le plus souvent de l'huile d'olive (Voir PATISSERIES).

Composition : (Balland) :

Eau	43,50
Matières azotées	5,89
— grasses	4,31
— amylacées	45,33
Cellulose	0,34
Cendres	0,63
	100,00

CROQUET DE BORDEAUX

Sorte de biscuit préparé avec de la farine, du sucre, des amandes, des œufs entiers et aromatisé à la fleur d'oranger (Voir PATISSERIES).

Composition (Balland) :

Eau	1,00
Matières azotées	10,50
— grasses	12,15
— sucrées	43,17
— amylacées	31,83
Cellulose	0,85
Cendres	0,50
	100,00

CURAÇAO

Liqueur faite avec des écorces d'oranges amères provenant de Curaçao, une des îles Antilles (Voir Liqueurs pour la méthode d'analyse).

DRAGÉES

Les dragées sont composées d'une amande (amande douce, noisette, pistache) recouverte d'une enveloppe sucrée, colorée ou non.

La falsification consiste dans l'addition d'amidon, d'argile, de plâtre, et dans l'emploi de matières colorantes interdites.

Après désagrégation par l'eau, on retrouve le plâtre, l'argile, l'amidon dans le résidu insoluble (voir Bonbons). Pour les matières colorantes, voir Matières colorantes et Bonbons.

La nature du sucre employé peut être déterminée par la méthode indiquée à l'article Sirops.

EAU

Une eau destinée à l'alimentation doit être inodore, insipide, limpide, incolore et fraîche.

Pour apprécier une eau, il ne suffit pas d'en faire une seule analyse ; car les saisons, la température et les conditions météorologiques peuvent influer sur la composition de l'eau d'une même source. Il faut donc faire une série d'analyses et, en même temps, comparer les résultats obtenus avec ceux des eaux de la même région réputées pures et d'une constance de composition éprouvée.

Prélèvement d'échantillons. — Les prélèvements d'échantillons doivent être faits avec grand soin, de façon à représenter réellement l'eau à apprécier.

Il ne s'agit pas pour apprécier une eau de faire une analyse complète au point de vue minéral.

Nous n'indiquons ici que les éléments essentiels, dont la connaissance certaine importe et nous renvoyons aux ouvrages spéciaux pour l'étude détaillée d'une eau (1). L'analyse chimique se suffit à elle seule pour apprécier une eau de boisson.

« On peut porter un jugement assuré sur la contamination d'une eau avec les seules ressources de la chimie pure, et sans avoir recours aux méthodes parfois fallacieuses de la bactériologie. » (Duclaux.)

Dans les déterminations mentionnées ci-après, nous avons omis à dessein certaines déterminations classiques, parce que nous estimons que les seules déterminations indiquées sont suffisantes pour se prononcer sur la potabilité d'une eau :

EN MILLIGRAMMES PAR LITRE	EAU PURE	EAU POTABLE	EAU SUSPECTE	EAU MAUVAISE
Résidu sec . . .	au-dessous de 150	de 150 à 400	de 400 à 700	plus de 700
Résidu minéral. .	»	moins de 400	»	»
Chlore en Cl. . .	moins de 25	de 25 à 40	de 40 à 100	plus de 100
Azote nitreux (en N^2O^3) . . .	0	0	traces	quantité dosable
Azote nitrique (en N^2O^5)	0	0 à 15	15 à 30	plus de 30
Azote ammoniacal (en NH^3) . . .	0	moins de 0,01	de 0,01 à 0,02	plus de 0,02
Azote albuminoïde (en NH^3) . . .	0 à 0,05	0,05-0,10	0,10-0,15	plus de 0,15

(1) Voy. *Le Sol et l'Eau*, par DE LAUNAY, MARTEL, OGIER et BONJEAN, fasc. II du *Traité d'hygiène* de BROUARDEL et MOSNY, 1906. Une eau qui, maintenue pendant 48 h. à 41°-42°, consomme son azote nitrique en augmentant son azote albuminoïde, doit être rejetée de l'alimentation,

Dosage du résidu sec. — Dans une capsule de platine tarée, on évapore par portions, à siccité, au bain-marie, 1 litre d'eau. On sèche à l'étuve à huile à 102°-103°. On pèse après refroidissement. L'augmentation de poids de la capsule donne le poids du résidu sec, on rapporte à un litre d'eau.

Dosage du résidu minéral. — On chauffe lentement au rouge sombre le résidu sec. On s'arrête dès que la matière organique est détruite, ce qu'on reconnaît à la disparition de la couleur brune. Après refroidissement, on humecte le résidu avec de l'eau distillée chargée d'acide carbonique, on évapore au bain-marie. On sèche à l'étuve, à 150°, on pèse. On rapporte à un litre d'eau.

Dosage du chlore. — On opère sur 100 cc. d'eau ; on ajoute une goutte d'une solution au dixième de chromate neutre de potasse. On fait couler d'une burette graduée une solution de nitrate d'argent (4 gr. 79 par litre) dont un centimètre cube correspond à 0 gr. 001 de chlore. On s'arrête dès virage du blanc au brun.

On fait la même opération sur 100 cc. d'eau distillée additionnés d'une goutte de la solution de chromate.

La différence, en centimètres cubes, des volumes utilisés de solution argentique, multipliée par 10, donne, en milligrammes, la quantité de chlore contenue dans 1 litre d'eau.

Dosage de l'azote nitreux. — On prépare le réactif suivant : on fait bouillir pendant 10 minutes 0 gr. 1 de α-naphtylamine avec 100 cc. d'eau ; puis on ajoute 5 cc. d'acide acétique cristallisable et 100 cc. d'une solution aqueuse au centième d'acide sulfanilique. On conserve ce mélange dans un flacon jaune.

On prépare la solution titrée suivante :

Azotite de potasse pur . . . .   0 gr. 2237
Eau distillée pure . . . . . .   1000 cc.

Un centimètre cube de cette solution contient 0 mgr. 1 d'anhydride azoteux (N^2O^3).

A 50 cc. de l'eau, on ajoute 1 cc. d'acide sulfurique
pur au dixième, puis 1 cc. du réactif.

On opère de même avec 50 cc. de la solution titrée.

On compare au colorimètre les teintes roses produites,
ce qui fait connaître la teneur en anhydride azoteux.

On rapporte, par calcul, à 1 litre d'eau.

Dosage de l'azote nitrique. — On prépare le réactif
suivant :

Phénol pur . . . .   3 gr.
Acide sulfurique monohydraté . . .   37 gr.

et la solution titrée suivante :

Azotate de potasse pur et sec . .   0 gr. 187
Eau distillée. . . . .   1000 cc.

1 centimètre cube de cette solution contient 0 mgr. 1 d'anhydride azotique (N^2O^5).

On évapore à sec, au bain-marie, dans de petites capsules de porcelaine, 50 cc. de l'eau et 10, 20, 50 cc. de la
solution titrée. Au résidu refroidi, on ajoute 10 gouttes
du réactif que l'on étend soigneusement avec un agitateur.

On verse ensuite 5 cc. d'ammoniaque diluée de son
volume d'eau, et, par addition d'eau distillée, on amène
le liquide jaune à un volume de 50 cc.

On compare au colorimètre les teintes d'eau et de solution
titrée les plus voisines.

Le calcul fait connaître la teneur de l'eau en anhydride
azotique. On rapporte à 1 litre d'eau.

Si l'eau contient des azotites, on opère de la façon suivante : on évapore au bain-marie 200 cc. d'eau jusqu'à réduction à 10 cc. On fait bouillir ce résidu, *pendant une minute*, avec 5 cc. de la solution suivante :

> Urée . . . .   1 gr.
> Acide acétique cristallisable. . . .   20 cc.
> Eau distillée . . . . . . Q. s. pour   100 cc.

en opérant dans un ballon de verre, et en évitant les projections.

On rétablit avec de l'eau distillée le volume de 200 cc., et on dose les azotates dans cette solution privée d'azotites.

Dosage de l'azote ammoniacal. — On prépare la solution suivante :

> Carbonate de soude pur . . . . . .   3 gr.
> Eau distillée . . . .   200 gr.

Faire bouillir pendant vingt minutes dans un ballon de verre, en ajoutant un fil de platine.

Dans un ballon de 1500 cmc. muni d'un dispositif destiné à éviter les projections (dispositif de Schlœsing ou d'Aubin), on introduit 500 cc. de l'eau, puis la solution de carbonate de soude et une petite spirale de fil de platine. On attelle le ballon au réfrigérant et on distille jusqu'à ce qu'on ait recueilli 100 cc. de liquide qui contient toute l'ammoniaque.

On dose cette ammoniaque en versant, dans le liquide distillé, 4 cc. d'une solution alcaline d'iodomercurate de potassium (réactif de Nessler) et en comparant, au colorimètre, la teinte produite par ce réactif avec celle que l'on obtient en ajoutant 4 cc. du même réactif à 100 cc. d'une solution faible de chlorhydrate d'ammoniaque contenant 0 mill. 1 d'ammoniaque par centimètre cube.

On obtient une telle solution en étendant à 100 cc.,

avec de l'eau distillée, 1 cc. d'une solution forte de chlorhydrate d'ammoniaque (3 gr. 15 par litre).

Dosage de l'azote albuminoïde. — Au liquide restant
dans le ballon après départ de l'azote ammoniacal, on

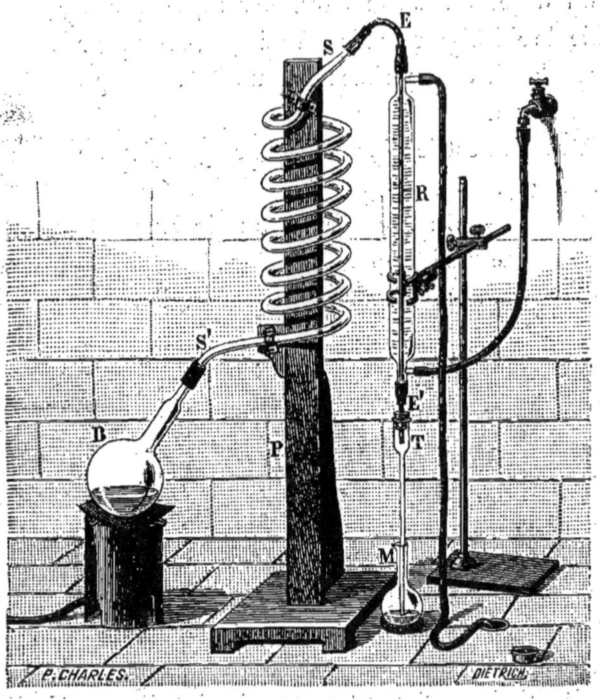

Fig. 90. — Appareil pour le dosage de l'azote ammoniacal
et de l'azote albuminoïde des eaux.

B, ballon ; SS', serpentin de verre ; EE', tube en étain pur coudé en siphon ;
R, réfrigérant de Liebig ; T, tube à entonnoir aboutissant dans le petit mahas M.

ajoute 50 cc. d'une solution alcaline de permanganate de
potassium exempte d'ammoniaque :

      Permanganate de potassium pur pulvérisé   4 gr.
      Potasse pure à l'alcool . . . .   100 gr.
      Eau distillée. . . . .   700 gr.

(On fait bouillir dans un appareil distillatoire jusqu'à ce qu'il
ait distillé 200 cc. de liquide.)

On distille rapidement et on recueille 150 cc. de liquide distillé contenant l'ammoniaque provenant de la destruction des matières albuminoïdes. A ce liquide, on ajoute 6 cc. de la solution alcaline d'iodomercurate de potassium et on dose, au colorimètre, par rapport à la solution faible de chlorhydrate d'ammoniaque, comme pour l'azote ammoniacal. On exprime les résultats comme pour l'azote ammoniacal.

Ce dosage est le plus utile pour apprécier une eau de boisson (1).

Plomb. — On évapore un ou plusieurs litres d'eau. On traite le résidu par le mélange carbonate de sodium et soufre, comme il est dit à l'article MÉTAUX LOURDS.

Examen microscopique. — On doit toujours pratiquer l'examen microscopique des matières en suspension dans l'eau. On les réunit sous un petit volume soit par centrifugation, soit par dépôt dans un long tube effilé.

On rencontre divers *champignons*, des *algues*, des *débris végétaux*, apportés soit par les fosses d'aisances ou les eaux ménagères, soit par le fumier; puis des *protozoaires*, des œufs d'*helminthes*, etc.

---

(1) Dans le dosage des azotes ammoniacal et albuminoïde, il est absolument nécessaire :

1º D'opérer dans une atmosphère ne contenant pas de vapeurs ammoniacales ;

2º De vérifier ses réactifs en opérant sur de l'eau distillée pure, obtenue en distillant cette eau d'abord sur du permanganate alcalin, puis sur du sulfate d'alumine et en rejetant chaque fois le premier et le dernier tiers ;

3º D'avoir des vases rigoureusement propres ;

4º De ne pas employer, pour joindre le ballon au réfrigérant, des bouchons ou des tubes de caoutchouc, mais de bons bouchons de liège cuits longtemps à l'eau et enveloppés de papier d'étain.

On examine sans coloration.

On peut aussi s'aider de colorants tels que le picrocarmin, l'éosine, le vert de méthyle, employés en histologie (1).

EAU DE SELTZ

L'eau de Seltz est une solution aqueuse de gaz carbonique, effectuée sous une pression de 6 à 7 atmosphères.

L'eau employée doit présenter tous les caractères d'une eau potable.

Elle ne doit pas renfermer de plomb, de cuivre, d'étain.

La garniture métallique, ainsi que le système qui assure la fermeture des siphons, doivent être faits avec de l'étain fin.

EAUX-DE-VIE

Les eaux-de-vie sont les liquides obtenus par la distillation du produit de la fermentation alcoolique des sucs de fruits ou de plantes. Elles sont formées en majeure partie d'eau et d'alcool éthylique et renferment, en outre, de petites quantités d'alcools supérieurs, ainsi que des substances aromatiques (éthers, huiles essentielles, terpènes, etc.) dont la nature varie suivant les matières premières soumises à la fermentation et qui donnent au produit distillé son bouquet caractéristique (voir COGNACS).

EAUX-DE-VIE (Voir : COGNACS, MARC).

On connaît, outre les eaux-de-vie de vin, diverses autres eaux-de-vie comme les eaux-de-vie de cidre, de poiré, de bière, etc.

(1) Sur ce point on consultera avec profit l'ouvrage de Zune : *Analyse des eaux potables.*

On analyse ces produits de la même façon que les cognacs, les marcs.

Le coefficient d'impuretés est généralement très élevé dans les produits naturels.

Exemple : *Eaux-de-vie de cidre.*

ÉLÉMENTS DOSÉS	*A*	*B*
Alcool (p. 100 en vol.)	48,5	46,2
Extrait (par litre)	1,28	0,64
Acidité (p. 100 d'alcool à 100°)	163,2	332,4
Aldéhydes	61,5	25,4
Furfurol —	1,6	3,3
Ethers —	235,8	666,6
Alc. supérieurs —	172,1	270,8
Coefficient d'impuretés.	631,2	1298,5

ÉCREVISSES

Les écrevisses déterminent de l'urticaire chez certaines personnes. Assez souvent les fraises ne déterminent pas l'urticaire chez la personne sensible aux écrevisses ou inversement.

ENTREMETS

Voir : Crèmes, Gateaux, Confiseries.

ÉPICES

Du latin *species* devenu *especie, espice.*

Ce sont des substances végétales, aromatiques ou piquantes, dont on se sert pour assaisonner un mets.

Sous ce nom d'*épice blanche* ou *petite épice,* on entend le gingembre en poudre. Sous le nom de *quatre épices,* on comprend un mélange de girofle, de muscade, de cannelle et de gingembre en poudre. Ce mélange est employé en cuisine.

Par extension et anciennement, on désignait sous le nom d'épices des sucreries, des confitures, qu'on servait au dessert (Voir tous ces mots).

ÉPINARD
(Feuilles réduites en pulpe).

Observation microscopique : sur les deux faces on trouve des stomates entourés de 3 ou 4 cellules à direction indéterminée et des poils glanduleux de forme spéciale.

ESCARGOT
(Empr. du provençal *escargol*).

Mollusque terrestre que l'on recueille dans les vignes et dans les haies.

Les escargots peuvent se nourrir de plantes toxiques et être par suite vénéneux. Les escargots tout préparés sont parfois des mélanges épicés de cervelle ou de poumon de bœuf, mouton, etc. L'examen histologique indique cette substitution.

FARINE
(Du latin *farina*).

La *farine de blé* est le produit de la mouture du blé débarrassé des issues à la suite d'un certain nombre d'opérations de meunerie.

On distingue les farines de meules et les farines de cylindres, quant au mode de mouture ; les farines de blé tendre, les farines de blé dur, les farines de blé mitadin, quant à l'essence de blé.

Le commerce distingue les farines en première, deuxième, troisième marque ou qualité.

La farine de blé de bonne qualité doit être d'un blanc légèrement jaunâtre, exempte de trop nombreuses *piqûres*. Elle doit être sèche, pesante, douce au toucher, d'odeur agréable, se pelotonner quand on la comprime dans la main et donner un pain excellent.

Composition centésimale (Balland).

ÉLÉMENTS DOSÉS	FARINE 1ʳᵉ qualité	FARINE 1ʳᵉ qualité	FARINE 2ᵉ qualité	FARINES DESTINÉES A L'ARMÉE (BALLAND)
Eau	13,5	13,34	12,65	11 à 15
Matières azotées .	11,90	10,18	11,82	gluten humide { F. tendres >26 / F. dures >35
— grasses .	1,40	0,90	1,36	1 à 1,40
Amidon et sucre .	71,45	74,75	72,23	66 à 72
Cellulose. . . .	0,95	0,34	0,98	0,5 à 0,9
Cendres	0,80	0,48	0,96	F. tendres 0,6 à 0,9 / F. dures 1,1 à 1,3
Acidité	»	»	»	0,015 à 0,05

Une augmentation dans le poids des matières minérales, de la cellulose, du gluten et des matières grasses, c'est-à-dire des principes qui avoisinent l'enveloppe du blé, trahit la présence des farines inférieures (queues de mouture) (Balland).

Une augmentation de l'acidité, jointe à la diminution du gluten et des matières grasses, ainsi que l'odeur désagréable de ces dernières, caractérisent les farines anciennes (Balland).

Analyse. — **Echantillon**.— L'échantillon de farine doit représenter un échantillon moyen par des prélèvements faits, à l'aide d'une sonde, dans les différentes parties du sac de farine.

Dosage de l'eau. — On pèse 10 gr. de farine dans un petit cristallisoir bien sec, en verre, à bords rodés, et pouvant être fermé par un obturateur en verre. On porte à l'étuve que l'on chauffe *progressivement* à + 105°. On laisse 7 heures à + 105°; on pèse après refroidissement.

La perte de poids, multipliée par 10, donne la teneur en eau p. 100.

Dosage des cendres. — Dans une petite capsule de porcelaine plate, séchée et tarée, on pèse 10 gr. de farine. On chauffe *graduellement* au moufle, au rouge, pendant deux heures. Après refroidissement dans un dessiccateur, on pèse la capsule contenant les cendres. Le poids des cendres, multiplié par 10, donne la proportion p. 100.

Dosage de l'acidité. — On pèse 5 gr. de farine qu'on introduit dans un petit flacon bouché. On ajoute 25 cc. d'alcool à 90° *neutre*. On agite de temps à autre. Après 12 heures, on prélève 10 cc. de l'alcool limpide surnageant et qu'on met dans un flacon bouché avec 50 cc. d'eau et 3 gouttes de teinture de tournesol ou de résazurine.

A l'aide d'une burette graduée, on verse une solution décinormale de soude jusqu'à virage au bleu. On agite vigoureusement après chaque addition de liqueur alcaline.

Si n est le volume en centimètres cubes de la solution

alcaline employée, $n \times 0,245$, exprime, en grammes et en acide sulfurique (SO^4H^2), l'acidité pour 100.

Dosage de la cellulose. — On pèse 25 grammes de farine qu'on met dans une capsule de porcelaine ; on y verse peu à peu, en agitant avec une baguette de verre, de façon à éviter les grumeaux, 150 cmc. d'une solution acide contenant 50 gr. d'HCl (D = 1,17) p. 1000 gr. d'eau.

On fait bouillir pendant vingt minutes, en agitant. L'amidon doit être entièrement transformé et la solution ne doit pas bleuir par l'eau iodée. On jette le tout sur un filtre sans plis mouillé d'eau chaude. On laisse bien égoutter le filtre.

Le résidu est détaché du filtre avec soin, remis dans la capsule et traité à l'ébullition, pendant vingt minutes, et en agitant, par 100 cc. de solution aqueuse au dixième de potasse caustique. On jette le tout sur un filtre sans plis mouillé d'eau chaude. On lave à l'eau bouillante, puis à l'alcool à 95°, enfin à l'éther. La cellulose est détachée du filtre, puis séchée sur un verre de montre taré. Le poids trouvé, multiplié par 4, donne la proportion de cellulose p. 100.

Dosage des matières sucrées. — On met, dans un flacon bouché à l'émeri, 20 gr. de farine avec 100 cc. d'eau ; on agite fréquemment, et, après six heures de contact, on filtre. On mesure le pouvoir réducteur de la solution filtrée vis-à-vis 10 cc. de la solution cupro-alcaline.

Soit n le nombre de centimètres cubes de solution sucrée nécessaires pour décolorer 10 cc. de la solution cupro-alcaline : $25 \times \dfrac{1}{n}$ donne la proportion de matières sucrées, évaluées en glucose, p. 100 de farine.

Dosage de l'amidon. — Dans un tube, en verre épais,

fermé à un bout, on met 0 gr. 5 de farine, puis 10 cc. d'eau et 1 cc. 5 d'acide sulfurique étendu. On ferme le tube à la lampe à la manière des tubes scellés. On prépare semblablement deux autres tubes. Les trois tubes sont placés dans un bain d'eau salée, saturée et bouillante. On laisse un tube pendant trois heures, les deux autres pendant six heures.

Après refroidissement, on ouvre le premier tube ; on étend d'eau son contenu de manière à faire, après avoir neutralisé l'acidité par un peu de lessive de soude, 100 cc. de solution. On mesure le pouvoir réducteur vis-à-vis de la solution cupro-alcaline.

On répète la même opération avec un des tubes chauffés pendant six heures, et, si le résultat diffère du premier, on chauffe de nouveau le dernier tube pendant trois heures et on mesure le pouvoir réducteur comme pour le premier tube.

Les deux derniers essais doivent être concordants.

Soit n le nombre de centimètres cubes de solution sucrée décolorant 10 cc. de la solution cupro-alcaline, si s est la proportion centésimale de matières sucrées trouvée précédemment, $0{,}9 \left(\dfrac{1000}{n} - s \right)$ est la proportion d'amidon p. 100.

Dosage des matières grasses. — Dans un tube en verre, étiré en pointe, on introduit un tampon de coton hydrophile, puis 5 gr. de farine *non desséchée*. On verse 20 cc. d'éther, puis on ferme rapidement l'ouverture supérieure avec un bouchon. On laisse en contact pendant 3 heures ; puis on soulève le bouchon pour permettre à l'éther de s'écouler. On reçoit l'éther dans un cristallisoir taré. On lave la farine avec 10 cc. d'éther pour entraîner ce qui reste de matières grasses. On s'assure que l'épuisement est parfait : une goutte de l'éther qui s'écoule, évaporée sur une feuille de papier glacé, ne doit pas laisser de tache grasse. On laisse évaporer l'éther à l'air libre ; on sèche à 100°, pendant 1 heure. On pèse. On multiplie le résultat par 20 pour rapporter à 100 de farine.

Dosage du gluten (Balland). — On fait un pâton avec 50 gr. de farine et 20 à 25 gr. d'eau ; on laisse ce pâton au repos pendant vingt-cinq minutes, puis on le partage en deux parties égales ; on retire immédiatement le gluten de l'une et celui de l'autre une heure après ; on pèse le gluten après l'avoir fortement serré dans la main dès que l'eau de lavage s'écoule claire, puis on continue le lavage pendant cinq minutes, et on pèse de nouveau. On a ainsi, pour une même farine, quatre données dont le total représente la moyenne du gluten (humide) pour 100 de farine.

Pour retirer le gluten du pâton, on le malaxe à la main sous un filet d'eau que l'on fait tomber d'un flacon à robinet contenant 5 à 6 litres. Au début, on fait tomber l'eau goutte à goutte, puis, quand le gluten est rassemblé, on augmente le filet d'eau.

L'eau de lavage s'écoule sur un tamis de soie fin placé sur une terrine. L'eau de lavage, contenant l'amidon, ainsi que le résidu restant sur le tamis, sont réservés pour l'examen microscopique. Le gluten d'une farine de bonne qualité est blanc jaunâtre, homogène, élastique, s'étirant facilement.

L'addition de seigle se traduit par une extraction difficile du gluten et le pâton glisse dans la main comme du savon. Le taux du gluten baisse ; il en est de même dans le cas d'addition de farine de légumineuses.

Malgré tout le soin et l'habileté que l'on peut apporter à l'extraction du gluten, il y a toujours un certain écart dans les résultats tenant à des causes diverses : opérateur, nature de la farine, lavage, degré d'hydratation, etc. En opérant comme il est dit (méthode Balland), l'écart est réduit au minimum.

Il y a donc lieu d'admettre une certaine tolérance dans l'appréciation et la comparaison du chiffre de gluten humide.

Dosage des matières azotées insolubles (gluten sec). — Après l'avoir immergé quelques instants dans de l'eau bouillante, on étend le gluten humide sur une lame de verre tarée et on dessèche à $+105°$, pendant huit heures. On peut préférablement opérer la dessiccation d'après le mode de Maquenne, en enfermant le gluten humide dans un flacon pouvant boucher à l'émeri (voir DESSICCATION). On rapporte à 100 de farine.

Le gluten sec contient 16 p. 100 d'azote ; soit 100 p. 100 de matière azotée.

Le poids du gluten humide varie un peu avec les conditions de l'extraction. Le poids de gluten sec ne varie pas sensiblement.

Dosage des matières azotées. — Dans un matras de Kjeldahl (1) de 3 à 400 cc., on met 0 gr. 50 de farine et on ajoute 10 cc. d'une solution aqueuse à 30 gr. d'oxalate neutre de potassium p. 100 et 20 cc. d'acide sulfurique pur.

On chauffe le tout sur un brûleur Bunsen, en faisant reposer le ballon sur une plaque de tôle dont on a enlevé un disque circulaire de façon à permettre l'entrée du fond du ballon (fig. 91). L'eau s'évapore d'abord, puis la masse mousse un peu ; si la mousse tend à gagner trop, on verse goutte à goutte 1 ou 2 cc. d'alcool.

L'eau étant évaporée, d'abondantes fumées blanches d'a-

____

(1) Ballon en verre d'Iéna, à long col.

cide sulfurique apparaissent. Quand le volume du liquide est notablement réduit et déjà partiellement décoloré, on place sur l'ouverture du ballon une petite boule de verre pédiculée et on *règle le feu*, de façon à avoir une ébullition tranquille, continue, sans dégagement de vapeurs hors du ballon. On laisse la réaction se poursuivre seule jusqu'à obtention d'un liquide limpide, *bien décoloré.*

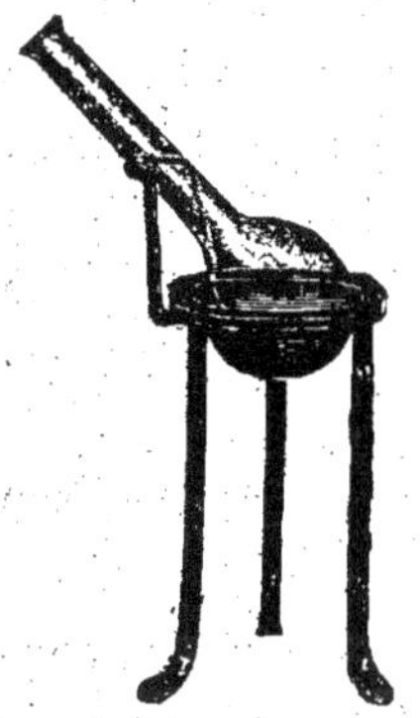

Fig. 91. — Trépied avec support vertical.

On laisse refroidir. Puis on verse 20 cc. d'eau tiède et on agite pour obtenir un liquide homogène. On refroidit et on verse 200 cc. d'eau distillée, 2 gouttes de solution de tournesol sensible ou de résazurine, puis, le ballon étant maintenu dans l'eau froide, *goutte à goutte*, de la lessive de soude non carbonatée ($D = 1,33$) jusqu'à virage au bleu. On rétablit aussitôt la teinte rosée par 1 à 2 gouttes d'acide sulfurique à 1/5.

On neutralise ensuite *exactement* à l'aide des solutions normales de soude et d'acide sulfurique. Le milieu doit être finalement très légèrement teint en rose.

Dans un autre matras, on met 250 cc. d'eau, 2 gouttes de solution de tournesol ou de résazurine et, à l'aide des mêmes solutions décinormales, on ajuste un milieu de comparaison également teinté.

Dans chacun des matras, on verse alors 10 cc. de solution normale de soude; on fait bouillir 20 minutes. On constate, au bout de ce temps, l'absence de vapeurs ammoniacales à l'aide du papier de tournesol sensible.

Après refroidissement, on verse dans chacun des matras

10 cc. de solution normale d'acide sulfurique, 2 gouttes de solution de phtaléine du phénol et on amène *à la même teinte* rose en versant, à l'aide d'une burette graduée, un volume, que l'on mesure, de solution normale de soude.

Soit *a*, en centimètres cubes, la différence des volumes ainsi mesurés : $a \times 17,5$ est la quantité de matières azotées p. 100.

Le dosage des matières azotées est le seul procédé scientifique et vraiment exact qui permette de fixer la richesse en gluten.

Examen microscopique. — On pratique cet examen sur la farine entière (planche II), sur l'eau amidonnée et sur le résidu resté sur tamis lors du dosage du gluten.

On fait les observations dans l'eau, mais mieux dans la solution concentrée de chloral.

On observe aussi, avec le plus grand avantage, dans le *bleu lactique* de Guéguen :

Bleu à l'eau (1) 6 B . . . .   0 gr. 15
Acide lactique . . . .   100 gr.

(Faire dissoudre au mortier, à froid, filtrer au bout de 24 heures).

Sur une lame, on délaie une parcelle de farine dans une gouttelette de réactif. On recouvre d'une lamelle, on chauffe sur une petite flamme jusqu'à émission de vapeurs. Après refroidissement, on examine à un faible grossissement (100 diamètres).

Les spores et les filaments mycéliens des champignons parasites sont colorés en bleu foncé ; les grains d'amidon sont incolores et transparents. On termine l'examen à un grossissement plus considérable.

(1) *Syn.*: Bleu coton, bleu opale pour coton, bleu de Chine, bleu trisulfo (triphénylrosaniline, trisulfonate de Na, ou Ca, ou NH⁴).

L'acide lactique a l'avantage de rendre leur forme et leur transparence aux éléments ratatinés par dessiccation, et permet d'obtenir des préparations d'un bel aspect et très démonstratives (Guéguen).

On examine aussi les grains d'amidons avec la lumière polarisée (fig. 98 à 100).

Essai de panification. — L'examen d'une farine est très utilement complété par un essai de panification et par une dégustation du pain obtenu.

Blanchiment des farines. — Les procédés de blanchiment actuellement employés sont : 1° l'emploi de l'air ozonisé ; 2° l'emploi de l'air chargé de peroxyde d'azote préparé par voie chimique ; 3° l'emploi de l'air chargé de produits nitreux obtenus par l'arc à flamme actionné par une dynamo et une bobine de self-induction.

On blanchit les farines dans le but d'élever le taux d'extraction et de les prémunir contre certaines altérations.

L'air ozonisé n'agit que s'il est chargé de produits nitreux.

Industriellement on n'emploie que le peroxyde d'azote ou les produits nitreux, l'ozone faisant prendre une odeur repoussante aux farines.

Le blanchiment de la farine sous l'influence du vieillissement est dû à l'action lente de l'oxygène de l'air qui a pour effet d'augmenter l'acidité de la farine par oxydation de la matière grasse (Balland).

Le blanchiment par l'action de l'ozone se traduit par une augmentation de l'indice d'iode de la matière grasse, par la formation d'acides gras volatils, mais l'acidité totale demeure fixe (Fleurent).

Le blanchiment par le peroxyde d'azote ne semble pas

changer la valeur boulangère des farines, la teinte jaunâtre
de la farine est atténuée. Le blanchiment coïncide avec
une diminution de l'indice d'iode de la matière grasse ;
il ne dépend pas d'une oxydation, mais bien d'une fixation de la vapeur nitreuse.

Le blanchiment avec NO^2 paraît être sans action sur
les diastases et les ferments spéciaux de la farine ; la
matière grasse, après traitement, s'acidifie d'autant plus
lentement qu'elle a fixé plus de NO^2. Il serait très important de connaître les transformations subies par les divers ferments solubles contenus dans les farines sous
l'influence du blanchiment par oxydation.

Principales altérations. — Les farines peuvent subir
des altérations très nombreuses et très variées.

Altérations produites par la mouture. — L'échauffement,
produit par des meules trop serrées, a pour résultat une
altération du gluten, la farine a mauvais goût et mauvaise
odeur.

Altérations dues au vieillissement. — Les vieilles farines
ont une saveur et une odeur désagréables, elles ont peu
de cohésion et laissent au toucher la sensation de petits
grumeaux. Repassées sous les meules ou aux cylindres
et mêlées à des farines fraîches, elles sont souvent remises
ainsi en circulation.

L'acidité des vieilles farines augmente, les matières
grasses et le gluten diminuent. Dans de très anciennes
farines, Balland a retrouvé des traces d'alcaloïdes.

Altérations causées par des champignons parasites. —
Certains champignons, comme l'ergot, peuvent, par leur
toxicité, communiquer à la farine des propriétés malfai-
santes.

On rencontre encore les deux formes du Puccinia Graminis, les spores du Tilletia Caries, de l'Ustilago, Carbo, du Cladosporium herbarum, de l'Eudoconidium temulentum (champignon du seigle enivrant).

Une observation attentive au microscope permet de trouver les champignons parasites (fig. 95 à 97).

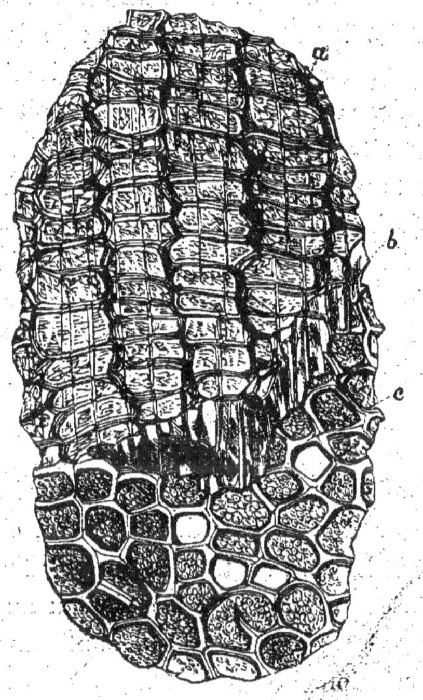

Fig. 92. — Graine d'ivraie (coupe tangentielle).
a, enveloppe externe; b, enveloppe interne; c, cellules de la graine.

Recherche de l'ergot. — On fait macérer, pendant 5 à 6 heures, 10 gr. de farine dans un mélange de 20 gr. d'éther et de 10 gouttes d'acide sulfurique au cinquième. On filtre, et on lave à l'éther jusqu'à ce qu'on ait recueilli 20 cc. de liquide filtré. Le filtrat est additionné de 15 gouttes d'une solution aqueuse, saturée à froid, de bicarbonate

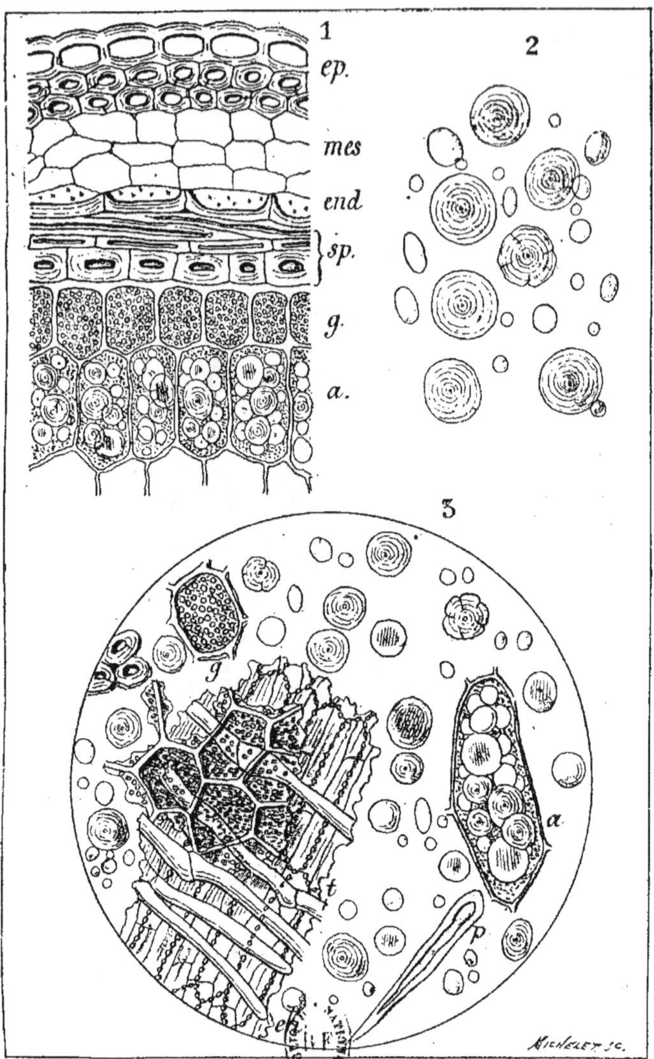

1, Coupe transversale d'un grain de blé. — 2, Amidon de blé. — 3, Éléments de
la farine de blé.

de sodium, puis on agite vigoureusement le mélange. La
présence de l'ergot de seigle se manifeste par une coloration violette.

Altérations dues à des graines étrangères. — Il faut
surtout prêter attention à l'*ivraie* dont l'action paraît
toutefois devoir être rapportée à un champignon parasite
de l'ivraie. On retrouve au microscope les grains d'a-
midon de l'ivraie (fig. 82, 93 et 94), assez semblables à

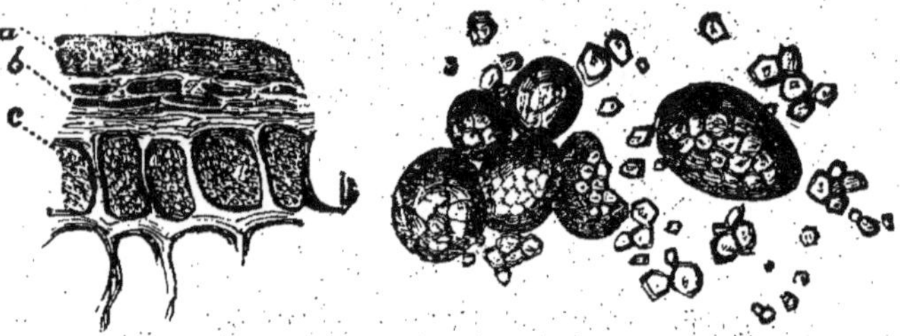

Fig. 93. — Graine d'ivraie   Fig. 94. — Amidon d'ivraie.
   (coupe transversale).

a, enveloppe externe; *b,* enveloppe
interne ; *c,* cellules de graine.

ceux du riz et de l'avoine, mesurant de 3 à 5 μ en
grains simples, de 15 à 66 μ en grains composés.

On peut rencontrer : des grains de *nielle des blés ;* la
farine contient alors des petites particules brunes ou
noirâtres (les examiner au microscope) ; des graines de
mélampyre, les pains fait avec une telle farine sont colorés en rouge violacé ; l'alcool additionné d'acide chlorhydrique donne une solution bleu verdâtre avec une
farine en renfermant 5 p. 100 ; des graines de *moutarde,*
de *lin,* etc.

Altérations dues à des parasites divers. —L'observation
microscopique peut mettre en évidence, dans les farines
moisies, le *Mucor Mucedo,* le *Penicillum glaucum,*

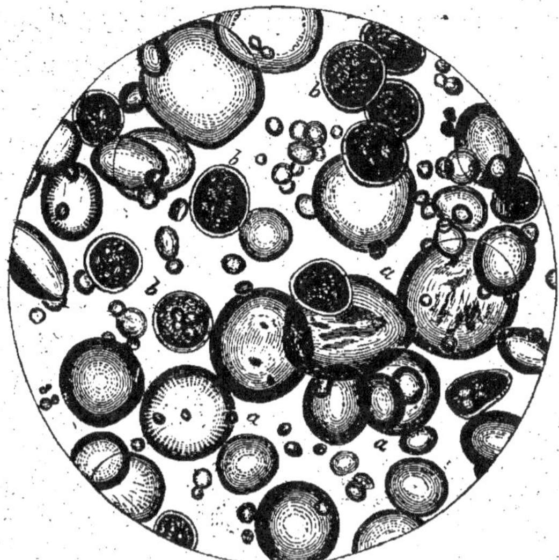

Fig. 95. — Farine de blé avec Puccinia segetum.

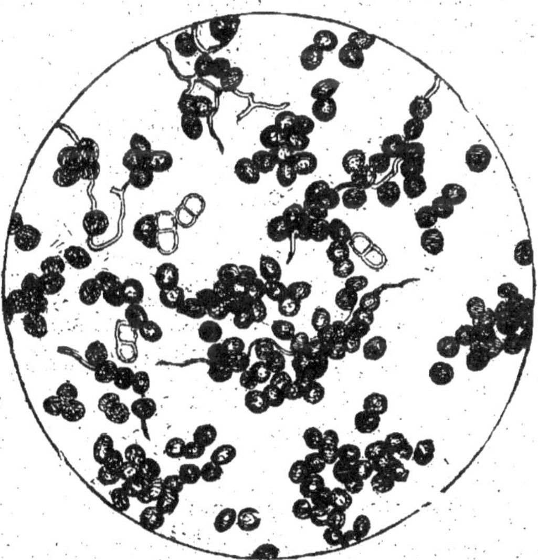

Fig. 96. — Spores de l'uredo segetum.

l'*oïdium aurantiacum*, le *micrococcus prodigiosus* (sang
des hosties), etc.

Par tamisage de la farine, on peut rencontrer la chenille
de l'*Ephestia Kuchniella*, et aussi le *ver de farine*, larve
du Ténébrion meunier et les larves de la *Teigne* et de
l'*Alucite*. Les farines ont alors généralement un goût très
désagréable.

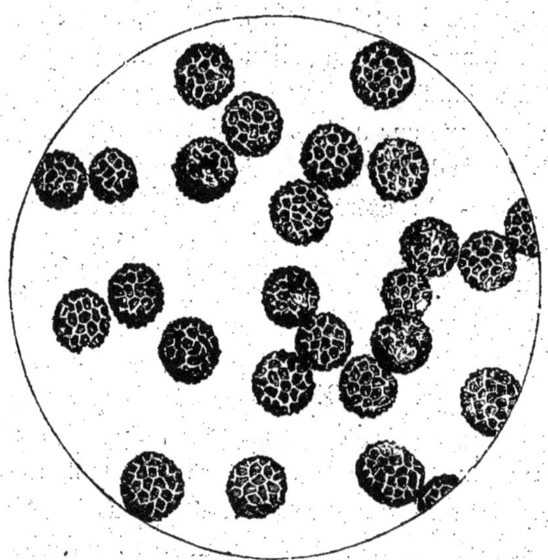

Fig. 97. — Spores de l'uredo caries.

Les farines peuvent être infestées par l'*Acarus de la
farine* (mite ou ciron). Elles ont une odeur de miel, une
saveur amère. On examine au microscope.

Falsifications des farines. — I. Addition de vieilles
farines. — A des farines fraîches, on mêle assez souvent
de vieilles farines, avariées, repassées sous les meules ou

aux cylindres. Ces mélanges sont un peu âcres au goût, la nuance de la farine, comprimée avec une spatule, n'est pas fondue, il y a des marbrures et des points blancs et durs. Ces remarques s'exagèrent si on les fait sur les résidus de tamisages. La proportion d'eau et de cendres est normale; la matière grasse n'a plus l'odeur aromatique caractéristique des bonnes farines; la proportion est au-dessous de la moyenne; l'acidité a augmenté. Cependant, dans les très vieilles farines, les acides gras out à leur tour disparu (Balland). Le gluten manque de liant et a diminué. Son extraction est rendue plus facile si on la pratique sur de la farine lavée à l'éther.

II. Addition de farines blanchies par la vapeur nitreuse (Fleurent). — On extrait, au moyen de la benzine, la matière grasse de 50 gr. de farine suspecte. Après évaporation du dissolvant, à basse température, on redissout l'huile dans 3 cc. d'alcool amylique, on transvase dans un tube à essai et on ajoute 1 cc. d'une solution alcoolique de potasse (10 gr. de KOH par litre). Dans le cas d'une farine normale, on n'observe aucun changement de la coloration jaune; dans le cas d'une farine blanchie, la couleur passe au rouge orangé d'autant plus foncé que la farine contient plus de NO^2 (On peut déceler ainsi l'addition de 5 p. 100 de farine blanchie à de la farine normale.)

III. Addition de farines étrangères. — Les farines le plus souvent employées dans ce but sont celles du *seigle*, du *riz*, du *maïs*; puis les farines de *légumineuses* et la *fécule* de pommes de terre.

On examine, au microscope, le dépôt de l'eau amidonnée provenant de l'extraction du gluten. On obtient le dépôt soit par centrifugation, soit par repos dans un vase conique.

On examine aussi le résidu resté sur le tamis lors de l'extraction du gluten.

Si on n'est pas familiarisé avec les formes des divers grains d'amidon, on fait des préparations-types en grattant un peu de l'albumen de chacun des fruits. On observe, en outre, les préparations en lumière polarisée (fig. 98, 99 et 100). On complète l'examen en faisant bouillir 3 gr. de farine avec 100 gr. d'eau et en recherchant, au microscope, les poils contenus dans l'écume formée (voir planche II).

La présence du *seigle* (voir SEIGLE) est révélée par des grains d'amidon à hile étoilé et de gros grains, plus gros et plus arrondis que ceux de l'amidon de blé (fig. 101). Les poils, observés dans la solution aqueuse saturée de chloral, sont un peu différents pour le blé et le seigle.

La présence du *riz* (voir RIZ) est révélée par des petits grains d'amidon, anguleux, et par des *grains composés* et *agglomérés*, de formes très variables et très irrégulières. Examiner aussi le résidu resté sur le tamis.

Le *maïs* (voir MAÏS) a des grains d'amidon, anguleux et à hile étoilé, de dimensions uniformes, faciles à reconnaître.

Le grain d'amidon d'*orge* (voir ORGE) ne se différencie guère de celui du blé. Les éléments anatomiques de la balle peuvent seuls, par leur aspect, démontrer la falsification.

La farine de *légumineuses* (féverolles) est décelée par l'aspect réniforme de ses grains d'amidon. L'addition est *tolérée* dans la limite de 3 p. 100.

L'addition de *fécule* de pomme de terre (voir POMMES DE TERRE) est très facile à reconnaître par l'aspect des grains d'amidon; l'iode donne de suite une coloration bleue.

IV. **Addition de fleurages.** — On rencontre, outre les

éléments des téguments du *maïs* ou de l'épiderme des *pom-*

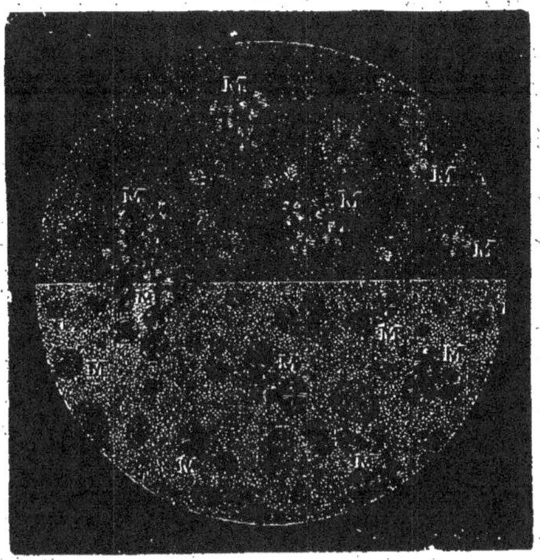

Fig. 98. — Blé et maïs.

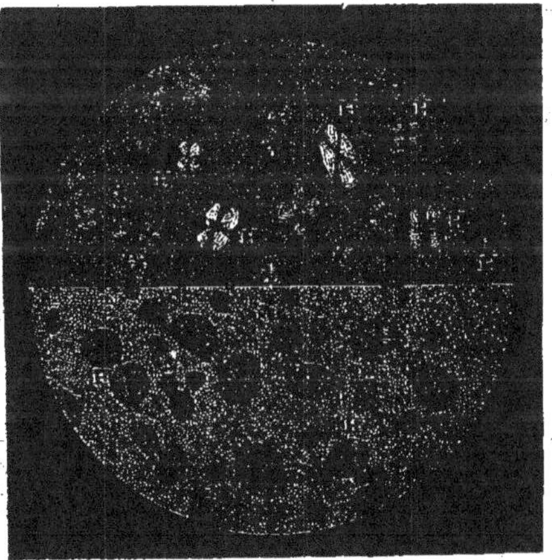

Fig. 99. — Blé et haricot.

mes de terre et des grains d'amidon caractéristiques de chacun d'eux, des fleurages de *Corozo* et du *Bois*. Le pre-

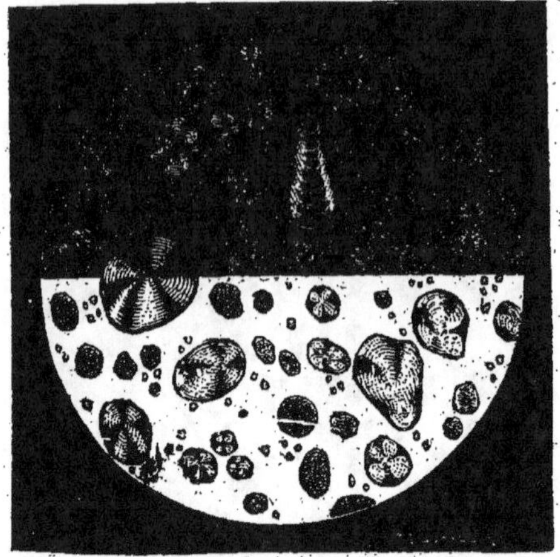

Fig. 100. — Blé et fécule de pomme de terre.

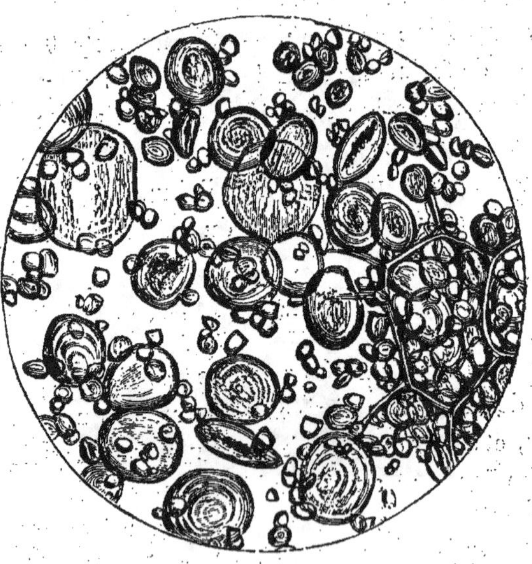

Fig. 101. — Farine de blé.

mier est caractérisé par des cellules scléreuses à parois épaisses, le deuxième par des trachéides, des fibres ligneuses, etc.

Une farine soupçonnée d'addition de sciure de bois, imbibée d'une solution alcoolique de phloroglucine acidulée fortement par l'acide phosphorique, montre, après un chauffage léger, des points rouge carmin là où sont les particules de sciure.

V. **Addition de substances minérales.** — On emploie le plus généralement le plâtre, le carbonate de chaux, l'alun.

Dans un tube à essai, on agite 30 gr. de chloroforme et 2 gr. de farine. Après repos, la farine surnage le chloroforme, les substances minérales tombent au fond du tube.

L'augmentation du poids des cendres et leur analyse par les méthodes ordinaires font connaître l'importance et la nature de la fraude.

VI. **Recherche de l'alun.** — On humecte 0 gr. 25 à 0 gr. 50 de farine avec quelques gouttes d'une solution alcoolique d'alizarine à 1 p. 100 ; puis on ajoute quelques gouttes d'eau et on chauffe au bain-marie. Il se produit une coloration rouge s'il y a de l'alun.

On fait aussi la recherche du sulfate de cuivre (voir Métaux lourds).

FARINES LACTÉES

Ce sont des préparations composées d'un mélange desséché de lait et de farines de céréales ou de légumineuses, et dont on a cherché, par un procédé quelconque, à rendre l'amidon aussi soluble que possible.

La matière grasse doit provenir exclusivement du lait et n'être ni rance ni acide ; on l'étudie comme il est dit pour le Beurre.

On fait l'examen microscopique comme pour la farine
de blé. On pratique l'examen de la matière grasse et de la
matière sucrée comme dans les poudres de lait. On dose
les matières azotées par la méthode de Kjeldahl (Voir
Farine de blé).

FÈVES

L'ingestion de fèves a provoqué certains accidents
connus sous le nom de favisme et qui peuvent être vraisemblablement rapportés à un principe nocif contenu dans
le fruit de cette légumineuse (Voir Haricots).

FOURS

PETITS FOURS

Gâteaux secs, obtenus avec de la farine, du beurre, des
œufs et du sucre (Voir Patisseries).

Composition centésimale (Balland) :

ÉLÉMENTS DOSÉS	PETITS FOURS			
	RONDS	DEMI-RONDS	DENTELÉS	OVALES
Eau	10,20	9,00	8.50	8,20
Matières azotées. . . .	7,98	7,42	6,72	7,28
— grasses . . .	21,80	9,25	11,30	10,60
— sucrées . . .	20,61	20,64	21,58	39,57
— amylacées . . .	38,91	52,88	50,75	33,85
Cellulose	0,10	0,21	0,15	0,18
Cendres.	0,40	0,60	1,00	0,32
	100,00	100,00	100,00	100,00

FRAISES

Les fraises déterminent de l'urticaire chez certaines

personnes sans qu'on puisse rapporter le fait à une altération du fruit.

FROMAGES

Le fromage est le produit que l'on retire, soit du lait
entier, soit aussi du petit-lait ou de la crème.

On distingue les fromages gras, obtenus avec du lait
non écrémé et les fromages maigres obtenus avec du lait
écrémé. On fait encore dans chacune des deux divisions
la distinction entre fromages cuits, fromages crus à pâte
ferme, fromages crus à pâte molle.

Composition. — La composition du fromage est variable
suivant la manière dont il est fabriqué.

Dans le tableau suivant, on a réuni quelques analyses
des principales espèces de fromages :

ORIGINE	EAU p. 100	CASÉINE p. 100	BEURRE p. 100	CENDRES p. 100	SEL p. 100
Cantal . . .	44,80	12,40	22,50	»	2,20
Brie. . . .	53,84	17,40	24,60	0,90	3,26
Gruyère . .	36,00	30,84	29,29	3,30	0,57
Parmesan. .	30,09	23,70	26,04	3,69	1,76
Camembert .	51,30	19,00	21,50	4,70	»
Roquefort. .	38,84	20,00	35,18	1,77	4,21
Hollande . .	35,00	30,00	24,00	5,00	»

Analyse. — **Prise de l'échantillon.** — On prélève
l'échantillon à l'intérieur de la masse, là où la pâte est le
plus homogène.

On conserve l'échantillon dans un flacon fermé.

Dosage de l'eau. — On prend 5 gr. de fromage (rapé
s'il s'agit d'un fromage dur), on l'étale sur un large verre
de montre taré. On dessèche dans le vide, au-dessus de

l'acide sulfurique. La perte de poids, multipliée par 20, donne la proportion d'eau pour 100.

Dosage du beurre. — On prend 5 gr. de fromage, râpé s'il est dur, mêlé de 50 gr. de sulfate de sodium anhydre s'il est mou, et on extrait le beurre comme dans le cas du lait. On rapporte à 100 gr. de fromage.

Dosage de la caséine. — On dose la caséine par différence, comme dans le cas du lait.

On peut faire aussi ce dosage par la méthode de Kjeldahl, comme pour le pain. Le coefficient de calcul est alors 6,33 et non 6,25.

Dosage des cendres. — On place 5 gr. de fromage dans une capsule de porcelaine tarée et on calcine en suivant les indications données pour la détermination des cendres du lait.

L'augmentation de poids de la capsule, multipliée par 20, donne la proportion de cendres pour 100.

Dosage du sel (chlorure de sodium). — On charbonne 5 gr. de fromage. On épuise un grand nombre de fois le charbon par de petites quantités d'eau bouillante. On filtre.

Dans le liquide filtré, auquel on ajoute III gouttes de solution de chromate neutre de potassium, on titre le NaCl avec la solution décinormale d'azotate d'argent. S'il a fallu n centimètres cubes de cette solution pour atteindre le virage rouge-brun, $n \times 0,117$ est la proportion, en grammes, de sel marin dans 100 gr. de fromage.

Altérations. — Les fromages sont susceptibles de s'altérer sous l'influence de la vie microbienne ou à la suite de l'envahissement par des champignons ou des acariens.

Parfois, du fait de certaines altérations d'origine microbienne, ils peuvent renfermer des ptomaïnes qui sont des poisons très violents et dont l'extraction se fait comme celle des alcaloïdes dans le cas d'expertise toxicologique. (Voir Viandes de boucherie).

Falsifications. — Les falsifications du fromage consistent généralement dans l'addition de fécules, parfois de matières minérales, assez souvent de saindoux ou de margarine.

Fécules. — L'examen au microscope d'un échantillon dégraissé à l'éther décèle cette falsification. On observe dans la solution concentrée de chloral ou dans l'acide lactique.

Matières minérales. — L'augmentation du poids des cendres et l'analyse de celles-ci déterminent la nature de cette falsification.

Matière grasse. — L'étude de la matière grasse, extraite par les méthodes indiquées à propos du *beurre*, fait ressortir l'addition de saindoux ou de margarine à la matière grasse du fromage.

Exemples d'analyse de fromages ainsi falsifiés :

1° *Fromage additionné de saindoux :*

Eau	38,26 p. 100
Matière grasse	21,07 —
Caséine	35,55 —
Cendres	5,12 —

La matière grasse contenait :

Beurre	63 p. 100.
Saindoux	37 —

2° *Fromage additionné de margarine :*

Eau	37,99 p. 100.
Matière grasse	23,70 —
Caséine	34,65 —
Cendres	3,66 —

La matière grasse était composée de :

Beurre . . . .   46 p. 100.
Margarine . . . . 54 —

FRUITS CONFITS

Ce sont des préparations où le sucre ne figure que comme moyen de conservation (abricots, cerises, poires, prunes, noix, marrons glacés, coings, etc.).

On pratique l'examen des fruits confits comme celui des confitures.

L'attention doit être attirée sur le glucose, la saccharine, les antiseptiques, les matières colorantes (voir Sirops et Confitures).

GATEAUX

Voir Pâtisseries et biscuits, brioches, crêpes, croquets, gaufrettes, macarons, madeleine, meringue, nougat, pain d'épice, petits fours.

GAUFRETTES ANGLAISES

Pâtisseries préparées avec du sucre, des œufs, de la fécule et du lait en faible quantité ; aromatisées à la vanille. (Voir Pâtisseries).

Composition (Balland) :

Eau	5,70
Matières azotées	8,40
— grasses	1,15
— sucrées	44,38
— amylacées	39,97
Cendres	0,40
	100,00

GAUFRETTES SULTANES

Préparées avec du sucre, des œufs, du beurre, de la farine ; entre deux gaufrettes il y a de la crème fouettée aromatisée à la vanille. (Voir Patisseries).

Composition (Balland) :

Eau	9,50
Matières azotées.	7,28
— grasses	38,10
— sucrées	29,44
— amylacées	15,11
Cellulose	0,10
Cendres	0,50
	100,00

GELÉES

On nomme gelée une sorte de confiture faite avec du sucre et des sucs de fruits acides comme les groseilles, les framboises, les cerises, les coings, etc., et qui se présente comme une matière molle, tremblotante, transparente.

Ces produits s'analysent comme les Confitures.

GENIÈVRE

Les baies de genièvre fermentées et distillées donnent une *eau-de-vie de genièvre* ou *gin*.

L'analyse se fait comme celle des Cognacs et Alcools :

Composition :

Densité.	0,9391
Alcool p. 100 en volumes.	47,5
Extrait par litre.	0,52

	Par litre.	0/0 d'alcool à 100°.
Acidité	192,0	40,4
Aldéhydes	47,2	9,9
Furfurol	1,3	0,3
Ethers	88,0	18,5
Alcools supérieurs	132,5	27,9
Coefficient d'impuretés		97,0

GESSE

La farine de gesse saine peut déterminer des accidents dus à son ingestion. Ces accidents peuvent être rapportés à une sorte de toxalbumine, la *lathyrine*, déterminant le lathyrisme. La cuisson détruit la propriété toxique.

GIBIER

Le gibier doit être frais. Son altération est facile à constater. La substitution du chat au lapin se reconnaît à certaines différences anatomiques : notamment le tibia et le péroné sont toujours séparés chez le chat, toujours soudés à leur partie inférieure chez le lapin.

Les pâtés de gibier sont parfois envahis par le bacillus botulinus (voir VIANDES DE BOUCHERIE).

GINGEMBRE

Emprunté du latin : zingiberi devenu gingiberi, gingemberi, gingembre.

Rhizome desséché, tantôt pourvu, tantôt débarrassé de son écorce, du zingiber off.

Le gingembre décortiqué et le gingembre avarié sont souvent frottés avec du plâtre ou de la craie : doser la chaux dans les cendres, après avoir séparé les phosphates de fer et d'alumine (1).

Pour falsifier le gingembre, on se sert de fécules, de

(1) Voir FRÉSÉNIUS, *Analyse quantitative*.

grignons d'olives, toutes substances faciles à reconnaître par l'examen microscopique et l'analyse des cendres (voir Poivre).

GIROFLE

(Du latin : *caryophyllon* devenu garyophyllon, garofolum, gerofle, girofle).

Bouton floral, mûr, desséché, renfermant toute son huile essentielle, du giroflier, et employé comme épice.

La poudre de clous de girofles est falsifiée avec de la poudre de clous de girofles épuisés, de la poudre de pédoncules de fleurs (griffes), du piment pulvérisé, de la farine grillée, de la poudre de bois brun, des substances minérales. Les clous entiers peuvent être mêlés de clous épuisés ou de pédoncules de fleurs qui contiennent moins d'essence.

Dosage de l'huile essentielle. — On mélange 10 à 20 gr. de clous pulvérisés ou de poudre de clous, 50 cc. d'une solution saturée de salicylate de sodium. On introduit le mélange dans un ballon de 200 cc. On distille dans un courant de vapeur d'eau jusqu'à ce qu'il ne passe plus d'huile. On sature le liquide distillé de chlorure de sodium et on agite avec de l'éther. On sèche la solution éthérée sur du chlorure de calcium fondu, on filtre. On distille l'éther et on pèse l'essence restant comme résidu.

Les clous de girofle contiennent 10 p. 100 d'essence au minimum.

Cendres. — On opère sur 10 gr. de clous pulvérisés. Le maximum est de 7 p. 100.

Examen microscopique. — Les clous de girofle ne renferment pas d'amidon, et, à part quelques fibres libériennes, pas de cellules pierreuses.

Les griffes de girofles et le piment renferment des cellules pierreuses ; l'addition de farine, de mères ou anthofles de girofle, est caractérisée par les grains d'amidon.

GLACE ALIMENTAIRE

L'eau provenant de la fusion de la glace doit répondre aux conditions de pureté de l'eau potable.

Pour l'analyse, on laisse fondre un certain poids de glace et on mesure le volume du liquide obtenu à la température observée. On effectue l'analyse du produit de la fusion de la glace, comme il est dit pour l'analyse de l'Eau. On rapporte les résultats au kilogramme de glace.

GLACES

Par *glaces*, il faut entendre des sortes de sorbets composés de sucs de fruits, de sucre, de matières aromatiques. Ex : glaces à la vanille, au citron, aux fraises, etc.

Ces produits s'analysent comme les Sorbets et les Crèmes.

GRAISSES ALIMENTAIRES

Le *saindoux* est la graisse fondue, fraîche, provenant de porcs sains, abattus. Le *leaf-lard* est la graisse, fondue à température peu élevée, provenant de la graisse intérieure de l'abdomen du porc, à l'exclusion de celle qui adhère aux intestins. Ces graisses sont exemptes d'acidité.

Les graisses de bœuf, de mouton (suifs), sont retirées par fusion des tissus graisseux.

La *margarine* est une graisse préparée avec des suifs et ayant une apparence semblable à celle du beurre qu'elle sert le plus souvent à falsifier.

La *margarine de coton* est une matière grasse solide qui se sépare lors de la préparation de l'huile de coton dont elle présente les réactions. Les margarines pures sont très employées dans l'alimentation.

Sous le nom de *margarine de beurre de coco*, on trouve, dans le commerce, une margarine formée exclusivement de beurre de coco (VÉGÉTALINE), sans addition d'autres graisses, et destinée plus spécialement à la pâtisserie. On rencontre aussi des mélanges de margarines diverses et de beurre de coco où la dénomination *margarine* est absente. Le beurre de coco donne une consistance très ferme aux mélanges de graisses où il entre.

On communique aux diverses margarines la propriété qu'a le beurre pur de mousser quand on le chauffe, par l'addition de jaune d'œuf ou de produits riches en lécithines, généralement des matières cérébrales desséchées et salées comme la moelle épinière de bœuf.

Sous la dénomination de *graisses pour la cuisine*, on comprend toutes sortes de mélanges de graisses comestibles. Ces mélanges sont généralement à base de graisse de porc (saindoux) additionnée de graisses de bœuf et de mouton (suifs), de margarine de coton, d'huiles diverses, etc.

Composition. — Dans le tableau suivant, on a indiqué les principales constantes physiques et chimiques des graisses servant dans l'alimentation.

GRAISSES	Densité à + 15°	Densité à + 100°	Point de fusion.	Point de fusion des acides gras.	Proportion d'acides gras.	Indice d'iode.	Déviation oléo-réfracto-métrique.
Beurre de coco épuré....	0,9245	0,871	26°	26°5	87	9	— 59
Margarine de coton........	0,9115 à 0,912		32°	»	95	»	+ 25
Saindoux.....	0,931 à 0,932	0,861	32°-33°	35°	96	5,9	— 12,5
Suif de bœuf..	»	0,858 à 0,680	46°	49°5	»	37 à 40	— 16
— de mouton	»	»	52°	54°	»	»	— 20
Oléo-marga-rine	»	»	42°à 45°	»	95-96	»	»

Analyse d'un saindoux. — La détermination de la densité des divers indices mentionnés, du point de fusion, etc., permet d'apprécier la *pureté du saindoux*.

De la même manière, on apprécie la *pureté* d'une *margarine*, d'un *suif*.

La même détermination, faite sur une graisse alimentaire, peut *parfois* permettre de déterminer la nature du mélange toujours complexe auquel on a affaire.

Détermination du poids spécifique. — On se sert d'une fiole à densité de 25 à 30 cc. On la lave successivement avec de l'eau bouillante, de l'alcool, de l'éther ; puis on la sèche à + 100°. Après refroidissement dans un dessiccateur, on prend la tare de la fiole. On la remplit alors d'eau distillée, fraîchement bouillie et chaude, et on place le tout dans un bain d'eau distillée pure. On porte l'eau du bain à l'ébullition. Au bout d'une demi-heure, on assure l'affleurement exact du liquide de la fiole ; on enlève du bain, on bouche, on sèche, et on pèse après refroidissement.

On rince la fiole à l'alcool et à l'éther, on sèche et on remplit avec de la graisse, sèche, chaude, fraîchement filtrée, complètement exempte de bulles d'air ; puis on opère comme ci-dessus.

Le poids spécifique s'obtient en divisant le poids de la graisse par celui de l'eau.

Détermination de l'indice de réfraction. — On emploie le réfractomètre de Féry.

Détermination du degré oléoréfractométrique. — On se sert de l'oléoréfractomètre de F. Jean.

Les déterminations suivantes se font comme il est indiqué pour le BEURRE :

Point de fusion des graisses (1) ;
Point de fusion des acides gras ;
Dosage de l'eau ;
Dosage de la matière grasse ;
Indice de saponification ;
Dosage des acides gras.

Détermination du degré d'acidité. — On dissout 10 gr. de matière grasse dans 50 cc. d'un mélange neutre d'éther anhydre et d'alcool absolu ; on titre l'acidité avec la solution décinormale de soude, en présence de phénolphtaléine.

Comme *un* degré d'acidité est égal à 1 cc. de solution de soude normale pour 100 gr. de matière grasse, si, dans l'essai indiqué, on a employé *n* centimètres cubes de solution décinormale, *n* est le degré d'acidité ; il correspond à $0,0282 \times n$ d'acide oléique.

Détermination de l'indice d'iode. — On prépare les solutions suivantes :

(1) On s'est dernièrement accordé pour considérer comme point de fusion le moment où le produit devient parfaitement limpide, le point de fusion étant pris sur bain de mercure et 4 heures au moins après la solidification du produit liquéfié et filtré.

1° Solution de 25 gr. d'iode dans 500 cc. d'alcool à 95°;

2° Solution de 30 gr. de bichlorure de mercure dans 500 cc. d'alcool à 95°;

3° Solution décinormale d'hyposulfite de sodium ;

4° Solution aqueuse, récente et incolore, à 10 d'iodure de potassium p. 100 ;

5° Solution d'amidon : on fait dissoudre 1 gr. d'*amidon soluble* dans 100 gr. d'eau, puis on étend d'eau à 500 cc.

Dans un petit tube fermé à un bout, ou sur un tout petit verre de montre, on place environ 0 gr. 5 de graisse fondue ou d'huile (0 gr. 3 s'il s'agit d'une huile siccative). Après détermination exacte du poids, on introduit la matière grasse dans un flacon de 200 cc. bouché à l'émeri (bien vérifier au préalable le rodage du bouchon); on prend de nouveau le poids du tube ou du verre de montre. On a ainsi exactement le poids p de la prise d'essai.

Dans le flacon, on ajoute 10 cc. de chloroforme pour dissoudre la matière grasse, puis 20 cc. de la solution d'iode et 20 cc. de la solution de bichlorure de mercure.

Dans un autre flacon de 200 cc., on verse les mêmes quantités de chloroforme et de réactifs.

On laisse en repos, pendant 3 heures, dans un endroit sombre.

Au bout de ce temps, on ajoute, dans chacun des flacons, 20 cc. de la solution d'iodure et 100 cc. d'eau. On titre chaque excès d'iode avec la solution d'hyposulfite, en s'aidant, à la fin, s'il est besoin, d'eau amidonnée.

Si n est la différence, en centimètres cubes et dixièmes, des volumes employés de la solution décinormale d'hyposulfite :

$$1{,}27 \times \frac{n}{P}$$ est l'indice d'iode cherché.

On peut aussi déterminer l'indice d'iode des acides gras ; dans ce cas, il n'est pas nécessaire d'employer de chloroforme pour dissoudre les acides gras.

Examen microscopique. — Dans un mélange de 10 cc. d'alcool absolu et de 5 cc. d'éther, on dissout 5 gr. de graisse fondue, on bouche le flacon avec de l'ouate et on le plonge dans de l'eau glacée, pendant 1/2 heure ; la plus grande partie cristallisable de la graisse est séparée. La partie cristallisée est recueillie sur un filtre de papier humecté d'alcool et elle est lavée avec le mélange d'alcool et d'éther. On laisse sécher à l'air. On dissout les cristaux dans 10 cc. d'éther. On bouche légèrement le flacon avec de l'ouate ; on laisse la cristallisation se faire lentement à 22°-24°.

Avec une pipette, on prélève les cristaux et on décante

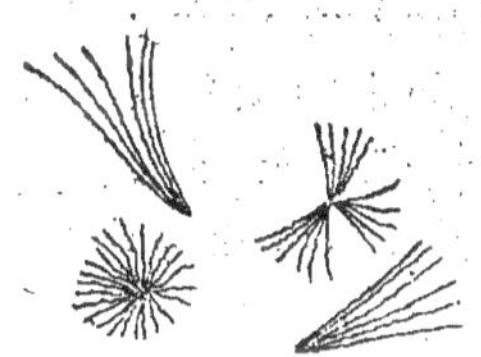 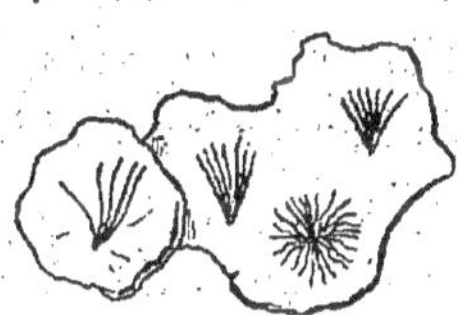 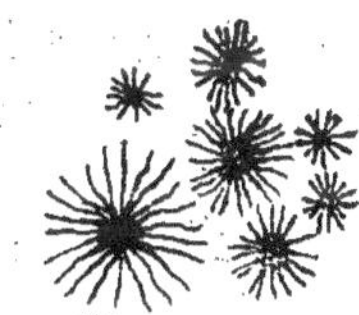

Fig. 102. — Beurre pur.   Fig. 103. — Margarine.   Fig. 104. — Stéarine.

l'éther. On examine au microscope, dans une goutte d'huile de coton ou d'olive.

La graisse de porc pure cristallise en tables. Tous les corps gras, le saindoux excepté, cristallisent en aiguilles pointues (fig. 102, 103, 104).

L'examen du dépôt produit lors de la fusion de la graisse permet de déceler l'addition d'amidon ou de fécule (fig. 105).

Recherche de la margarine de coton. — On procède

comme pour la recherche de l'huile de coton dans les huiles. Mais comme les graisses oxydées réduisent plus ou moins fortement la solution alcoolique de nitrate d'argent, ce qui peut donner lieu à des erreurs dans la recherche de l'huile de coton, il convient de pratiquer l'essai sur de la graisse liquéfiée et lavée à l'alcool (voir HUILES), ou mieux encore sur les acides gras.

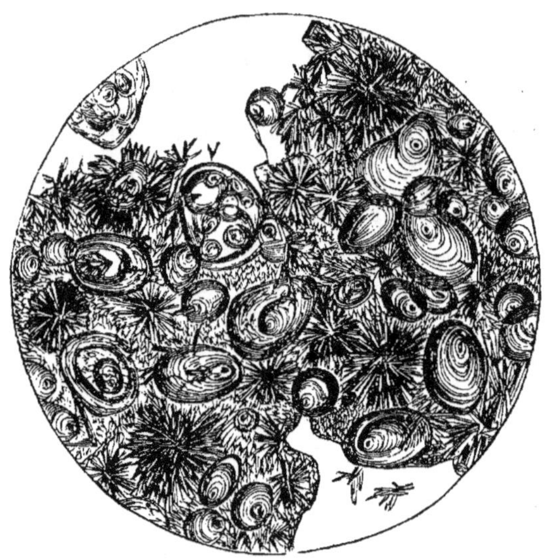

Fig. 105. — Graisse avec fécule de pommes de terre.

Graisses oxydées. — On reconnaît comme suit *une graisse oxydée* : on chauffe, dans un tube à essai, 10 cc. d'eau, 10 cc. de graisse liquéfiée, quelques gouttes de solution d'acétate neutre de plomb et 1 cc. d'ammoniaque. Le mélange agité énergiquement prend, dans le cas de graisse oxydée, une teinte variant du jaune faible au rouge orangé foncé ; s'il n'y a pas de graisse oxydée, il n'y a pas de coloration. L'huile de coton pure, non oxydée, ne donne aucune coloration.

Il convient toutefois de bien noter que l'huile de coton et les saindoux américains paraissent absorber l'oxygène avec une grande facilité.

Recherche des corps gras d'origine végétale. — On dissout 1 cc. de la matière grasse dans 5 cc. de chloroforme et on agite pendant 1 minute avec 2 cc. du réactif phosphomolybdique (voir Réactifs). En présence de corps gras d'origine végétale (sauf beurre de coco), la couche aqueuse prend une coloration verte qui passe au bleu par addition d'ammoniaque.

Pour déterminer la nature de l'huile, voir Huiles.

Examen des margarines. — L'examen des margarines, qui sont de précieuses graisses alimentaires, se pratique de la même manière que l'examen d'un saindoux.

Ce qui est fraude, c'est l'addition ou la substitution de margarine, au saindoux ou au beurre.

HARICOTS

Poudre ou farine de haricots, etc. (fig. 106).
Composition centésimale (Balland) :

ÉLÉMENTS DOSÉS	HARICOTS	
	Etat normal	Etat sec
Eau	10,00	20,40
Matières azotées.	13,81	25,16
— grasses	0,98	2,46
Amidon et sucre	52,91	60,98
Cellulose	2,46	4,62
Cendres	2,38	4,20

L'analyse se pratique comme celle de la Farine de blé.

Haricots toxiques. — Certaines variétés de haricots : *haricots de Lima*, de *Sieva*, de *Java*, *pois amers*
ou *pois d'Achery*, *fèves de Kratok*, *fèves de Birmanie*,
haricots nains des Indes, contiennent de l'acide cyanhydrique.

Pour reconnaître, parmi des haricots, la présence de
graines toxiques, on recherche l'acide cyanhydrique au

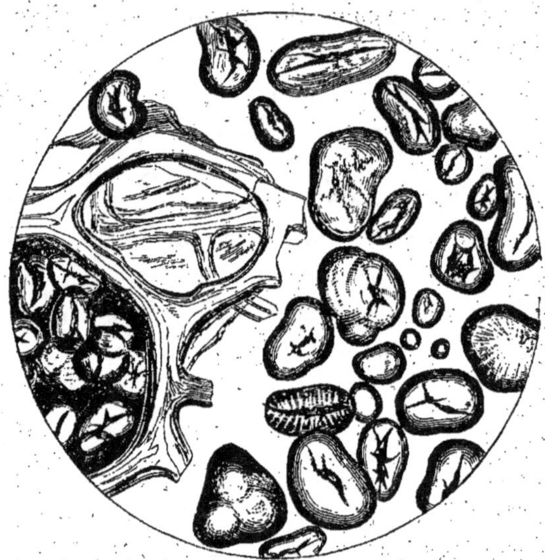

Fig. 106. — Poudre de haricots.

moyen d'un *papier picro-sodé* (Guignard) : On trempe
du papier buvard dans une solution aqueuse au centième
d'acide picrique et on laisse sécher ; puis on l'imprègne
de même d'une solution au dixième de carbonate de sodium, et, si on ne l'emploie pas de suite, on le met
sécher de nouveau. Après dessiccation, il présente une
couleur jaune d'or et se conserve parfaitement.

On pulvérise quelques grammes de graines, et, avec

très peu d'eau, on forme une pâte liquide qu'on introduit dans un petit ballon. Avec quelques gouttes d'eau, on chasse les parcelles qui ont pu rester adhérentes aux parois du col. À l'aide d'un bouchon, on suspend dans le col du ballon une bandelette du papier picrosodé humecté d'eau. On observe, au bout de quelque temps (en prolongeant, au besoin, l'observation pendant vingt-quatre heures), une coloration rouge-orangé, s'il y a des graines à acide cyanhydrique.

Il est plus correct d'opérer comme suit : Avec 200 gr. de graines pulvérisées et 200 à 250 gr. d'eau, on fait une bouillie qu'on introduit dans un ballon de 1 litre. On bouche le ballon et on laisse macérer vingt-quatre heures, à une température voisine de 30°. Au bout de ce temps, on ajoute quelques gouttes d'acide sulfurique et on distille au bain d'huile. On recueille le produit de la distillation dans un petit ballon taré. On pèse le liquide distillé et on l'essaie comme suit :

a) A un quart du liquide distillé, on ajoute une goutte de lessive de soude pour alcaliniser, puis quelques gouttes de sulfure d'ammonium jaune pour que le liquide paraisse jaunâtre ; on évapore à sec, au bain-marie, dans une petite capsule de porcelaine. On dissout le résidu dans un peu d'eau, on acidifie avec deux ou trois gouttes d'acide chlorhydrique, et, au bout de quelques minutes, on ajoute quelques gouttes de perchlorure de fer. Une coloration rouge de sang indique l'acide cyanhydrique.

b) A un autre quart du liquide distillé, on ajoute un peu d'une solution de sulfate de protoxyde de fer, additionnée d'une goutte de perchlorure de fer ; on verse ensuite quelques gouttes de lessive de soude ; au bout de

quelques minutes, on acidifie avec de l'acide chlorhydrique. La formation de bleu de Prusse, insoluble,
indique l'acide cyanhydrique. Pour de faibles quantités,
le dépôt de bleu de Prusse ne se produit qu'au bout d'un
long temps.

c) Dans le reste du liquide distillé, additionné d'ammoniaque, on dose l'acide cyanhydrique comme il est
indiqué à Kirsch. On rapporte, par calcul, à 1 kgr. de
haricots, sachant que 1 cc. de la solution centinormale
d'argent correspond à 0 gr. 00054 d'acide cyanhydrique.

Haricots verts. — On reverdit les haricots avec du sulfate de cuivre (voir Métaux lourds pour la recherche)
et encore avec le penicillium glaucum. La vente de ces
denrées est interdite.

HUILES

Les *huiles alimentaires* les plus employées sont les
huiles d'*olive*, d'*œillette* (huile blanche), de *noix*, de
sésame. Elles sont généralement mélangées ou addition-
nées d'huile d'arachide, de coton, de faine, de navette.

La détermination des constantes physiques ou chimiques, résumées dans le tableau (page 204), et les réactions propres à quelques huiles permettent de déterminer
la nature du mélange.

Détermination du poids spécifique. — On se sert de la
balance densimétrique, ou mieux, on le détermine par la
méthode du flacon (voir Graisses).

Détermination de l'indice de réfraction. — Par le réfractomètre de Féry.

Détermination du pouvoir réfringent. — Mesure d'un
degré arbitraire par l'oléoréfractomètre de F. Jean.

Dosage des acides libres. — (Voir GRAISSES).

Dosage de l'indice d'iode. — (Voir GRAISSES).

HUILES ALIMENTAIRES	Densité à + 15°	Densité à + 100°	Densité des acides gras à 100°	Indice de réfraction.	Déviation à l'oléoréfracto- mètre.	Indice d'iode.	Point de fusion des acides gras.
Huile d'arachide.	0,9177-0,9198	0,8673	0,8475	1,47325	3,5 à 6,5	94 à 103	33°,5
— de coton...	0,923-0,925	0,8725	0,8494	1,47440	20	106-108	38°
— de faîne...	0,920-0,9225	»	»	»	16,5-18	104	24°
— de navette.	0,9152-0,9164	0,8632	0,8439	»	18	103-6	17°
— de noix....	0,926-0,927	»	»	1,47160	35-36	143-145	20°
— d'œillette..	0,9249-0,9265	»	»	1,47730	29	130-136	20°,5
— de sésame.	0,921-0,9237	0,8679	»	1,47400	17	105-108	26°
— d'olives...	0,916-0,9177	»	0,844	1,47130	1 à 2	81-84	23°-24°

Recherche de l'huile d'arachide. — On saponifie
20 cc. d'huile en la chauffant avec 10 cc. de lessive de
soude et 50 cc. d'alcool; après évaporation de l'alcool, on
précipite les acides gras par addition d'acide chlorhydrique, et, après lavage (voir BEURRE : *dosage des acides
gras*), on les dissout dans 300 cc. d'éther.

Dans cette solution éthérée portée à 30°, on verse une
solution, également à 30°, de 15 gr. d'acétate de plomb
dans 150 cc. d'alcool; on laisse reposer 12 heures. On
décante la solution éthéro-alcoolique claire, on entraîne
le résidu sur un filtre, où on le lave avec de l'éther.

Le savon plombique, resté sur le filtre, est décomposé
par 250 cc. d'acide chlorhydrique à 5 p. 100. On fait
bouillir jusqu'à ce que les acides gras surnagent sous
forme d'huile absolument limpide. On lave ensuite cette
huile avec de l'eau bouillante aiguisée d'HCl, jusqu'à ce
que l'eau de lavage ne renferme plus de plomb (voir
BEURRE, *dosage des acides gras*).

Le gâteau d'acides gras est dissous, en tiédissant, dans 100 cc. d'alcool à 90°. La solution est ensuite maintenue dans un bain d'eau, à + 15°.

S'il ne se forme pas de précipité au bout d'une demi-heure, c'est qu'il n'y a pas d'acide arachidique.

S'il se forme un précipité cristallin, on le recueille, puis on le pèse après dessiccation. Le poids d'acide arachidique, multiplié par 110, donne approximativement la teneur centésimale en huile d'arachide.

On doit s'assurer de l'identité de l'acide arachidique obtenu, en purifiant le produit par trois cristallisations successives dans l'alcool à 90°, et en déterminant ensuite le point de fusion. Le point de fusion de l'acide arachidique pur est 74°-75° ; si le produit n'a pas été *rigoureusement* purifié, on trouve 71°-72°.

Recherche de l'huile de coton. — 1° L'huile, purifiée par lavage à chaud avec de l'alcool à 95°, est encore lavée avec de l'acide azotique à 2 0/0 et enfin avec de l'eau.

On prépare le réactif suivant :

Azotate d'argent.	1 gr.
Alcool à 95 p. 100	200 cc.
Ether	40 cc.
Acide azotique (D = 1,39) . . .	0 cc. 1

On mélange 10 cc. d'huile préparée (ou de graisse fondue), 5 cc. du réactif et 10 cc. d'alcool amylique. On réserve une partie du mélange et on chauffe le reste, au bain-marie bouillant, pendant dix minutes.

On compare les deux parties. Un noircissement indique la présence d'huile de coton.

2° On mélange un volume de sulfure de carbone, tenant 1 de soufre p. 100 de solution, avec un volume égal d'alcool amylique et un volume d'huile ou de graisse fondue ;

on chauffe, pendant une demi-heure, au bain de sel bouillant. En présence de moins de 1 d'huile de coton p. 100, on observe une couleur orangée ou rouge.

Le saindoux ou l'huile de lard, provenant d'animaux nourris au tourteau de graisse de coton, donnent, ainsi que les acides gras, une faible coloration. Les huiles qui ont été chauffées à 200°-210° réagissent avec beaucoup moins d'intensité; celles qui ont été chauffées à 250°, pendant dix minutes, ne réagissent plus.

Recherche de l'huile de sésame. — 1° On opère sur de l'huile purifiée par lavage à chaud avec de l'alcool à 95°. On mélange 10 cc. d'huile purifiée avec 0 cc. 1 de solution à 2 gr. de furfurol pour 100 cc. d'alcool; on ajoute 10 cc. d'acide chlorhydrique (D = 1,18); on agite pendant 1/2 minute. Une coloration rouge dénote la présence d'huile de sésame.

2° L'huile de sésame bouillie ne donnant plus la réaction ci-dessus, on pratique en outre l'essai suivant : on dissout 1 gr. de pyrogallol dans 14 cc. d'acide chlorhydrique (D = 1,18); on mélange avec 15 cc. d'huile purifiée. Au bout d'une minute, on décante la couche acide, et on la fait bouillir pendant cinq minutes. En présence d'huile de sésame, on observe une coloration rouge à la lumière transmise et une couleur bleue à la lumière réfléchie.

Recherche des huiles de crucifères. — On fait bouillir 30 gr. d'huile avec 20 cc. de solution au dixième de potasse. On sépare la partie aqueuse qu'on filtre; l'addition d'une goutte de solution fraîche de nitro-prussiate de sodium détermine une coloration rouge, s'il y a présence d'huile de crucifères.

Recherche d'huile extraite au sulfure de carbone dans l'huile d'olive. — Dans une capsule de porcelaine

de 15 cm. de diamètre, on chauffe 50 cmc. d'huile, à la
température de 110°. On y verse alors, en agitant, 12 cmc.
d'une solution de 100 gr. de soude caustique à l'alcool dans 75 cmc. d'eau. On continue à chauffer jusqu'à affaissement de la masse qui a moussé. On doit avoir
atteint alors 160°, et on a dû chauffer 7 à 10 minutes.
On éteint le feu, et on agite pendant le refroidissement
pour diviser le savon formé. Quand on est redescendu à
110°, on ajoute 200 cmc. d'eau chaude, et on continue
d'agiter jusqu'à refroidissement. On verse ensuite 100
cmc. d'une solution saturée de sulfate de sodium ; on
agite ; puis, dans la masse froide, on verse 20 cmc. d'une
solution de 100 gr. de sulfate de cuivre pour 300 cmc.
d'eau. On filtre. On a une solution verdâtre ; à 100 cmc.
du filtrat, on ajoute 5 cmc. du réactif suivant :

Solution aqueuse à 1 gr. de nitrate d'argent p. 100.   1 vol.
Acide acétique cristallisable . . . .   5 vol.

On chauffe lentement jusqu'à ébullition. Après refroidissement, on sursature par l'ammoniaque.

Un précipité noir ou brun indique la présence d'huile
extraite au sulfure de carbone (Halphen).

Recherche de l'huile de résine. — Après avoir sapo-
nifié 10 gr. d'huile par une solution alcoolique de potasse,
on dissout le tout dans 200 cc. d'eau ; on fait bouillir
pour chasser l'alcool, en remplaçant l'eau qui s'évapore ;
on filtre, on refroidit, on sature de NaCl en poudre.

On filtre, et on lave le savon avec une solution saturée
de chlorure de sodium.

Si l'huile renferme de l'huile de résine, le filtrat donne,
par addition d'acide sulfurique en léger excès, un précipité floconneux blanc jaunâtre.

HUITRES

Empr. du lat. ostrea *devenu oistre, uistre, huistre, huître.*

Mollusque acéphale, vivant dans la mer. Il convient de rejeter, pour défaut de fraîcheur, les huîtres dont les feuillets sont colorés en noir ou qui sont secs.

Les huîtres sont sujettes à diverses maladies.

Les accidents causés ressemblent fort au botulisme (voir Viandes de boucherie).

On a chargé les huîtres de beaucoup de méfaits (choléra, fièvre typhoïde, etc.); il convient d'être très réservé sur ce point.

JUS DE FRUITS

Voir Sucs de fruits.

KIRSCH

Le kirsch est obtenu par la distillation du jus fermenté et des noyaux de différentes espèces de cerises, parmi lesquelles la cerise sauvage fournit le produit le plus estimé.

Les kirschs commerciaux sont rarement des produits naturels ; ils sont plus ou moins coupés d'alcools et parfois additionnés d'aldéhyde benzoïque.

On procède à l'analyse du kirsch comme à l'analyse des alcools, cognacs, etc. On effectue en outre le dosage de l'acide cyanhydrique et la recherche de l'aldéhyde benzoïque.

Les impuretés d'alcool sont en proportion notable dans les kirschs véritables, et en proportion très faible dans les produits de fantaisie.

ÉLÉMENTS DOSÉS	KIRSCH NATUREL	KIRSCH NATUREL	KIRSCH SOPHISTIQUÉ	KIRSCH SOPHISTIQUÉ
Densité	0,9351	0,9339	0,9324	0,9343
Alcool p. 100 en volume. . . .	49,60	50,90	51,00	50,00
Extrait par litre	2,68	0,28	traces.	0,52

ÉLÉMENTS DOSÉS	par litre	p. 100 d'alcool à 100°	par litre	p. 100 d'alcool à 100m	par litre	p. 100 d'alcool à 100°	par litre	p. 100 d'alcool à 100°
Acidité	504,0	101,6	504,0	100,8	96,0	18,8	96,0	19,2
Aldéhydes . . .	40,0	8,0	85,0	17,0	72,4	14,1	14,0	2,8
Furfurol	2,4	0,5	3,7	0,7	3,0	0,5	0,5	0,1
Ethers.	906,4	182,7	528,0	105,6	281,6	55,2	123,2	24,6
Alcools supérieurs.	569,0	114,7	600,0	120,0	316,2	62,0	153,6	30,7
Coefficient d'impuretés .		407,5		344,1		150,6		77,4
Acide cyanhydrique	0 gr 044		0 gr 040		0 gr 004		0 gr 008	
Ald. benzoïque.	0		0		G^{do} quantité		G^{de} quantité	

Dosage de l'acide cyanhydrique. — On distille 200 cmc. de kirsch, après avoir alcalinisé par XX gouttes de lessive de potasse ou de soude. On recueille 180 cmc. de liquide alcoolique que l'on réserve pour la recherche de l'aldéhyde benzoïque.

Après refroidissement, on ajoute 50 cmc. d'eau au résidu de la distillation, puis II gouttes de solution de phtaléine du phénol, et, goutte à goutte, de l'acide phosphorique sirupeux jusqu'à disparition de la couleur rose. On distille de nouveau en recueillant 50 cmc. de liquide distillé dans un petit ballon contenant 10 cmc. d'ammoniaque.

Dans le produit distillé, on dose l'acide cyanhydrique, au moyen d'une solution centinormale d'azotate d'argent, après addition de trois gouttes d'une solution au dixième d'iodure de potassium. Un trouble persistant indique la fin de la réaction.

Du volume utilisé de solution argentique, on retranche le volume nécessaire pour produire le même trouble dans le mélange : eau, 50 cmc.; ammoniaque, 10 cmc.; iodure de potassium au dixième, III gouttes.

Soit n cette différence, en centim. cubes : $n \times 0$ gr. 0027 exprime, par litre, la teneur en acide cyanhydrique.

Les kirschs naturels contiennent, par litre, au moins 0 gr. 020 d'acide cyanhydrique.

Recherche et dosage de l'aldéhyde benzoïque. — Au liquide distillé ci-dessus et réservé, on ajoute 4 cmc. de la solution de phénylhydrazine (voir RÉACTIFS); on double le volume du liquide total par addition d'eau distillée. On agite, on laisse reposer une heure ou deux, on filtre. Avec de l'alcool à 25°, on lave la benzylidène-phénylhydrazine formée, puis, à la fin, on la dissout avec 10 cc. d'alcool absolu. On reçoit la solution dans une capsule de verre tarée et on l'évapore dans le vide.

Soit p l'augmentation de poids de la capsule : $p \times 2,7$ donne la proportion, en grammes, d'aldéhyde benzoïque par litre de kirsch.

L'aldéhyde benzoïque ne se rencontre qu'à l'état de traces dans les kirschs naturels.

LAIT

Le *lait* est le liquide sécrété par les glandes mammaires des femelles des animaux mammifères après la naissance du petit.

C'est un liquide opaque, blanc mat ou jaunâtre, ou légèrement bleuté, d'une odeur spéciale et d'une saveur sucrée. Il est essentiellement formé d'eau maintenant soit en dissolution, soit en émulsion, du sucre de lait, du beurre, de la caséine et certains sels, notamment du phosphate de calcium.

Par **lait de vache**, on doit entendre *le lait obtenu par la traite régulière, ininterrompue et complète, de vaches saines et bien nourries.*

Composition. — La composition du lait, quant aux proportions des éléments énumérés, varie non seulement suivant l'espèce envisagée, mais aussi suivant l'individu, et suivant les saisons, les climats, l'alimentation, l'état de santé, l'état de la traite, etc.

La *composition moyenne* des principaux laits est indiquée dans le tableau ci-dessous :

ÉLÉMENTS rapportés à 100 parties de lait	FEMME	VACHE	CHEVRE	ANESSE	JUMENT	BREBIS	CHAMELLE
Densité . . .	1,0315	1,0318	1,0323	1,033	»	»	»
Extrait . . .	12,30	13,50	12,40	9,30	9,55	16,60	12,40
Beurre . . .	4,50	4,00	4,20	1,55	1,31	6,05	5,38
Caséine . . .	1,90	3,60	3,70	1,70	2,53	5,73	3,06
Sucre de lait .	5,30	5,40	4,00	5,80	5,42	3,96	3,26
Sels minéraux	0,18	0,50	0,55	0,50	0,29	0,68	0,70

Le conseil d'hygiène a, pour le *lait de vache*, admis comme quantités minima :

Extrait.	11,5	p. 100
Beurre.	2,7 à 3,0	p. 100
Sucre de lait.	4,5	p. 100

Analyse du lait. — **Prises d'échantillons.** — On prend l'échantillon de lait sur un mélange rendu homogène par l'agitation. Pour conserver les échantillons de lait, on les additionne de un millième de bichromate de potassium.

Prises d'essais. — Toute prise d'essai sur l'échantillon n'est faite qu'après avoir, par l'agitation, rendu l'échantillon homogène. Comme il est impossible de mesurer exactement, par écoulement d'une pipette, un volume déterminé de lait, on fait toutes les prises d'essais *en poids*, en se servant d'un trébuchet sensible, et en pesant au centigramme.

On note d'abord la *réaction, l'odeur*, la *couleur*, la *saveur*.

On pratique ensuite l'*examen microscopique* (fig. 107), qui peut, dans le cas de maladie, indiquer la présence de globules de pus (fig. 109), parfois d'érythrocytes, et permet aussi de déceler le mouillage et l'écrémage par l'aspect des globules gras, surtout si on compare avec un lait pur. La diminution manifeste du nombre des globules gras est un indice certain de mouillage et d'écrémage.

Densité. — On prend la densité du lait, *à la température de 15°*, avec le lacto-densimètre.

Pour un lait non écrémé, on lit l'indication sur la partie colorée en jaune ; la graduation va de 1014 à 1042.

Pour un lait écrémé, on lit l'indication sur la partie bleue ; la graduation va de 1018 à 1042.

On peut aussi, pour cette détermination, utiliser la balance densimétrique.

Extrait. — On prend le poids, P, d'un cristallisoir sec, à bords rodés, et fermé par un obturateur en verre. On y introduit 10 grammes de lait. On évapore dans le vide, au-dessus de l'acide sulfurique. Après dessiccation complète, on prend le poids P' du cristallisoir et de son contenu.

10 [P' — (P + 10)] est le poids de l'extrait rapporté à 100 grammes de lait.

Cendres (Sels minéraux). — Dans une capsule de porcelaine à fond plat et à bords bas, tarée, on introduit 10 grammes de lait ; on évapore à sec, au bain-marie bouillant ; l'extrait obtenu est ensuite charbonné avec précaution, en promenant la capsule au-dessus d'un bec de Bunsen ; on termine au four à moufle jusqu'à obtention de cendres blanches (voir Miel). L'augmentation de poids de la capsule, multipliée par 10, donne la proportion, en grammes, des cendres de 100 grammes de lait.

Beurre. — Dans un petit mortier en verre, on introduit 20 grammes de sulfate de sodium anhydre ; on verse ensuite 10 grammes de lait ; on mélange en s'aidant du pilon de verre et on abandonne sous une cloche pendant 1/2 heure. A ce moment, la masse se laisse finement pulvériser (Lecomte). La totalité de la poudre et des quelques autres grammes de sulfate de sodium anhydre ayant servi à laver le mortier, est introduite dans le tube A' de l'appareil à épuisement (fig. 27), dont la partie inférieure est garnie d'un tampon de coton hydrophile dégraissé. On épuise, selon les indications données à la page 17, avec 50 cc. de sulfure ou de tétrachlorure de carbone ou bien encore d'acétone.

Après épuisement et distillation du dissolvant, on place dans un dessiccateur et jusqu'à complet refroidissement, le ballon taré contenant la matière grasse.

En multipliant par 10 l'augmentation de poids du ballon, on a la proportion, en grammes, de beurre contenu dans 100 gr. de lait.

Sucre de lait (lactose). — Dans 100 cmc. d'acide acétique dilué (2 cmc. d'acide acétique cristallisable dans 1 litre d'eau distillée) placés dans un vase à précipiter, on verse, en agitant, 10 gr. de lait ; au bout de quelques minutes, on filtre le mélange sur un filtre plissé et on recueille le liquide filtré dans une fiole jaugée de 200 cmc. Avec de l'eau distillée, on lave le vase à précipiter et le filtre, en complétant ainsi le volume de 200 cmc.

On mesure le pouvoir réducteur du liquide filtré vis-à-vis de 10 cc. de la solution cupro-alcaline.

Soit n le nombre de centimètres cubes et dixièmes de liquide sucré employé : $\dfrac{134}{n}$ est la proportion, en grammes, de *lactose hydratée* ou *sucre de lait*, contenue dans 100 gr. de lait.

Caséine. — C'est le plus souvent, mais à tort, que l'on évalue par différence la quantité de caséine, en retranchant du poids de l'extrait le poids du beurre, du sucre de lait et des cendres.

On peut doser *directement* la caséine comme suit (TRILLAT et SAUTON) : 5 gr. de lait, étendus à 25 cc. avec de l'eau distillée, sont portés à l'ébullition pendant cinq minutes ; le liquide est ensuite additionné de V gouttes de formol commercial. On laisse bouillir encore 2 à 3 minutes ; on abandonne au repos pendant 5 minutes, puis on traite le liquide par 5 cmc. d'acide acétique à 1 p. 100 ; on agite. Il se forme un précipité pulvérulent. Dès que le liquide surnageant est parfaitement limpide, on recueille le précipité sur un filtre taré. On lave à l'eau ; puis on dégraisse, dans un appareil à épuisement, avec de l'acétone ; on sèche à 75°-80° et on pèse. L'acétone évaporé donne la matière grasse.

La méthode est applicable au lait mouillé, écrémé, stérilisé, aigri, ou conservé au bichromate de potassium.

Analyse par l'emploi des centrifugeurs à grande vitesse (BORDAS).

25 cc. d'alcool à 65°, acidifiés par un millième d'acide acétique cristallisable (1 cc. d'acide dans 1000 cc. d'alcool), sont placés dans le tube en verre, taré, du centrifugeur.

On verse, goutte à goutte, 10 gr. de lait, en évitant de remuer le mélange. Au bout d'une demi-heure, on centrifuge et on décante de suite le liquide alcoolique. Le précipité de caséine et de beurre est lavé, deux fois, en le délayant, chaque fois, dans 25 cc. d'alcool à 50°. Chaque fois, on centrifuge et on décante comme précédemment. Les liquides ainsi obtenus servent au dosage du *lactose* par la solution cupro-alcaline, mais après avoir enlevé l'alcool par évaporation au bain-marie, repris par l'eau, et fait 100 cc. de solution sucrée.

L'extraction du *beurre* se fait sur le précipité. On épuise trois fois : la première, avec 20 cc. d'éther additionnés de 10 cc. d'alcool à 96°; les deux autres, avec 20 cc. d'éther. On centrifuge chaque fois, et l'éther est décanté dans un vase taré à l'effet d'y être évaporé ; le beurre est pesé après dessiccation.

La *caséine* reste dans le tube du centrifugeur ; on la dessèche à basse température et on la pèse dans le tube même, taré au préalable. On multiplie le poids trouvé par 0,925 pour avoir la quantité réelle de caséine.

On dose les *cendres* sur 10 gr. de lait, comme il est dit page 213.

Exemples d'analyses de lait de vache par l'emploi des centrifugeurs :

p. 100	Extrait sec	Cendres	Beurre	Caséine	Lactose	Total
A	12,03	0,62	3,38	3,48	4,62	12,10
B	17,78	0,67	3,09	3,48	4,78	12,02
C	12,10	0,70	3,30	3,75	4,50	12,25
D	11,70	0,70	2,80	3,80	4,60	11,90
E	11,95	0,65	3,48	3,28	4,62	12,03
F	13,05	0,65	4,52	3,24	4,79	13,20
G	12,29	0,75	3,12	3,51	4,83	12,21

Distinction du lait cuit du lait cru. — A 10 cc. de lait, on ajoute 10 cc. d'une solution aqueuse à 1 de gaïacol cristallisé p. 100 et 1 goutte d'eau oxygénée. On porte à 40°. On obtient, avec le lait cru, une coloration rouge grenat (*anaéroxydases*); avec le lait cuit ou chauffé à 80°, on n'obtient aucune coloration.

A 10 cmc. de lait, on ajoute VI à X gouttes de la solution aldéhydique de bleu de méthylène (voir RÉACTIFS). On porte le mélange à 40°. Avec le lait cru, la couleur bleue du mélange disparaît peu à peu en virant au lilas (*réductases*). Avec le lait cuit ou chauffé à 80°, le mélange reste bleu.

Altérations. — Le lait est éminemment altérable. Les microorganismes, en vivant dans cet excellent milieu de culture, déterminent diverses altérations :

1° **Lait tourné.** — Cette altération, connue sous le nom de *fermentation lactique*, est due au vibrion lactique (Bacillus lacticus), qui transforme le sucre de lait en acide lactique.

D'autres bactéries peuvent également déterminer la fermentation lactique.

2° **Lait filant**. — Altération due à divers micrococcus déterminant une *fermentation visqueuse*.

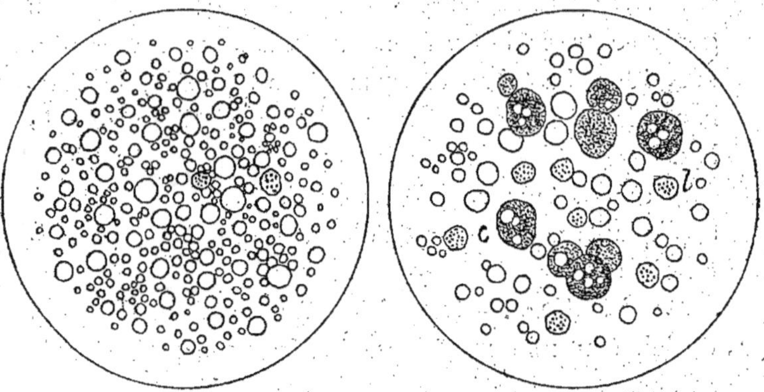

Fig. 107. — Lait normal.   Fig. 108. — Colostrum avec leucocytes.

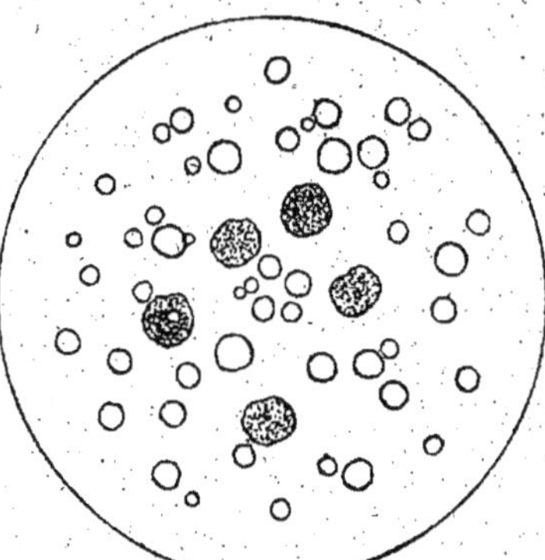

Fig. 109. — Lait purulent.

3° **Lait amer**. — Altération devant être rapportée à divers bacilles dont les spores sont très résistantes.

4° **Lait rouge**. — Altération due au développement soit du S. ruber, soit du Micrococcus prodigiosus.

5° **Lait bleu.** — Ici, l'altération est déterminée par le B. syncyanus.

6° **Lait jaune.** — Coloration attribuée au B. synxanthum.

7° **Laits pathologiques.** — Il y a lieu de se mettre en garde contre le lait provenant d'animaux malades (fig. 108, 109). La tuberculose, la fièvre typhoïde, le charbon, la fièvre aphteuse sont transmissibles par le lait.

A ce point de vue, l'examen du lait est pratiqué en appliquant les méthodes d'observation utilisées en bactériologie.

Falsifications. — Les *falsifications* les plus habituelles du lait sont : le *mouillage*, l'*écrémage* et l'*addition de substances antiseptiques.*

Mouillage. — Si l'on possède un type de comparaison de même origine, les chiffres inférieurs trouvés à l'analyse dénotent le mouillage.

S'il s'agit d'un lait de dépôt, on se reporte aux quantités minima adoptées par le Comité consultatif d'hygiène. Si le lait accuse à l'analyse des chiffres inférieurs à ces quantités, on est en droit de conclure au mouillage. Dans cette comparaison, il est préférable d'utiliser les chiffres de l'*extrait moins le beurre* et du sucre de lait, plutôt que ceux du beurre seul et de l'extrait total.

Ecrémage. — C'est la fraude la plus commune.

Le dosage du beurre indique la soustraction d'une partie de la matière grasse.

On ne saurait admettre des laits contenant par litre moins de 27 à 30 gr. de matière grasse dont il convient d'étudier d'autre part la *pureté* (voir BEURRE, GRAISSE, VÉGÉTALINE).

Calcul du mouillage et de l'écrémage (GÉNIN) (1) :

Soient e et b les poids, en grammes, de l'extrait et du beurre de 100 cc., à $+$ 15°, pour le lait pur L; e_1 et b_1 pour le lait écrémé L_1; e' et b' pour le lait L', écrémé puis mouillé.

Si l'on désigne par S l'expression :

$$S = \frac{100\,(e' - b') - 1,08\,(be' - eb')}{100\,(e - b)}$$

1° Pour $S = 1$, il y a écrémage seul, donné par la formule :

$$\varepsilon = 100 \left(1 - \frac{b'}{b}\right);$$

2° Pour $be' = eb'$, il y a mouillage seul, donné par la formule :

$$\mu = 100 \left(1 - \frac{b}{b'}\right);$$

3° Pour $be' > eb'$ il y a écrémage et mouillage, donnés par les formules :

$$\varepsilon = 100 \left(1 - \frac{b'}{b\,S}\right)$$

$$\mu = 100\,(1 - S)$$

Matières étrangères. — Dans le but de masquer une pratique frauduleuse, on a parfois additionné le lait de lactose, de sucre de canne, de glucose, de dextrine, de matières féculentes, etc.

Sucre de lait. — L'addition de sucre de lait a pour effet de faire baisser le chiffre de la caséine.

(1) Il faut un lait *témoin* c'est-à-dire un lait de *même origine*, ni mouillé, ni écrémé.

Sucre de canne. — On prépare le réactif suivant :

    Molybdate d'ammoniaque . . . .   2 gr.
    Acide chlorhydrique pur . . . .   10 gr.
    Eau distillée . . . . . Q. S pour 100 cmc.

Dans un tube à essai, on met 10 cc. de lait et 10 cc. du réactif et dans un autre tube, 10 cc. d'une solution à 6 de sucre de lait p. 100 et 10 cc. du réactif. On porte les deux tubes, vers 80°, au bain-marie, en chauffant graduellement : le lait falsifié bleuit nettement, le lait pur bleuit à peine.

La coloration est très appréciable avec 1 gr. de sucre de canne par litre (voir pour le dosage, CHOCOLAT AU LAIT).

Glucose. — Le petit-lait glucosé réduit nettement, à froid, la solution cupro-alcaline. On caractérise le sucre et on le dose, comme il est indiqué à SIROP, en considérant le petit-lait comme une solution d'un mélange de sucres.

Dextrine. — Le petit-lait précipite alors par addition d'alcool. On recueille le précipité sur un filtre. On le redissout ensuite dans l'eau. La solution aqueuse prend, s'il y a de la dextrine, une coloration rouge, par addition d'eau iodée.

Matières féculentes. — Addition rare. Le lait, additionné d'eau iodée, prend, dans ce cas, une coloration bleue. A l'aide du microscope, il est facile de déceler la présence des grains d'amidon et de déterminer leur origine.

Antiseptiques. — On recherche surtout le bicarbonate de sodium, l'acide borique et le borax, le formol, l'eau oxygénée, les fluorures, les fluoborates, les chromates (voir ANTISEPTIQUES).

Le bicarbonate de sodium donne une réaction alcaline aux cendres du lait.

Matières colorantes. — Dans le but de masquer l'écrémage et le mouillage, on additionne le lait, ayant pris un aspect blanc, de diverses matières colorantes jaunes comme le rocou, le safran, le curcuma, la carotte, l'orangé, III Poirrier (Voir COLORANTS).

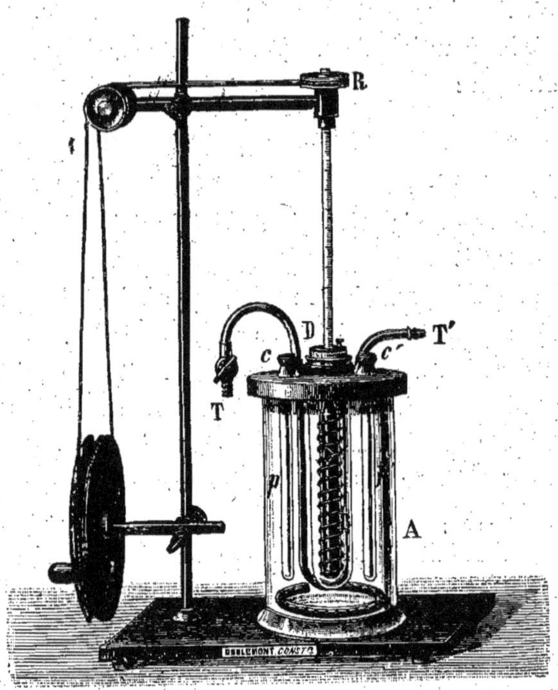

Fig. 110. — Appareil cryoscopique de Raoult (Berlemont).

A, bocal contenant du sulfure de carbone; B, éprouvette servant de chambre à air;
T T'. robinets; c, c', tubulures; D, bouchon; p, p, éprouvettes; R, poulie où est
fixé le thermomètre.

Cryoscopie du lait. — Il faut d'abord bien vérifier le thermomètre pour cryoscopie, divisé en centième de degré. Pour cela, on détermine le point de congélation de l'eau distillée et celui d'une solution rigoureusement à 1 de chlorure de sodium pur p. 100 ; on doit trouver exactement 0°60 comme différence entre les deux lectures.

Avec un cryoscope ordinaire (fig. 110) et un thermomètre vérifié, on détermine le point de congélation du lait.

Si Δ est l'abaissement normal ;

Δ', l'abaissement observé ;

E, la quantité d'eau ajoutée contenue dans 100 cc. de lait, sera :

$$E = \frac{100\,(\Delta - \Delta')}{\Delta}$$

S'il s'agit d'un mélange de laits (laits de dépôts), on prend $\Delta = -0°55$; s'il s'agit d'un lait individuel, on prend $\Delta = -0°,54$.

Il faut s'assurer, d'autre part, que le lait n'a pas fermenté et qu'il ne contient pas d'antiseptiques.

Cette recherche du mouillage pourrait être mise en défaut si le mouillage avait été fait avec des solutions isotoniques au lait. La mesure de la résistance électrique permet de déceler cette pratique rare.

On pourrait rétablir facilement le point cryoscopique normal d'un lait mouillé par une addition judicieuse de glycérine.

Aussi la détermination de l'abaissement Δ ne peut-elle être qu'un complément d'analyse.

Réfractométrie du petit-lait. — On prépare le petit-lait de la façon suivante :

A un volume déterminé de lait, on ajoute 1/2 volume d'acide acétique à 1 p. 100. On fait bouillir un instant dans un ballon relié à un réfrigérant ascendant. On filtre après refroidissement, en examinant le petit-lait à l'oléo-réfractomètre de F. Jean et Amagat : on ne doit pas avoir moins de 39 divisions si le lait n'est pas mouillé.

L'addition, au lait, de la quantité de lactose enlevé par
mouillage rétablit la déviation réfractométrique. La détermination du degré réfractométrique ne peut donc
être qu'une donnée complémentaire d'analyse.

LAIT ÉCRÉMÉ

On désigne sous le nom de *lait écrémé* la partie du lait,
pauvre en matière grasse, qui reste après l'écrémage.

Dans certains cas, l'usage de lait écrémé est préférable
à celui du lait chargé de matière grasse.

Le lait écrémé ne doit pas être mouillé. On procède à
l'analyse comme dans le cas du LAIT.

LAITS DIVERS

*Lait condensé, lait conservé, lait concentré, lait
stérilisé.* — Voir CONSERVES DE LAIT.

LÉGUMES SECS

Voir HARICOTS, LENTILLES, POIS.

LENTILLES (poudre, farine, etc.)

Composition (Balland) :

ÉLÉMENTS DOSÉS	ÉTAT NORMAL	ÉTAT SEC
Eau	11,70	13,50
Matières azotées.	20,32	24,24
— grasses	0,58	1,45
Amidon et sucre.	56,07	62,45
Cellulose	2,96	3,56
Cendres	1,99	2,66

Analyse. — On emploie la même méthode analytique que celle indiquée pour la Farine de blé.

LIMONADE

Sous ce nom, on désigne plus particulièrement une boisson faite avec du suc de citron ou de limon et du sucre. Si on introduit de l'acide carbonique, on a une *limonade gazeuse*.

On dose le sucre comme dans les Sirops. On recherche particulièrement la *saccharine* et la *saponine*. *L'acidité* ne doit être due qu'aux acides organiques, après départ de l'acide carbonique dans le cas de limonade gazeuse.

Aux sucs de fruits, on substitue parfois des essences artificielles (voir Bonbons, Confitures, Sirops et aussi Eau de Seltz).

LIQUEURS

Les *liqueurs* sont en général des mélanges artificiels d'eau, d'alcool et de sucre, avec diverses substances aromatiques (huiles essentielles, substances amères, extraits végétaux) et des matières colorantes.

Les liqueurs alcooliques comme la chartreuse, le curaçao, etc., doivent, en principe, être des infusions de plantes distillées et sucrées. On y trouve de 25 à 35 p. 100 d'alcool, en volume, et 100 à 500 gr. de saccharose, par litre.

On fabrique des liqueurs avec des alcools d'industrie, des essences, divers principes amers, aloès, coloquinte, etc.

L'analyse de ces produits se conduit comme l'analyse des Apéritifs, des Amers, des Absinthes, des Alcools.

On dose le sucre dans l'extrait. On recherche les Colo-
RANTS ARTIFICIELS et la SACCHARINE (voir ces mots).

MACARONI
(Emprunté au vénitien : macaroni).

Le macaroni est une pâte alimentaire moulée en
cylindre creux. Pour la composition et l'analyse, voir
PATES ALIMENTAIRES.

MACARONS ET MASSEPAINS

Les *macarons* et les *massepains* sont des gâteaux préparés avec des amandes pilées, du sucre et des blancs
d'œufs (Voir PATISSERIES).

Composition (Balland) :

ÉLÉMENTS DOSÉS	MACARONS D'AMIENS	MASSEPAINS DE NANCY
Eau	10,10	12,00
Matières azotées	11,08	9,32
— grasses	23,45	16,51
— sucrées	51,20	58,49
— amylacées	1,77	2,11
Cellulose	0,80	0,87
Cendres	1,20	0,70
	100,00	100,00

MACIS
(Emprunté au latin : macis).

On désigne sous le nom de *macis* l'arille desséché qui
enveloppe incomplètement la noix muscade.

Les substances, très aisément reconnaissables, qui

servent à la falsification, sont le curcuma et le macis de Bombay.

MADELEINE

La *madeleine* est un gâteau à pâte compacte, aromatisé à la fleur d'oranger, et où le beurre s'unit aux œufs, au sucre et à la farine (Voir PATISSERIES).

Composition (Balland) :

Eau	11,40
Matières azotées.	7,56
— grasses.	29,10
— sucrées	28,78
— amylacées	22,66
Cellulose	0,10
Cendres	0,40
	100,00

MAIS (FARINE DE).

Composition. — Voici, d'après Balland, la composition centésimale de la farine de maïs :

Eau.	12,5 à 15,1
Matières azotées	7,4 à 10,7
Matière grasse	3,2 à 5,6
Amidon de sucre	65,4 à 72,3
Cellulose.	1,5 à 2,6
Cendres	1,0 à 2,0

L'examen se pratique comme celui de la FARINE DE BLÉ. L'amidon de la farine de maïs (fig. 111) est caractéristique.

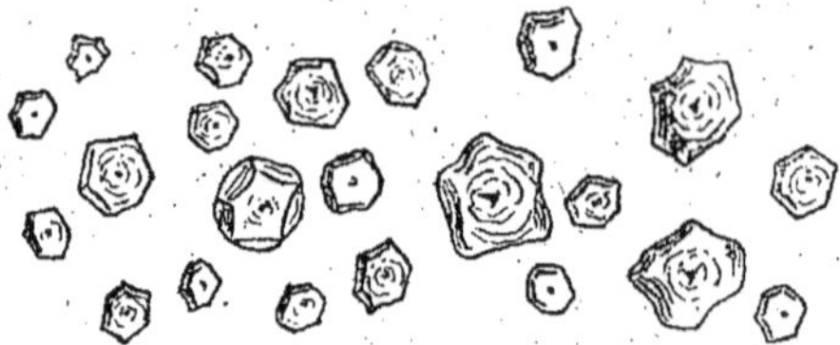

Fig. 111. — Amidon de la farine de maïs.

MARC (Eau-de-vie de marc).

ÉLÉMENTS DOSÉS	Marc de Bourgogne	Marc de fantaisie	Marc vieux trois étoiles	Marc vieux fantaisie
Degré alcoolique apparent.............	»	47,6	46,0	51,5
Densité à 15°...........	0,9532	0,9389	0,9418	0,9314
Alcool p. 100 en volume.	42,50	47,80	46,50	51,50
Extrait par litre........	19,50	0,40	0.28	0,12
Couleur	»	0	0	»

ÉLÉMENTS DOSÉS	par litre	p. 100 d'alcool à 100°	par litre	p. 100 d'alcool à 100°	par litre	p. 100 d'alcool à 100°	par litre	p. 100 d'alcool à 100°
Acidité................	1392,0	327,5	216,0	45,1	744,0	160,0	456,0	88,5
Aldéhydes............	1034,8	243,4	336,6	70,4	973,8	209,4	628,3	121,8
Furfurol.............	4,3	1,0	0,7	0,1	0,6	0,1	1,0	0,1
Ethers...............	2306,0	542,5	440,0	92,0	1707,2	367,0	580,8	105,0
Alcools supérieurs....	1584,0	372,7	525,0	109,8	1400,0	301,0	435,0	84,4
Coefficient d'impuretés.		1487,1		317,4		1037,5		399,8

On désigne sous le nom de *marc, eau-de-vie de marc,* un liquide alcoolique retiré par distillation du marc de raisin. Ces produits renferment les impuretés des cognacs dont les proportions sont très variables, mais les quantités généralement grandes.

On pratique l'analyse des marcs dans les mêmes conditions que celle des Cognacs.

Les falsifications des marcs sont rares ; elles consistent dans l'addition d'alcool neutre, ce qui a pour effet d'abaisser le *coefficient d'impuretés*.

MARMELADES

On désigne sous ce nom des mets composés de fruits qui se sont écrasés et ont perdu leur forme en cuisant avec du sucre et un peu d'eau. Ex. : marmelades de pommes, de poires, d'abricots.

Pour l'analyse, voir CONFITURES, COMPOTES.

MERINGUES

La *meringue* est une pâtisserie obtenue avec du blanc d'œuf et du sucre en poudre. On y introduit de la crème fouettée en quantité variable (Voir PATISSERIES).

Composition (Balland) :

Eau	10,10
Matières azotées	5,84
— grasses	0,56
— sucrées	82,90
Cendres	0,60
	100,00

MÉTAUX LOURDS

PLOMB, CUIVRE, ZINC, ETAIN.

Recherche du plomb. — a) *Les liquides ou les solutions aqueuses des substances solubles dans l'eau sont*

acidulés par l'acide azotique (1 p. 100) et additionnés de
5 cc. d'une solution à 20 de sulfate de cuivre *pur* p. 100.

b) *Les substances insolubles dans l'eau* sont préalablement détruites par oxydation azotique : 25 à 50 gr. de
substance sont placés dans une capsule de porcelaine de
1 litre et recouverts de 100 cc. d'acide azotique pur, puis
additionnés de 5 cc. de la solution à 20 de sulfate de cuivre p. 100. On chauffe, d'abord doucement, pour activer la
destruction de la matière organique ; le résidu salin est
repris par de l'eau acidulée par de l'acide azotique (1 p.
100). On filtre et on met à part le résidu recueilli et lavé
sur le filtre.

Les solutions azotiques, de l'un et l'autre cas, sont
traitées, à chaud, par l'hydrogène sulfuré. Après repos,
on filtre et on recueille le précipité. Dans la liqueur filtrée, on recherche le zinc, comme il est dit plus loin.

Le précipité, séché (auquel on joint le résidu, également sec, signalé ci-dessus et mis à part) est fondu
avec un mélange de carbonates de sodium et de potassium et de soufre. Les sulfures de plomb et de cuivre
séparés et recueillis (voir USTENSILES) sont dissous dans
10 cc. d'acide azotique à 50 p. 100, on ajoute 50 cc.
d'eau, on fait bouillir, on filtre, on lave en complétant
à 100 cc.

On électrolyse cette dernière solution en prenant une
anode dépolie, de large surface par rapport à la cathode,
et en utilisant un courant de *densité* maxima de 0,5
ampère. La précipitation du plomb, à l'état de PbO^2,
sur l'anode, est complète au bout de 5 à 6 heures. Le
précipité est lavé rapidement sans interrompre le courant ; après lavage à l'eau et à l'alcool, on sèche le dépôt
à 180°-190° et on pèse après refroidissement.

L'augmentation de poids de l'anode, multipliée par 0,866 (1), donne le poids de plomb contenu dans la prise d'essai. On rapporte à 100 de substance.

Le dépôt lavé peut encore être dissous dans un peu d'eau acidulée en renversant le courant et dans la solution on peut doser volumétriquement le plomb avec une solution titrée de chromate de potassium (voir USTENSILES).

Si la quantité de plomb déposé est trop faible, on dissout le dépôt comme ci-dessus, puis on évapore la solution à sec. On caractérise le plomb par une réaction microchimique : lamelles hexagonales jaunes d'iodure de plomb qu'on obtient en ajoutant au résidu dissous dans quelques gouttes d'eau une goutte de solutions étendues d'acétate de sodium et d'iodure de potassium.

Recherche du cuivre. — On prépare la solution à électrolyser comme dans la recherche du plomb, mais sans addition préalable de cuivre.

La solution à électrolyser est fortement acidifiée par l'acide azotique (10 pour 100). Densité de courant : $ND_{100} = 0,5$ à 1 ampère. Durée de l'électrolyse : 5 à 6 heures.

Le dépôt sur la cathode préalablement tarée est, après lavage à l'eau et à l'alcool sans interruption du courant, séché à 80°. On pèse après refroidissement.

Recherche du zinc. — On opère comme il est dit pour la recherche du plomb : addition de cuivre, précipitation par l'hydrogène sulfuré, etc.

La solution ayant subi l'action de l'hydrogène sulfuré et dont on a, par filtration, séparé les sulfures formés, est additionnée d'acétate d'ammoniaque pour rendre le milieu

(1) Coefficient indiqué par M. Hollard.

acide par l'acide acétique et non par l'acide azotique,
puis on fait de nouveau passer un courant d'hydrogène
sulfuré. Le sulfure de zinc formé est recueilli sur un
filtre ; on le redissout dans de l'acide sulfurique dilué,
on neutralise la solution par de l'ammoniaque, on ajoute
5 gr. de sulfate d'ammoniaque et 3 à 6 gouttes d'acide
sulfurique, puis, par addition convenable d'eau, on fait
100 cc. de solution qu'on électrolyse, à 50°, avec courant
de densité $ND_{100} = 0,5$ ampère sous 5 volts. On recueille le zinc sur une cathode préalablement recouverte
de cuivre par électrolyse.

Recherche de l'étain. — Après avoir opéré comme
il est dit pour la recherche du plomb, on recueille la
solution sulfoalcaline provenant de l'épuisement par l'eau
du produit de la fusion.

On ajoute à la solution sulfoalcaline, tiède, filtrée,
de l'eau oxygénée jusqu'à ce qu'elle devienne incolore,
puis on acidifie par l'acide sulfurique pour précipiter l'a-
cide stannique ; on neutralise par l'ammoniaque et on
ajoute encore de l'eau oxygénée. On chauffe alors au
bain-marie pour décomposer l'excès d'eau oxygénée et
rassembler l'acide stannique qu'on recueille sur un filtre.
On le dissout dans une solution chaude d'acide oxalique additionnée d'oxalate d'ammoniaque.

La solution à électrolyser doit contenir au moins 4 gr.
d'oxalate d'ammoniaque. On électrolyse, à 60°-65°, avec
un courant $ND_{100} = 1$ à 1,5 ampère sous 2,7 à 3,8 volts.
On lave le dépôt sans interrompre le courant, à l'eau
d'abord, à l'alcool ensuite et on sèche à 80°-90° (voir
aussi Ustensiles).

MIEL

Le *miel* est la substance sucrée que les abeilles produisent en transformant, dans un organe spécial, les sucs sucrés des fleurs et d'autres parties des plantes et qui est déposée dans les cellules de cire des rayons.

Composition. — On admet que les sucres qui constituent le miel sont le glucose, le lévulose, le sucre de canne. La proportion de ces sucres varie avec le temps, et la quantité de lévulose est toujours un peu supérieure à la quantité de glucose (dextrose).

. Les chiffres suivants ne sont donnés qu'à titre d'exemple :

Eau	20,60	p. 100.
Lévulose	38,65	—
Dextrose	34,48	—
Saccharose.	1,76	—
Cendres.	0.25	—
Acide phosphorique	0,028	—

En dehors des sucres mentionnés, le miel peut contenir du raffinose, du mélézitose, du mélébiose et du touranose, ainsi que certaines dextrines. Il contient en outre du pollen, de la cire, et parfois des débris provenant de la carapace des insectes.

Analyse. — **Dosage de l'eau.** — Dans une capsule plate contenant 15 gr. de sable (1) lavé et calciné, le tout de poids p, on verse 5 gr. d'une solution faite avec 10 gr. de miel et 40 gr. d'eau. On évapore pendant 5 heures au bain-marie bouillant, puis pendant 16 heures à l'étuve à 100°. On note le poids p' de la capsule, après refroidissement dans l'exsiccateur.

$100\,[(p + 1) — p']$ est la proportion d'eau contenue dans 100 gr. de miel.

Elle ne doit pas dépasser notablement 20 p. 100.

Dosage des sucres. — On procède au dosage du glu-

(1) On peut remplacer le sable par de l'amiante ou de la pierre ponce en poudre.

cose, du lévulose et du saccharose, comme il est indiqué à Sɪʀᴏᴘs et en partant de 10 gr. environ de miel.

Toutefois, il ne faut pas interpréter un chiffre élevé en lévulose par rapport au glucose comme une anomalie.

Dosage des cendres. — Dans une capsule plate en platine ou en porcelaine, on pèse un poids p (voisin de 5 gr.) de miel. On calcine légèrement la masse en chauffant avec un bec Bunsen. Avec de l'eau bouillante, on épuise le charbon formé. On filtre. On place le filtre dans la capsule de platine et on sèche à l'étuve, à 100°, puis on incinère au four à moufle. Après incinération et refroidissement, on verse dans la capsule la solution aqueuse provenant de l'épuisement du charbon; on évapore à sec, au bain-marie; on calcine quelques instants au rouge sombre et on pèse après refroidissement.

Soit a l'augmentation de poids de la capsule, $100 \dfrac{a}{p}$ donne, en grammes, le poids des cendres de 100 gr. de miel.

On doit avoir un chiffre compris entre 0,25 et 0,35.

Dosage de l'acide phosphorique. — On fait les cendres de 50 gr. de miel. On dissout les phosphates contenus dans les cendres en reprenant celles-ci par quelques gouttes d'acide azotique, puis on effectue le dosage au moyen de la solution titrée d'urane ainsi qu'il est indiqué dans les traités d'analyse chimique.

Examen microscopique. — On examine au microscope la partie du miel insoluble dans l'eau. On ne doit pas y trouver de débris d'organes d'abeilles, ni de grains d'amidon. On y rencontre (fig. 112) des particules de cire et des grains de pollen dont la caractérisation de l'espèce peut aider à la détermination de la variété ou de l'origine du miel. L'observation se fait très bien dans le *bleu lactique* (voir Farine de blé).

Altérations. — Le miel s'altère et fermente quand il contient du *couvain*, c'est-à-dire des débris organisés d'insectes. Il prend promptement une saveur désagréable.

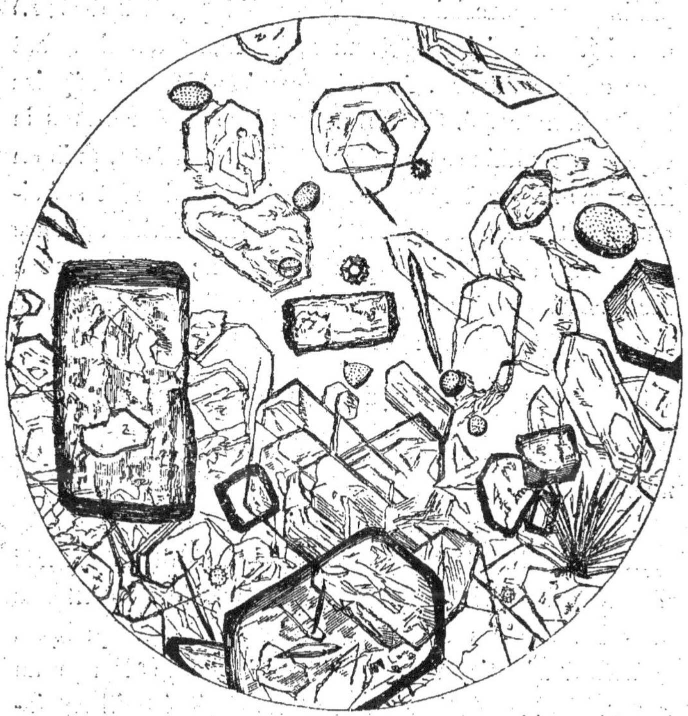

Fig. 112. — Examen microscopique du miel.

Falsifications. — On ajoute le plus généralement au miel certaines des substances suivantes : eau, amidon, farine d'haricots, farine de châtaignes, gélatine, dextrine, glucose, sable, craie, plâtre. Le miel que l'on obtient en nourrissant, en été, les abeilles avec de l'eau sucrée (dans le but d'augmenter le rendement), doit être considéré comme falsifié.

Eau. — On dose l'eau comme il est indiqué ci-dessus. Le miel ne contient pas plus de 20 p. 100 d'eau.

Amidon. Farines diverses. — On observe au microscope le résidu insoluble dans l'eau. L'observation dans le bleu lactique est particulièrement avantageuse.

Gélatine. — On dialyse une certaine quantité de miel ; la gélatine reste dans le dialyseur (Voir Confitures).

Dextrine. — La solution de miel naturel précipite légèrement par addition d'alcool.

Si la solution aqueuse de miel, additionnée de 10 fois son poids d'alcool à 95°, donne un précipité abondant et si d'autre part le miel dévie fortement à droite le plan de la lumière polarisée, on peut conclure à l'addition de dextrine. Le dosage se fait en recueillant sur un filtre taré le précipité de dextrine lavé à l'alcool à 95°. On sèche à 100°. L'augmentation de poids du filtre fait connaître la proportion de dextrine.

Glucose. — Le dosage des sucres fait connaître cette falsification.

Les cendres d'un miel glucosé sont neutres et elles contiennent du sulfate de calcium ou des chlorures ainsi qu'une proportion exagérée d'acide phosphorique (0 gr. 085 à 0,10 p. 100, au lieu de 0,01 à 0,03 p. 100).

Substances minérales. — L'addition de substances minérales est indiquée par une augmentation du poids habituel des cendres (0,25 à 0,35 p. 100).

L'analyse qualitative des cendres fait connaître la nature de la substance ajoutée (sulfate de calcium, craie, sable, etc.). On suit les méthodes ordinaires.

Matières antiseptiques. — On porte l'attention sur l'acide borique, les fluorures, etc. (voir p. 52).

Saccharine. — Voir p. 62.

Miel artificiel. — C'est un composé de glucose et de lévulose (provenant des résidus de raffinerie) présentant l'odeur et la saveur du miel naturel. Mais ce produit ne contient que des traces d'acide phosphorique. La substitution ou l'addition au miel naturel de miel artificiel est donc recherchée par un dosage de l'acide phosphorique. On opère sur 50 gr. ou 100 gr. de miel. Le miel naturel contient de 0,01 à 0,03 d'acide phosphorique (évalué en P^2O^5) p. 100. Un chiffre inférieur ou nul indique la falsification par addition de miel artificiel.

MORUE

La morue peut devenir rouge à la suite d'une altération spéciale.

Les symptômes d'empoisonnements ne doivent pas être rapportés aux microorganismes érythrogènes.

Toute morue, blanche ou rouge, qui a une consistance molle, friable, une odeur nauséabonde et une réaction alcaline doit être rejetée (Voir VIANDES et CONSERVES DE POISSONS, etc.).

La morue doit toujours être consommée après avoir été soumise à une cuisson prolongée.

MOULE

(Etym. du lat. *musculum*, devenu moscle, mouscle, mousle et moule.)

On signale fréquemment des accidents dus à des moules devenues vénéneuses par suite de maladies.

Le principe toxique est la *mytilotoxine* (Voir Viandes de Boucherie, *recherche des ptomaïnes*).

D'après Salkowski, on éviterait tout accident, en prolongeant la cuisson dans une solution à 4 gr. de bicarbonate de sodium par litre.

Beaucoup des accidents causés sont dus aussi à des susceptibilités spéciales, comme il en existe pour les œufs frais, les fraises, les écrevisses.

MOUTARDE
(Dérivé de *moût*).

La *moutarde* est un condiment fait de graine de moutarde noire ou blanche, broyée avec du moût de vin ou du vinaigre et additionné de certaines épices et de sel ou de sucre.

On vend également des *poudres de moutarde* destinées à la confection instantanée du condiment.

Analyse. — **Dosage des cendres.** — La poudre de moutarde ne donne généralement pas plus de 5 p. 100 de *cendres*, s'il n'y a pas addition de matières minérales.

Dosage du myronate de potasse dans une poudre de moutarde noire. — On *épuise*, à chaud, 50 gr. de moutarde, par de l'alcool à 80°. On distille la majeure partie de l'alcool et le résidu est évaporé dans une capsule de platine tarée ; avec précaution, on porte au rouge le résidu sec et on pèse, après refroidissement, le sulfate neutre de potassium formé. Soit p son poids :

$p \times 9{,}54$ est le poids de myronate de potassium contenu dans 100 gr. de moutarde.

Dosage de l'essence (isosulfocyanate d'allyle) dans une poudre de moutarde noire. — Dans un ballon de 500 cmc., on délaye 10 gr. de poudre de moutarde dans 300 cmc. d'eau, tenant en solution 0 gr. 30 d'acide tartrique. Après 24 heures de macération à + 30°, on distille avec précaution, en évitant la surchauffe des parois, ou mieux, en employant un bain d'huile ou de chlorure de calcium. Avant la distillation, pour éviter la mousse, on verse dans le ballon 50 cc. d'alcool à 95° et 10 gr. d'huile d'œillette.

On recueille le distillat dans une fiole jaugée de 200 cm. contenant 20 cmc. d'ammoniaque pure. L'entraînement de l'huile volatile est généralement achevé quand on a obtenu 150 cc. environ de liquide distillé.

La distillation terminée, on verse dans la fiole jaugée A cc. de la solution décinormale d'azotate d'argent (1) ; on agite et on abandonne pendant 24 heures pour que le sulfure d'argent se forme et se rassemble.

Au bout de ce temps, et un excès d'argent existant dans le mélange, on complète avec de l'eau, jusqu'au trait de jauge, on agite et on filtre. On prélève 200 cmc. du liquide filtré.

Dans le liquide prélevé, on verse d'une solution de cyanure de potassium une quantité équivalente (connue par un essai préalable) à $\frac{A}{2}$ centim. cubes de la solution d'argent. Puis, après addition de cinq gouttes de solution aqueuse au dixième d'iodure de potassium, on verse, à l'aide d'une burette graduée, de la solution décinormale d'azotate d'argent jusqu'à opalescence permanente. Soit a, en centimètres cubes, le volume versé :

$a \times 0{,}10666$ est la quantité d'essence pour 100 gr. de moutarde.

Falsifications de la moutarde de table. — Elles con-

____

(1) Généralement, 20 cc. sont suffisants.

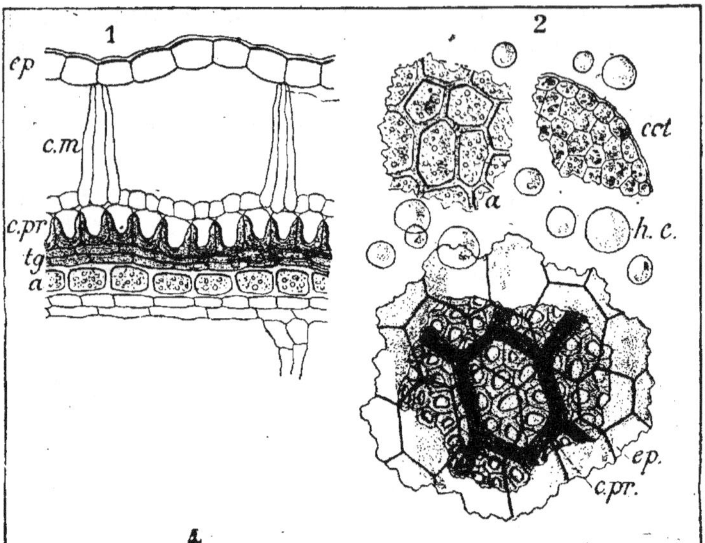

1, 2, Moutarde noire : coupe et éléments de la poudre. — 3, 4, Moutarde blanche : coupe et éléments de la poudre.

sistent à mélanger la moutarde avec de la farine de céréales ou de semences d'autres crucifères ; on l'additionne aussi de substances minérales. On se sert du curcuma comme colorant.

Examen microscopique. — Il permet de reconnaître facilement les falsifications, sauf l'addition de semences de crucifères, très difficile à déceler.

La moutarde ne renferme pas de fécule. La présence de grains d'amidon indique les farines et le curcuma.

On observe la poudre dans une solution concentrée de chloral (planche III).

Addition d'essence artificielle. — 1 gr. de myronate de potassium correspond à 0 gr. 238 d'essence. Si, par dosage direct de l'essence, on a trouvé un poids sensiblement supérieur au poids d'essence correspondant au poids de myronate trouvé d'autre part, il y a addition de sulfocyanate d'allyle.

Coloration artificielle. — Pour divers motifs, on colore parfois la moutarde alimentaire avec du curcuma ou des matières colorantes, appartenant le plus souvent au groupe des *tropéolines*. Pour la recherche de ces colorants, on délaie 60 gr. de la moutarde suspecte dans 75 cmc. d'alcool à 70° ; on laisse en contact 1/4 d'heure, puis on filtre. Dans une petite partie du filtrat, légèrement chauffé, on plonge un flocon de laine non mordancée. On lave ensuite la laine à grande eau, on laisse sécher. On touche le flocon de laine avec une trace d'acide chlorhydrique : il y a coloration bleu-rouge dans le cas des tropéolines ; en touchant avec de l'ammoniaque, on aurait une coloration rouge brun, s'il s'agissait de curcuma.

MUSCADE

(Etym. : Emprunté du provençal *muscada* qui est le bas latin
muscata propr. « musquée ».)

La *noix muscade* est l'amande desséchée, généralement
roulée dans la chaux, de la graine du muscadier. Elle se
trouve toujours entière dans le commerce.

Les noix gâtées, ainsi que celles fabriquées avec un
mélange de poudre de muscade, de farine, d'argile et
de beurre de muscade, sont aisément reconnaissables.

NOUGAT

Le *nougat* est un gâteau d'amandes au caramel. Voir
Pâtisseries.

Composition (Balland) :

Eau	2,10
Matières azotées.	10,78
— grasses	23,70
— sucrées.	54,60
— amylacées	6,76
Cellulose	1,10
Cendres	0,96
	100,00

NOUILLES

(Pour noudle, emp. de l'all. : nudel).

Les *nouilles* sont constituées par une pâte faite avec
de la farine et des œufs et coupée en lanières minces.
Voir Pates alimentaires.

ŒUF

(Etym. du lat. pop. *ovum*, devenu *uef*, *euf*, puis *œuf*.)

Les œufs de poule sont les plus employés, puis viennent ensuite ceux de cane.

On conserve les œufs par divers procédés, notamment par immersion dans un lait de chaux.

L'œuf *avarié* contient des produits toxiques (ptomaïnes).

L'œuf frais est transparent : on constate cette transparence par le *mirage*. L'œuf frais est lourd : il tombe au fond d'une solution à 10 de sel marin p. 100. Il paraît plein quand on l'agite.

On a eu à regretter des empoisonnements à la suite d'ingestion de certaines pâtisseries (choux à la crème, gâteaux à la crème) dont la préparation comporte l'emploi d'œufs. Les œufs, ayant l'apparence d'œufs de bonne qualité, contenaient des poisons alcaloïdiques provenant, semble-t-il, d'une transformation du blanc sous une influence indéterminée. On doit se défier des œufs de cane, très facilement altérables, des œufs de poule fécondés, ainsi que des blancs et des jaunes d'œufs séparés, que l'on trouve couramment dans le commerce, et qui viennent généralement d'Extrême-Orient.

Les jaunes d'œufs de canes se différencient des jaunes d'œufs de poules par une plus forte teneur en insaponifiable, par l'indice d'iode et la teneur en phosphore :

	Jaunes de poules.	Jaunes de canes.
Insaponifiable	0,20 p. 100.	2,70 p. 100.
Indice d'iode (voir HUILES).	52,00 —	37,00 —
Phosphore (P^2O^5).	2,53 —	1,91 —

L'insaponifiable est blanc, fusible à 138°-140°.

La *recherche des ptomaïnes* dans les œufs altérés se fait comme dans le cas des VIANDES. Il faut noter que Brieger a trouvé dans l'œuf même frais une très petite proportion d'une ptomaïne qu'il a dénommée *neuridine*.

L'intoxication par les œufs peut être produite par des œufs parfaitement frais. Cependant peu de personnes sont susceptibles de cette intoxication. Une prédisposition du sujet est nécessaire. Mais chez un sujet prédisposé, l'intoxication se produit constamment et pour les moindres doses. La sensibilité du sujet est une sensibilité très spéciale vis-à-vis la toxine des œufs : *l'ovotoxine*. Cette susceptibilité est du même genre que celles qu'on connaît vis-à-vis les fraises, les écrevisses, les poissons de mer.

ORGE (FARINE D')

Composition centésimale (Balland) :

Eau.	9,0 à 15,0
Matières azotées	7,9 à 13,2
Matières grasses	1,2 à 2,2
Amidon et sucre	66,6 à 72,5
Cellulose.	3,0 à 6.1
Cendres	1,6 à 2,8

L'examen de la farine d'orge se conduit comme celui de la FARINE DE BLÉ.

L'amidon d'orge (planche IV) est caractéristique.

OSEILLE

(Feuilles réduites en pulpe).

L'observation microscopique permet d'identifier les feuilles réduites en pulpe : stomates localisés sur les deux faces, poils glanduleux, cristaux d'oxalate de calcium.

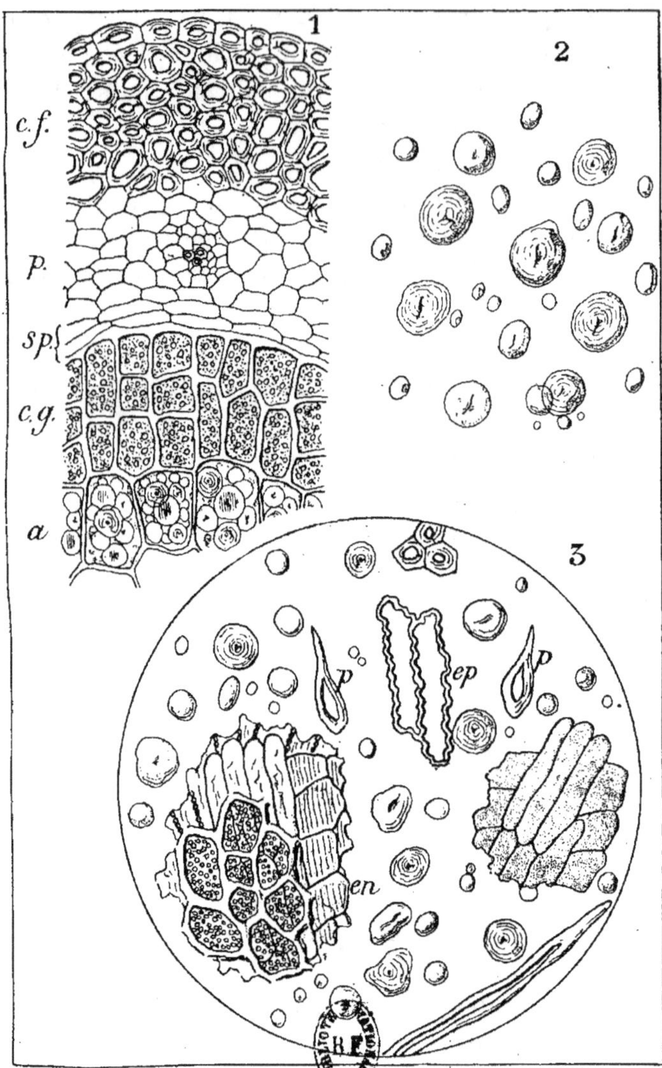

1, Coupe transversale d'un grain d'orge. — 2, Amidon de la Farine d'orge. —
3, Éléments de la Farine d'orge.

PAIN
(Du latin panem).

Le pain est le produit de la cuisson d'une pâte obtenue par pétrissage de la farine avec de l'eau et préalablement soumise à l'influence de substances capables de la faire lever, telles que la levure, la pâte aigrie.

On distingue, suivant la nature de la farine et le mode de préparation : le pain blanc, le pain bis, le pain noir, le pain de seigle, le pain mêlé (seigle et froment), le pain au lait, les biscuits, etc.

Composition (Balland) :

Pour 100 parties	Pain blanc 1re qualité	Pain de ferme	Pain de blé 2/3 et seigle 1/3	Pain de seigle	Pain de maïs	Pain de troupe	Biscuit de troupe
Eau	36,50	32,00	35,90	40.00	42,80	39,00	12,00
Matières azotées . .	7,65	7,11	7,97	4,05	5,69	9,00	»
— grasses . .	0,45	0,19	0,51	0,29	2,15	0,65	0,16
Amidon et sucre . .	54,44	59.98	53,79	54.50	46,39	49,75	2,60
Cellulose	0,36	0,19	0,96	0,44	1,94	0,55	0,86
Cendres.	0,60	0,53	0,87	0,72	1,03	0,90	0,74

Analyse. — Dosage de l'eau. — La croûte et la mie contenant des quantités très inégales d'eau, on fait un prélèvement *représentant* exactement le pain tout entier. Pour cela, le morceau que l'on coupe, pesant de 40 à 60 gr., doit garder la proportion de mie et de croûte qui se trouve dans le pain. Le pain est alors séché à 60°, puis à 100°. Après 4 heures de séjour à l'étuve, on le divise en fragments qu'on dessèche parfaitement à + 100°.

Dosage des matières azotées. — On prend une prise d'essai de 1 gr. de pain desséché, et on opère comme pour la Farine de blé. Si a est la différence, en centimètres cubes, des volumes employés de solution alcaline : $a \times 8,75$ est la teneur en matières azotées p. 100 de pain.

Comme, dans certains cas, la transformation des matières azotées en ammoniaque, sous l'action de l'acide sulfurique seul, est très longue, on effectue aussi le dosage des matières azotées, de la manière suivante :

Après l'addition d'oxalate neutre de potassium et d'acide sulfurique, on ajoute 1 gr. de mercure et on chauffe comme il est indiqué à Farine de blé : *dosage des matières azotées*. Après décoloration et refroidissement, on dissout le produit dans de l'eau tiède et on transvase la solution dans un ballon d'environ un litre. On ajoute dans la dissolution 4 gr. d'hypophosphite de sodium cristallisé ; on tiédit le mélange. Le mercure se précipite.

Après refroidissement, on neutralise, avec précaution, le milieu, puis on alcalinise fortement avec une solution de soude exempte d'ammoniaque et on attelle rapidement le ballon au réfrigérant indiqué (fig. 90) pour le dosage de l'azote des Eaux.

On distille et on recueille l'ammoniaque dans 20 cc., ou plus, d'acide sulfurique au dixième (1). C'est dans cette solution, *neutralisée exactement*, qu'on dose l'ammoniaque comme il est indiqué à Farine de blé : *dosage des matières azotées*.

Les dosages de la **matière grasse**, de l'**amidon**, du **sucre**, de la **cellulose**, des **cendres** se font comme pour la Farine de blé.

____

(1) Il doit toujours y avoir un excès d'acide.

Altérations. — Le pain peut s'altérer spontanément :
il se développe souvent des végétations cryptogamiques
(fig. 113 à 125) dues, par exemple, au Penicillium
glaucum (couleur bleu verdâtre), à l'Ascophora mucedo,
à l'Oïdium aurantiacum (efflorescence rouge orangé), etc.

La présence, dans la farine, de graine du Melampyrum
arvense donne au pain une coloration noire. On doit aussi

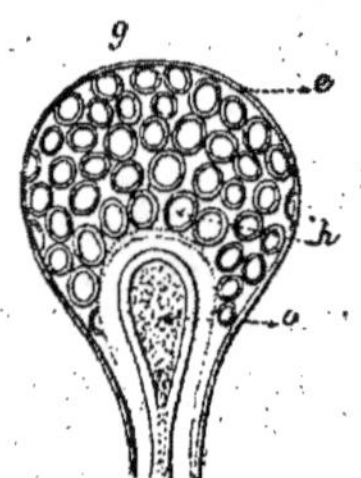

Fig. 113. — Sporange de rhizopus nigricans.

rechercher la présence de l'ergot dans le pain de froment et du seigle enivrant dans le pain de seigle. Voir
Farines.

Falsifications. — La falsification la plus habituelle
consiste dans la proportion exagérée d'eau. Un dosage
indique facilement cette fraude. Dans le cas d'addition
d'eau, on peut parfois retrouver des grains de *riz* encore
non déformés ou d'autres grains d'amidon (fig. 126)
dénotant la présence de farines étrangères.

On doit aussi rechercher les matières nuisibles à la
santé ajoutées dans le but d'augmenter le pouvoir pani-
ficateur de la farine : *sulfate de cuivre, sulfate de zinc,
alun*. Pour cela, on fait les cendres de 200 gr. de pain, on
les reprend par de l'acide azotique et on filtre. La dis-

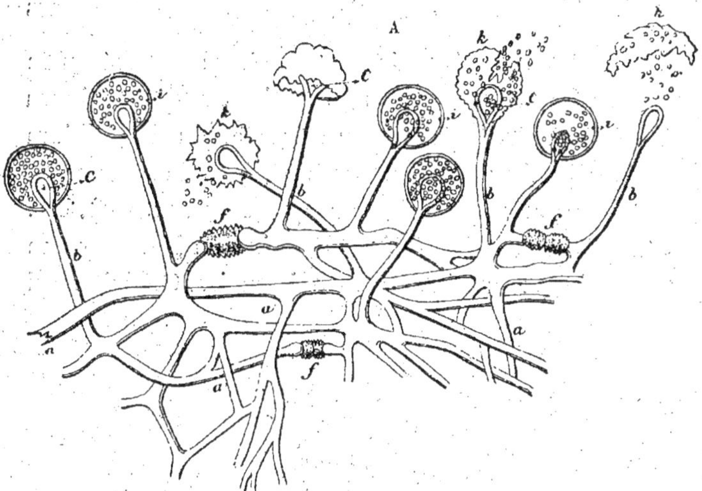

Fig. 114— Rhizopus nigricans.

A, Sporange très fortement grossi ; *aa*, mycelium filamenteux ; *bb*, tiges ou hypes ;
cc, ampoule attachée au sporange ; *h*, spores. (Rochard, d'après Krassinski.)

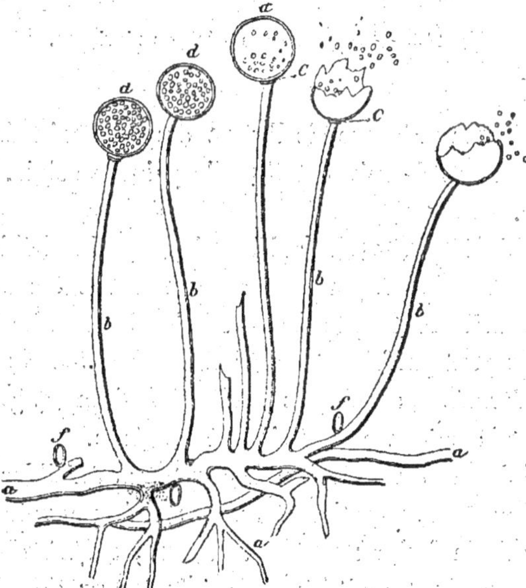

Fig. 115. — Mucor mucedo.

aa, mycelium ; *bb*, tiges ou hyphes ; *c*, columelle ; *d*, sporanges.

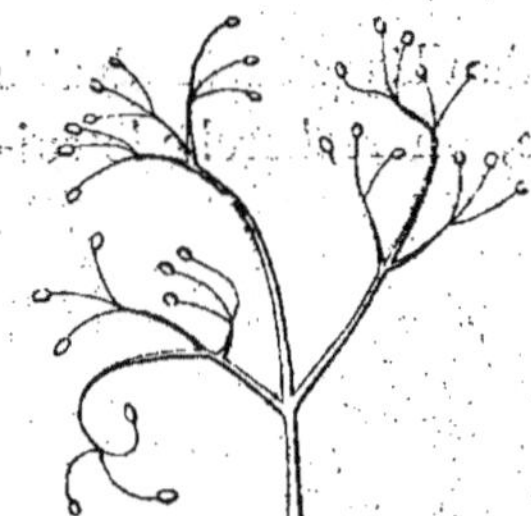

Fig. 116. — Botrytis grisea.

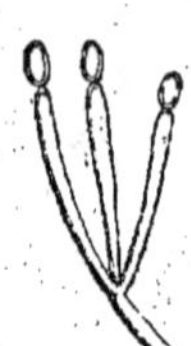

Fig. 117. — Terminaison trichotomique du Botrytis grisea.

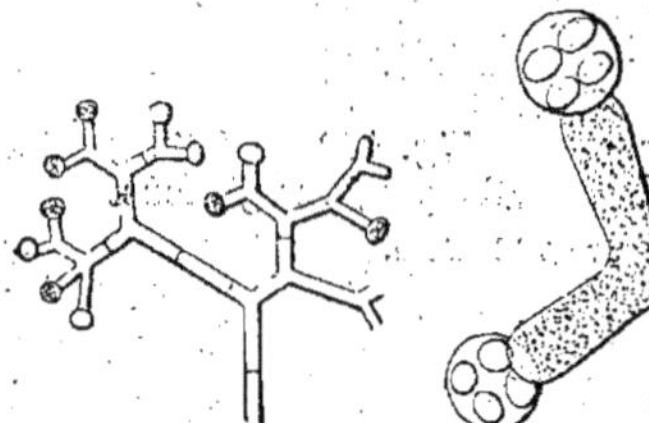

Fig. 118. — Tiges du Thamnidium.

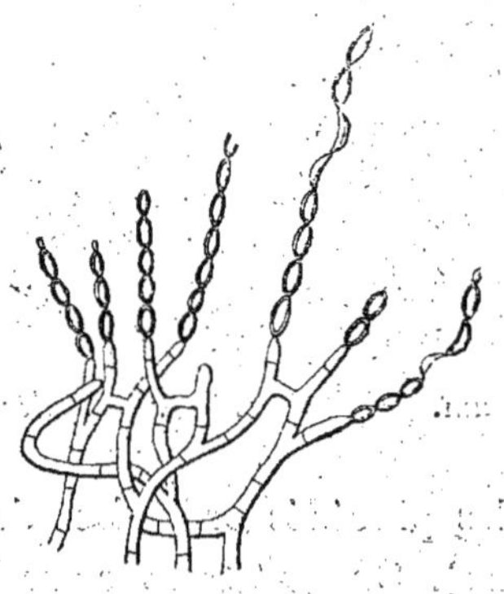

Fig. 119. — Oïdium aureum.

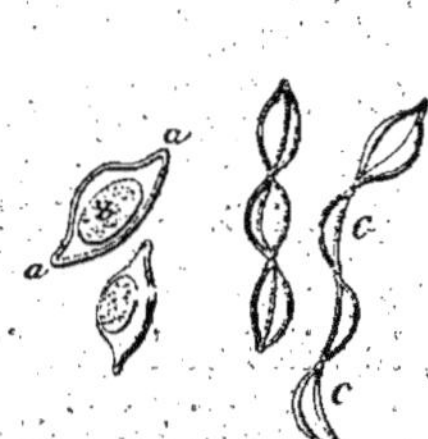

Fig. 120. — Spores d'Oïdium aureum.

solution est évaporée en présence d'un léger excès d'acide
sulfurique. Dans la liqueur diluée, on recherche le cui-

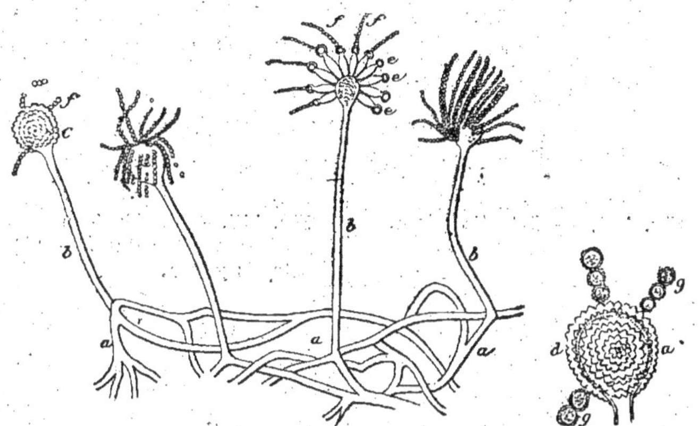

Fig. 121. — Aspergillus glaucus.   Fig. 122. — Tête
                                          d'Aspergillus glaucus.

a, mycelium ; *bb*, tiges ; *gg*, spores vert bleuâtre.

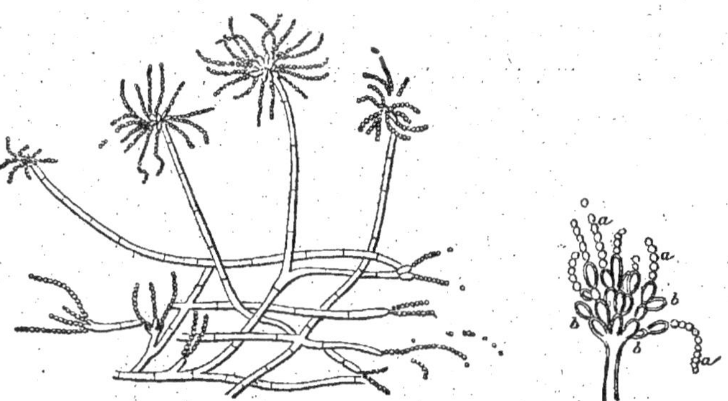

Fig. 123. — Penicillium glaucum.   Fig. 124. — Spores.

vre, le zinc et l'alumine par les procédés ordinaires de
l'analyse (Voir Métaux lourds). On peut trouver aussi
du carbonate et du sulfate de calcium.

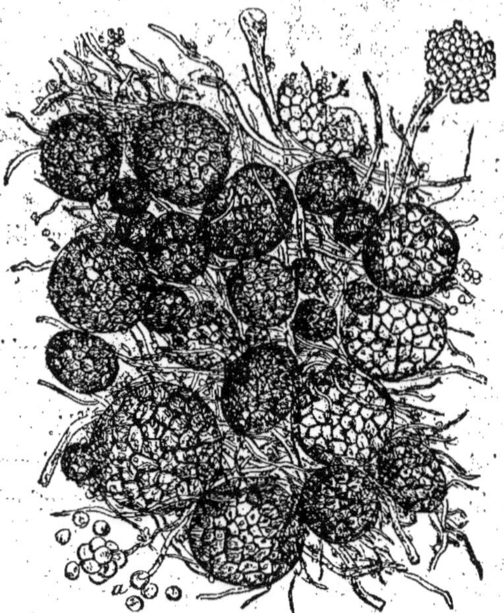

Fig. 125. — Champignon trouvé dans du pain rassis.

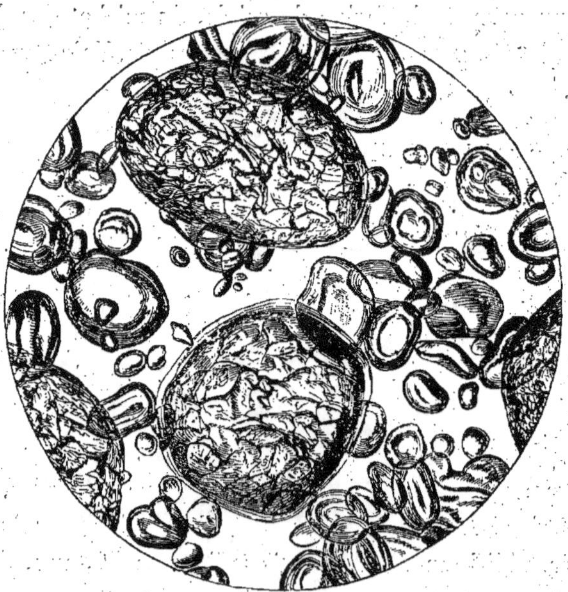

Fig. 126. — Pain avec fécule de pomme de terre.

Accidents. — L'emploi, dans la fabrication du pain, de farines de céréales avariées peut amener des accidents comme :

L'*ergotisme*, dû à l'ergot ;

Le *mal de monte*, dû au Tilletia caries et l'Ustilago caries ;

L'*acrodynie*, due au Tilletia caries ;

La *pellagre*, due à l'ingestion de maïs avarié par le Sporisorium maïdis ;

Le *beriberi*, dû au riz décortiqué et avarié.

Le seigle enivrant détermine, par le champignon parasite que le pain contient, une intoxication particulière.

PAIN D'ÉPICE

Par *pain d'épice*, on entend un pain de couleur brune obtenu avec de la farine de seigle, du miel et des jaunes d'œufs, aromatisé à la fleur d'orange. Voir PATISSERIES.

Composition (Balland) :

Eau.	14,60
Matières azotées.	3,74
— grasses.	1,15
— sucrées	28,90
— amylacées.	48,86
Cellulose	0,81
Cendres	1,94
	100,00

Recherche du chromate de plomb. — On calcine légèrement une certaine quantité de pain d'épice, on épuise le charbon par de l'acide azotique dilué. La solution filtrée, additionnée d'acétate de sodium en cristaux, abandonne un précipité jaune de chromate de plomb sur lequel on fait les réactions d'identité du chrome et du plomb. (Voir MÉTAUX LOURDS et ANTISEPTIQUES.)

Il convient encore de rechercher le **chlorure stanneux** (voir MÉTAUX LOURDS : *recherche de l'étain*) et le **savon**. Pour caractériser la présence du savon, on laisse macérer le pain d'épices dans l'eau ; on filtre ; dans le soluté aqueux, on recherche les acides gras et les sels de potassium ou de sodium.

PASTILLES DE GOMME

Dans les pastilles de gomme, on ne doit trouver que du sucre de canne et de la gomme arabique. Elles doivent par conséquent se dissoudre dans l'eau, sans résidu sensible.

Si le résidu est notable, on y caractérise l'*amidon* par une observation au microscope et les *substances minérales* par les méthodes habituelles d'analyse des cendres.

La solution aqueuse ne doit pas réduire, ou à peine, la solution cuproalcaline (*absence de glucose*) ; elle ne doit pas donner de précipité floconneux par addition d'une solution de tanin (*absence de gélatine*).

Pour les *matières colorantes* permises et interdites, voir BONBONS.

PATES ALIMENTAIRES

VERMICELLE, SEMOULE, PATES D'ITALIE, NOUILLES
MACARONI, PATES A POTAGE

Ces produits sont préparés à l'aide de semoules de froment riches en gluten (gruaux). En ajoutant des œufs à la pâte, on obtient les *pâtes aux œufs*.

Les semoules de froment s'obtiennent par un procédé de mouture particulier.

Composition (Balland) :

Pour 100 parties	MACARONI		VERMICELLE		PATE D'ITALIE		NOUILLES	SEMOULE
	»	état sec	»	état sec	»	état sec		
Eau	12,00	»	10,00	»	12,20	»	11,90	9,25
Matières azotées	10,89	12,37	12,51	13,90	12,12	13,80	11,58	13,50
— grasses	0,65	0,74	0,80	0,89	0,35	0,40	0,60	0,85
Amidon et sucre	75,70	82,02	75,51	83,90	74,61	84,97	75,21	75,45
Cellulose. . .	0,26	0,30	0,28	0,31	0,18	0,21	0,26	0,50
Cendres . . .	0,50	0,57	0,90	1,00	0,54	0,62	0,45	0,50
Acidité . . .	0,54	»	0,54	»	»	»	»	»

Analyse. — On opère comme il est indiqué pour la FARINE DE BLÉ.

Falsifications. — On emploie des farines avariées au lieu de gruaux : le gluten est alors altéré et ne se retire pas facilement de la pâte.

On emploie d'autres farines que la farine de froment : l'observation microscopique décèle cette fraude.

La preuve que la pâte aux œufs renferme réellement des œufs peut être faite par les dosages de l'azote, de la matière grasse, de l'acide phosphorique dans l'*extrait chloroformé* (1). Pour doser l'acide phosphorique, on détruit préalablement la matière organique de l'extrait par

(1) Il faut faire un extrait avec le *chloroforme* qui dissout complètement la lécithine.

la calcination avec un mélange de carbonate de sodium et d'azotate de sodium.

Les *colorants* de nature végétale : safran, racine de curcuma, berbérine, jaune de graine de perse, n'étant pas toujours pratiques pour la coloration des pâtes alimentaires, l'emploi des dérivés jaunes sulfo-conjugués du naphtol est permis (voir COLORANTS).

PATES D'ITALIE

Sous ce nom, on comprend des pâtes alimentaires séchées et découpées. Voir PATES ALIMENTAIRES, pour la composition et l'analyse de ces produits.

PATISSERIES

On désigne sous le nom de *pâtisseries* un très grand nombre de produits de formes très variables, dans lesquels il entre généralement de la farine ou de la fécule, du beurre, des œufs, du sucre ou du miel, des amandes, de la vanille, de l'eau de fleur d'oranger, etc. (Voir BISCUITS, BRIOCHES, CRÊPES, CROQUET, GAUFRETTES, MACARONS, MADELEINE, MERINGUE, NOUGAT, PAIN D'ÉPICE, PETITS FOURS, GLACES, CRÈMES).

Analyse. — Pour l'analyse, on suit la même marche que pour l'analyse du PAIN. L'analyse met en évidence l'emploi de matières premières de qualité douteuse.

Falsifications. — Au beurre, on substitue souvent la graisse (axonge), la margarine et plus souvent encore la végétaline et la margarine de coco. On décèle cette substitution en extrayant une quantité suffisante de matière grasse (soit par l'éther, soit par le sulfure de carbone) et en faisant l'analyse du produit obtenu, comme il est indiqué pour le Beurre.

Parfois on a substitué au beurre de la vaseline, matière ne rancissant pas. Cette fraude se reconnaît facilement en ce que la matière grasse extraite par la benzine n'est pas saponifiée par la potasse alcoolique : après essai de saponification, distillation de l'alcool et reprise du savon par l'eau (voir Beurre), on a un produit insoluble dans l'eau, soluble dans l'éther de pétrole. Après évaporation de l'éther de pétrole, la vaseline reste comme résidu.

L'emploi des œufs se reconnaît par un dosage d'acide phosphorique dans l'extrait chloroformé (voir Pates alimentaires).

Parmi les substances ajoutées pour donner la coloration des jaunes d'œufs, il y a lieu de signaler, entre autres, le chromate de plomb. On retrouve ce corps, dans les cendres, au moyen des méthodes indiquées à Métaux lourds et à Pain d'épices.

Pour les *matières colorantes* pouvant être contenues dans les sucreries ornementant certains gâteaux ou pièces montées, se reporter à Colorants et à Bonbons.

On se sert souvent de carbonate d'ammoniaque ou d'alun pour aider à la fermentation (Voir Pain et Farine).

On ajoute souvent, dans les biscuits et les gâteaux secs, des coques d'amandes pulvérisées. L'observation, au microscope, d'une préparation montre, dans ce cas, une abondance et une grande variété de cellules scléreuses.

Il y a lieu aussi de rechercher la saccharine et la sucramine dans les pâtisseries (Voir Saccharine et Sucramine).

On peut parfois rencontrer des *antiseptiques* dans certaines pâtisseries, notamment des chromates alcalins
dans le pain d'épices (Voir Antiseptiques).

PERSIL

Pressé entre les doigts, le persil doit exhaler une odeur
fraîche, aromatique et non vireuse.

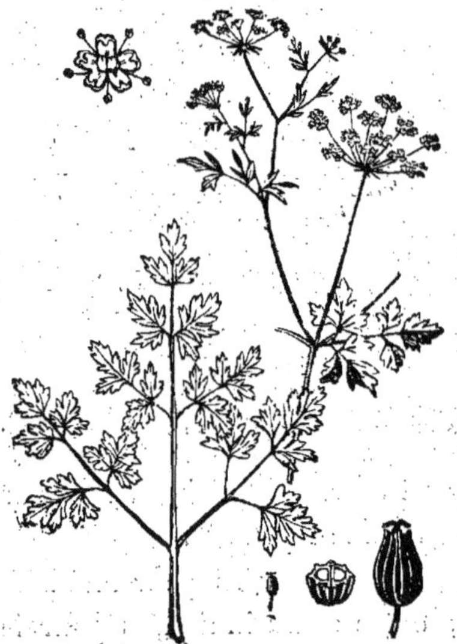

Fig. 127. — Persil.

Le persil (fig. 127) a la tige complètement verte, sans
coloration rouge ni taches, les feuilles sont bipennées,
les fleurs jaunes verdâtres avec involucre, l'odeur est
aromatique et agréable.

La *petite ciguë* ou *faux persil* (fig. 128) a la tige rougeâtre à la base et un peu maculée de rouge foncé, ses
feuilles sont tripennées, ses fleurs blanches, sans involucre, son odeur vireuse nauséabonde.

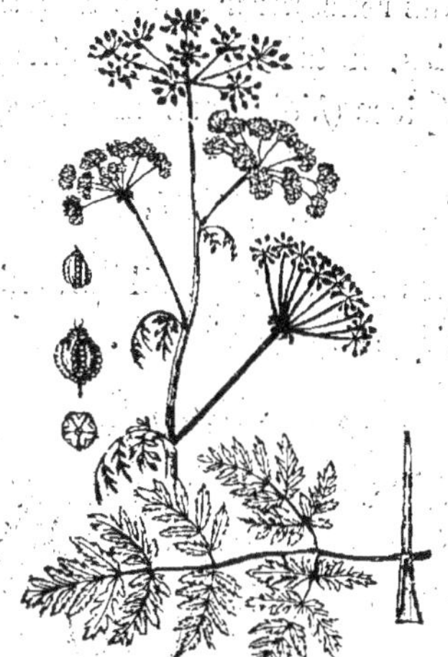

Fig. 128 — Ciguë.

PIMENT

(Piment de la Jamaïque, poivre anglais).

Le *piment* est le fruit desséché et non parvenu à maturité complète d'une myrtacée.

Les substances employées pour la falsification de la poudre sont, outre celles indiquées pour le poivre, les griffes (pédoncules) de girofles et le bois de santal rapé. L'observation microscopique décèle ces additions.

PIMENT ROUGE

(Piment de jardins, poivre d'Espagne, de Cayenne, etc.).

Le *piment rouge* est constitué par le fruit mûr de plusieurs espèces de plantes du genre Capsicum et en particulier du C. annuum. La poudre est préparée avec les fruits débarrassés de graines.

Les principales substances ajoutées à la poudre dans un but de falsification sont : le bois de santal, le curcuma, la farine de tourteaux et de céréales, certaines matières minérales.

Examen microscopique. — Le piment rouge ne renferme que peu d'amidon en très petits grains, pas de cellules pierreuses (sauf pour les cellules épidermiques de l'enveloppe) ; on observe des gouttelettes huileuses rouges.

Les substances étrangères sont facilement décelées par leurs caractères propres.

POIS (farine, etc.)

Composition (Balland) :

POUR 100 PARTIES	MINIMUM	MAXIMUM
Eau	10,60	14,20
Matières azotées.	18,88	23,48
— grasses.	1,22	1,40
Amidon et sucre	56,21	61,10
Cellulose	2,90	5,52
Cendres.	2,26	3,50

Analyse. — On conduit l'analyse des pois comme celle de la Farine de Blé.

POISSON

(De *piscionem*, devenu *peisson, poisson*).

Le poisson doit être consommé frais. La chair de poisson s'altère très facilement et très rapidement.

Les parasites des poissons sont des myxosporidies.

Les poissons à venin ont une chair inoffensive ; les

poissons venimeux ont une chair toxique et le poison n'est pas toujours détruit par ébullition du poisson dans l'eau.

Quoique dans certains pays on fasse une grande consommation de poisson avarié sans qu'il en résulte d'autre accident, il est cependant prudent d'écarter le poisson putréfié.

Pour déceler les agents infectieux, on fait l'examen bactériologique.

La coloration rouge des ouïes étant un indice de fraîcheur du poisson, on les colore parfois par des mélanges à base de cochenille ou de fuchsine (Voir Colorants).

La sardine, la morue (blanche ou rouge) ont donné lieu à des intoxications qui paraissent devoir être rapportées à des toxines sécrétées par des parasites saprophytes ou aux alcaloïdes de la putréfaction.

POIVRE

(Etym : du lat. *piper* devenu *peivre, poivre*).

Par *poivre noir*, on entend le fruit incomplètement mûri et séché du poivrier ; par *poivre blanc* : le fruit mûr, sec et débarrassé de sa coque.

Composition (moyenne) :

POUR 100 PARTIES	POIVRE NOIR	POIVRE BLANC
Eau	12,50	13,56
Cellulose	12,45	6,08
Cendres.	4,57	11,80
Matières azotées.	11,98	11,12
Amidon et dextrine.	42,90	56,04
Pipérine et résine	6,85	7,11
Autres matières	8,75	4,29

Analyse. — L'Eau, la **Cellulose**, les **Cendres** se do
sent comme il est indiqué à Farine de blé.

Extrait alcoolique. — On épuise à chaud, dans un
appareil à épuisement, 5 gr. de poivre par 20 cmc. d'alcool
(Voir Lait : *dosage du beurre*); on distille ensuite
l'alcool, on sèche à 100° le résidu de la distillation ; on
pèse ; on rapporte à 100 gr. de poivre.

Extrait éthéré. — On l'obtient de la même façon que
l'extrait alcoolique, en épuisant le poivre par de l'éther.

Pipérine. — On épuise 10 gr. de poivre en poudre
par de l'alcool à 95°; la liqueur obtenue est distillée, et
au résidu on ajoute environ 100 cmc. de solution aqueuse
au dixième de potasse caustique ; on laisse en contact
pendant 24 heures, en agitant de temps en temps pour
favoriser la dissolution de la résine dans l'alcali. La
partie insoluble est recueillie sur un filtre ; on lave à l'eau
pour enlever l'excès de potasse ; on dessèche, et on dissout dans l'alcool à 95°; la solution alcoolique filtrée est
reçue dans une capsule tarée, on évapore l'alcool et on
pèse les cristaux obtenus qui sont considérés comme
pipérine.

Oléorésine. — L'oléorésine est donnée par la différence
entre la quantité d'extrait éthéré et le poids de pipérine.

Résultats analytiques. — Le poids des *cendres* ne doit
jamais être au-dessus de 6,5 p. 100 pour le poivre noir
et de 3,5 p. 100 pour le poivre blanc.

L'*extrait éthéré* doit être compris entre 7,5 et 10 p. 100
pour le poivre noir et 6 et 9 p. 100 pour le poivre blanc.

La proportion de *pipérine* doit être de 5,5 à 9 p. 100
dans un bon poivre noir.

Falsifications. — Les falsifications du poivre entier
sont rares et facilement reconnaissables.

Les falsifications du poivre moulu sont très fréquentes. Les matières le plus habituellement employées sont : les coques de poivre (grabeaux), les farines de céréales, les grignons (noyaux) d'olive, la poudre d'amande de palmier, la poudre d'écorces et certaines substances minérales. On peut encore citer : le pain grillé, la farine de gland, la poudre de noyaux de dattes, de feuilles de laurier, la sciure de bois, les graines de paradis (maniguette), les noix de coco pulv., etc., etc.

Dans un poivre sophistiqué, il y a élévation du chiffre des cendres, et diminution de ceux de l'extrait éthéré, de la pipérine, de l'oléorésine ; de plus, la poudre examinée au microscope polarisant (1), ou à la pince à tourmaline (2), montre des points brillants ; le poivre pur ne montre que des granulations noires.

Examen microscopique (planche V). — On commence d'abord par se familiariser avec les éléments d'une poudre de poivre pur (fig. 129), préalablement macéré dans une solution aqueuse au dixième de chloral hydraté et observée dans une solution aqueuse très concentrée de chloral.

De la même manière, on prépare la poudre suspecte.

La poudre d'amande de palmier est reconnaissable aux débris irréguliers de l'endosperme, dont les cellules à parois épaisses, garnies de grands pores arrondis, restent incolores ou prennent tout au plus une coloration jaune par l'iode.

Les grignons d'olive (fig. 130, 131) sont caractérisés par

(1) Analyseur et polariseur presque à l'extinction.
(2) Le poivre avec deux gouttes d'eau est placé entre les tourmalines. On observe, à la loupe, par transparence.

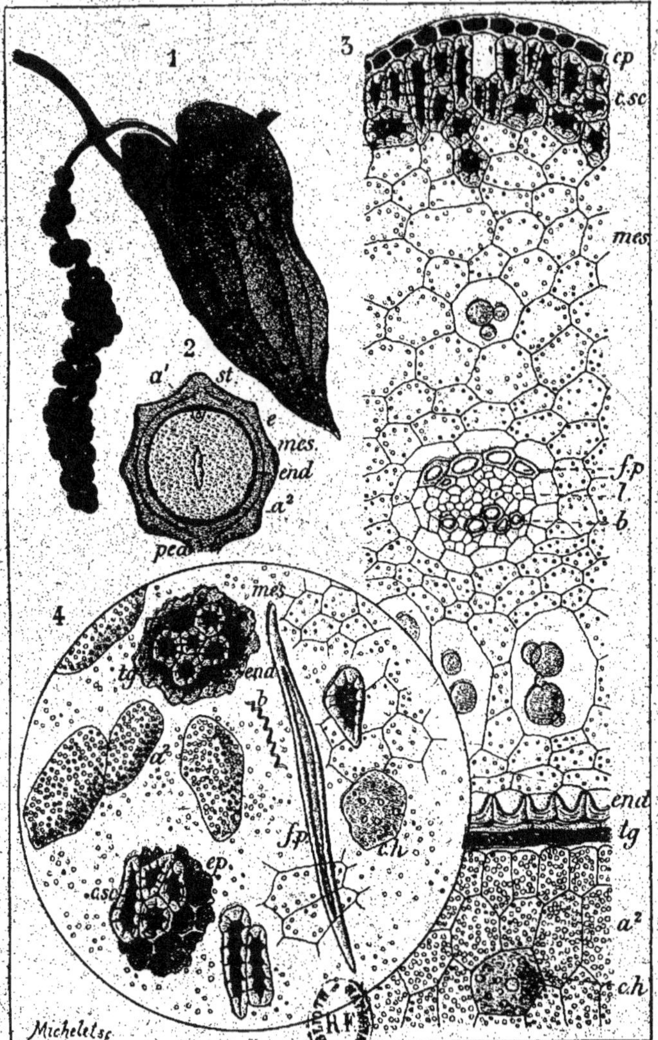

1, Poivre noir. — 2, Coupe longitudinale d'un grain. — 3, Coupe transversale d'un grain. — 4, Éléments de la poudre.

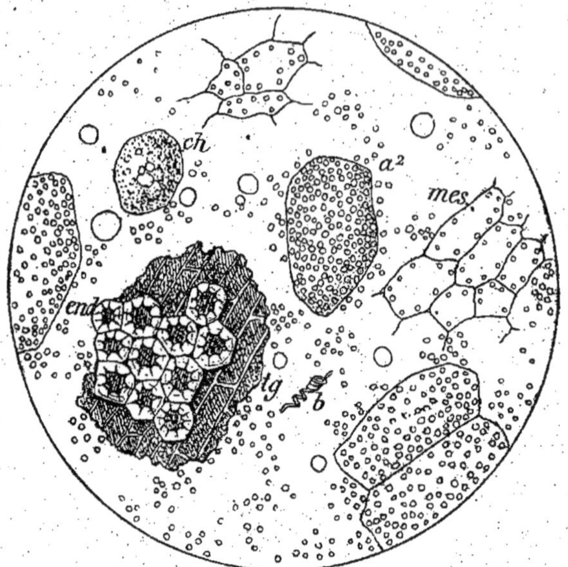

Fig. 129. — Poudre de poivre blanc.

mes, mésocarpe ; *b*, trachée ; *end*, endocarpe ; *tg*, téguments ; *ch*, cellule huileuse.

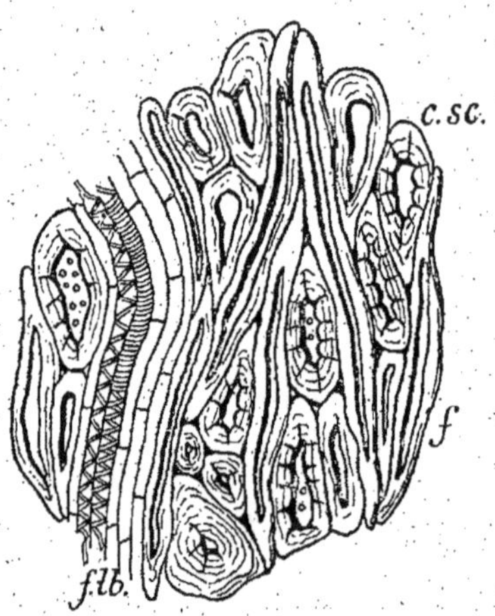

Fig. 130. — Coupe de noyau d'olive.

f. lb, faisceau libero-ligneux ; *f*, fibre ; *c. sc*, cellules scléreuses.

leurs cellules pierreuses, grandes et incolores (jamais jaunes) formant des amas de petits mamelons.

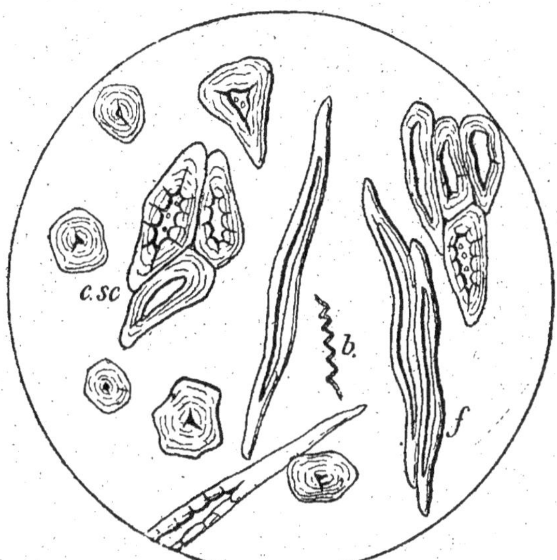

Fig. 131. — Poudre de grignons d'olives.
f, fibres ; *c. sc.* cellules scléreuses ; *b*, trachée.

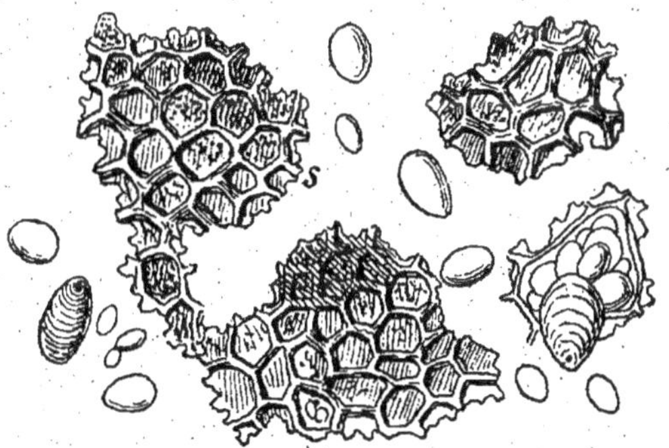

Fig. 132. — Poivre avec fécule de pomme de terre.

Les diverses farines sont reconnues par leurs grains d'amidon (fig. 132). La poudre de laurier (fig. 133), les tourteaux de chènevis (fig. 134) et de navette (fig. 135)

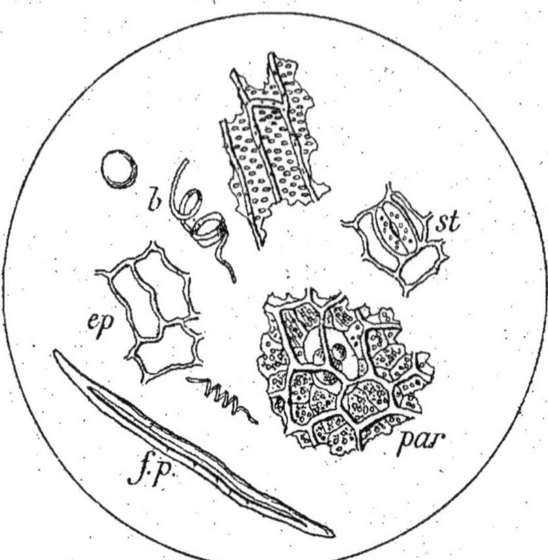

Fig. 133. — Poudre de laurier.

par, parenchyme chlorophyllin ; *ep*, épiderme ; *st*, stomate ; *b*, bois ;
f. p, fibre du péricycle.

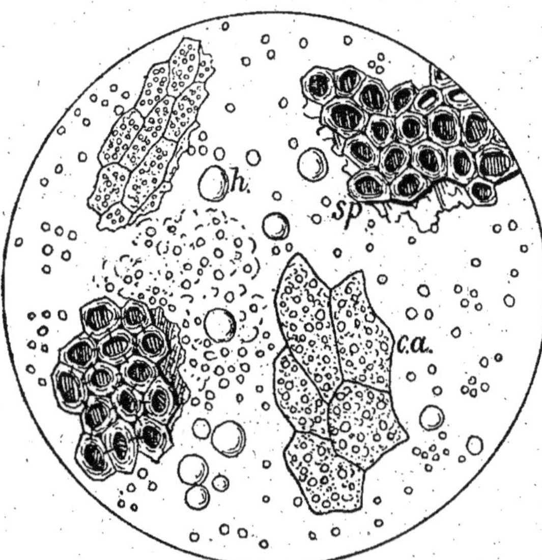

Fig. 134. — Tourteau de chènevis.

sp, spermoderme (débris) ; *h*, gouttes d'huile.

la graine de paradis (maniguette) (planche VI) montrent
leurs éléments caractéristiques.

Erviop. — Sous le nom d'« *Erviop* » (anagramme de
« poivre »), on vend des produits qui, bien que donnés
comme succédanés de poivre, ne servent en réalité qu'à le
falsifier. Ces produits sont constitués par une graine de
légumineuse destinée à remplacer le poivre noir entier
et par deux poudres correspondant aux poivres noir et
blanc pulvérisés.

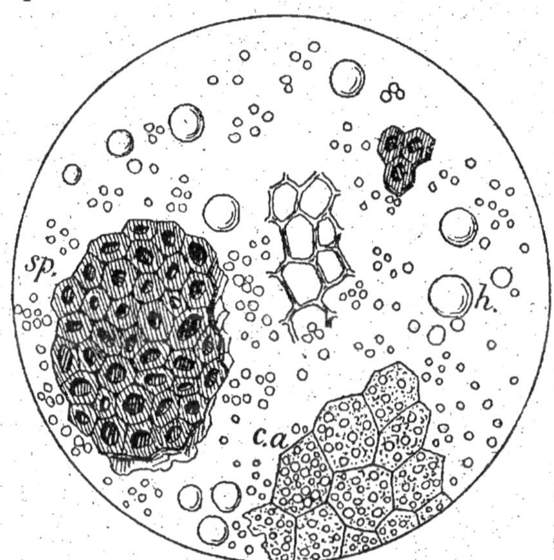

Fig. 135. — Tourteau de navette, débris de spermoderme
et gouttes d'huile.

La présence, la forme et la grosseur des grains d'amidon
de légumineuse constituent le caractère absolu de la falsification du poivre par l'Erviop (COLLIN).

Addition de fruits de Myrsine et d'Embelia. — On
lixive la poudre avec de l'éther. Le liquide recueilli, de
couleur jaune, limpide, additionné de plusieurs volumes

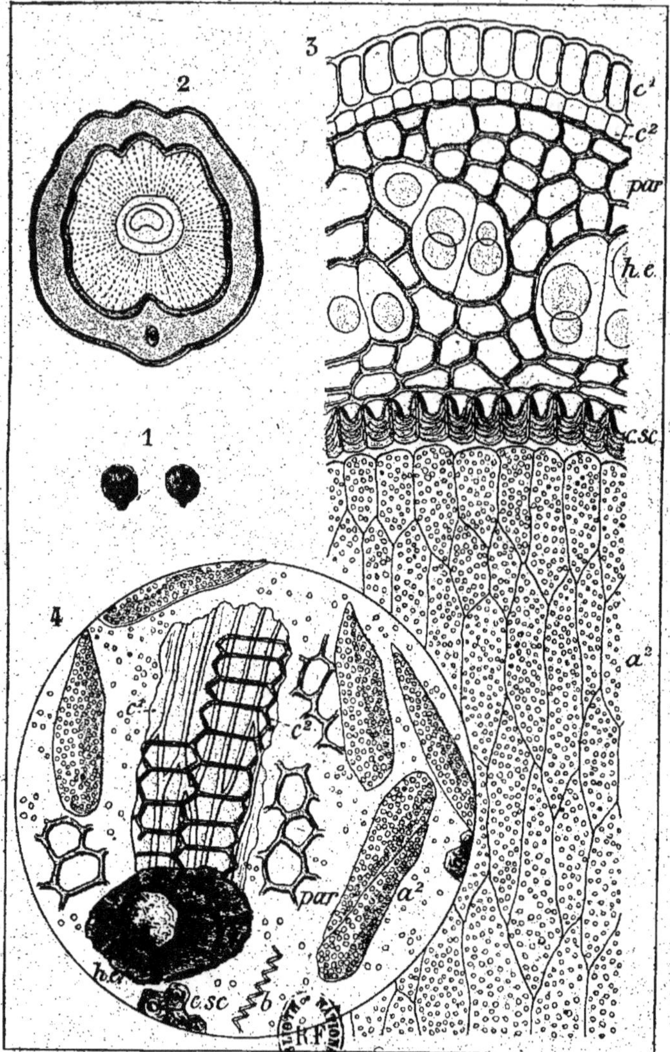

Graine de Paradis (Maniguette). — 1, fruit entier. — 2, 3, Coupe du grain. —
4, Éléments de la poudre.

d'eau et traité par l'ammoniaque, se colore en rouge lilas foncé. La matière colorante, insoluble dans l'éther, se dissout immédiatement dans l'eau, par agitation. La coloration rouge disparaît par addition d'acide acétique.

La poudre de poivre pure ne donne aucune coloration.

Grignons d'olive. — Sur du papier à la diméthyl-paraphénylènediamine, humecté d'eau, on saupoudre le poivre suspect. Les grignons d'olive sont colorés en rouge vif; on observe à la loupe.

POMME DE TERRE

Par *pomme de terre*, on entend le tubercule alimentaire du *solanum tuberosum.*

Les espèces les plus estimées sont les *Hollande,* les *Belles de Fontenay,* etc.

Composition centésimale (Balland) :

POUR 100 PARTIES	ÉTAT NORMAL	ÉTAT SEC
Eau	66,1 à 80,6	»
Matières azotées.	1,43 à 2,81	5,48 à 13,24
— grasses.	0,04 à 0,14	0,14 à 0,56
Amidon et sucre.	15,58 à 29,85	80,28 à 89,78
Cellulose	0,37 à 0,68	1,40 à 3,06
Cendres.	0,44 à 1,18	1,66 à 4,38

Les grains de fécule (fig. 136) sont caractéristiques.

Altérations. — La pomme de terre peut produire des accidents dans certaines circonstances : la germination, la pourriture ou les moisissures (mois de juin et juillet) élevant la teneur en solanine.

Les pommes de terre gelées sont impropres pour l'alimentation.

Recherche de la solanine (Cazeneuve et Breteau). — On broie les germes de pommes de terre ou les pelures de pommes de terre avec poids égal de chaux éteinte ; on épuise, à froid, par de l'alcool à 95ᶜ le mélange préalablement dégraissé avec la ligroïne légère. On distille la solution alcoolique dans le vide, à 40°-45°. On lave la

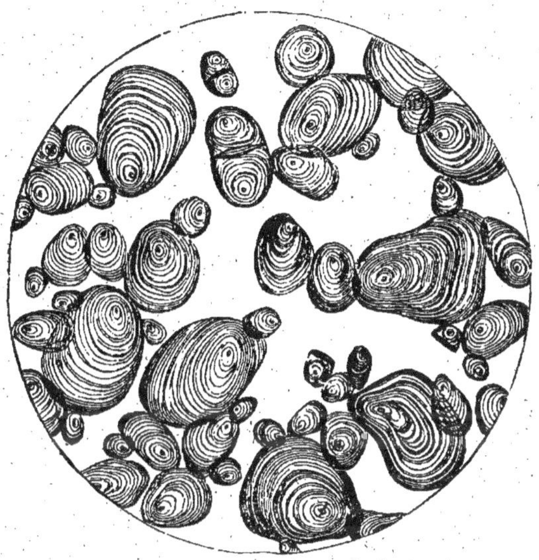

Fig. 136. — Fécule de pomme de terre.

masse cristalline obtenue, avec de l'alcool absolu froid, de la ligroïne, de l'éther, on fait sécher dans le vide. La solanine pure fond à 250° et n'offre aucune réaction colorée caractéristique.

La solanine, insoluble dans l'éther, se dédouble par hydrolyse en un *sucre réducteur* donnant une ozasone et en *solanidine* soluble dans l'éther, fusible à 190°.

Ce dédoublement est seul caractéristique pour la solanine.

Examen microscopique. — Les pommes de terre envahies par le *phytophtora infestans* sont tachées en brun à la surface ; la *gangrène humide* causée par des bactéries ne tarde pas à les décomposer. La gangrène humide n'est pas toujours corrélative de la maladie due au phytophtora.

L'examen microscopique se fait comme pour les farines, en employant le bleu lactique. Les champignons s'aperçoivent facilement au milieu des grains de fécule.

POTERIES VERNISSÉES
OU ÉMAILLÉES

Les poteries communes vernissées, grossières, peuvent présenter quelque danger, à cause du vernis, le plus souvent plombifère, qui les recouvre, si la cuisson n'a pas été faite à température suffisamment élevée et n'a pas été assez prolongée.

L'émail dont on revêt intérieurement la tôle et la fonte ne doit pas contenir de plomb.

Sous les noms d'*émail* et de *vernis*, on comprend des mélanges fusibles destinés à recouvrir la surface d'ustensiles métalliques ou en terre ; ces vernis ou *couvertes* fondent sous l'action de la cuisson en formant une couche imperméable, opaque, blanche ou colorée ; ces enduits vitrifiés ne doivent pas être fendillés, ni s'écailler, ni abandonner du plomb sous l'action de l'acide acétique à 4 p. 100, à l'ébullition, pendant 1/2 heure.

Après refroidissement, le liquide filtré ne doit pas donner de précipité par l'hydrogène sulfuré (*sulfure de plomb* noir), ni par addition de chromate de potassium (*chromate de plomb* jaune), ni par l'iodure de potassium (*iodure de plomb* jaune).

POUDRE DE LAIT

La *poudre de lait* est du lait évaporé et desséché qui se dissout dans l'eau chaude en formant un liquide semblable au lait.

Les *tablettes de lait* sont constituées par de la poudre de lait agglomérée et comprimée.

Composition. — La composition de la poudre et des tablettes de lait est variable suivant les produits ; les chiffres suivants sont indiqués comme exemple :

Eau.	6,30
Matières grasses	15,80
Matières azotées	37,45
Lactose.	7,34
Cendres	31,11
	100,00

Analyse. — On pratique l'analyse de ces produits comme l'analyse du LAIT.

RADIS

On a accusé les radis de certains empoisonnements, mais rien n'est certain à cet égard.

RHUM

(Emprunté de l'anglais *rum.*)

Sous le nom de *rhum*, on désigne un liquide alcoolique obtenu par la distillation des mélasses et des écumes de sucre de canne fermentées.

Le *tafia* est obtenu dans les mêmes conditions, avec les écumes.

Composition :

ÉLÉMENTS	RHUM MARTINIQUE	RHUM JAMAÏQUE	COUPAGE DE RHUM	RHUM FANTAISIE
Densité	0,9234	0,8925	0,9263	0,9557
Alcool p. 100 en volume . . .	55,5	69,5	54,5	38,5
Extrait par litre .	3,92	6,36	4,08	3,64

ÉLÉMENTS DOSÉS	par litre	p. 100 d'alcool à 100°	par litre	p. 100 d'alcool à 100°	par litre	p. 100 d'alcool à 100°	par litre	p. 100 d'alcool à 100°
Acidité	1344,0	242,1	1224,0	176,0	628,0	114,4	48,0	12,4
Aldéhydes . . .	102,0	18,3	154,1	22,1	130,8	24,0	32,7	8,5
Furfurol	7,7	1,3	20,8	2,9	9,8	1,8	3,1	0,8
Ethers	651,2	130,2	3080,0	443,1	668,8	122,7	176,0	45,7
Alc. supérieur .	532,3	96,2	625,8	93,9	348,8	64,0	»	»
Coefficient d'impuretés	»	488,1	»	738,0	»	3269	»	67,4

Analyse. — L'analyse du rhum se fait comme celle des Cognacs et des Alcools.

Falsifications. — On fabrique les rhums artificiels avec des alcools d'industrie, de l'essence de rhum ou des sauces ; on colore avec du caramel ou de la teinture de cachou.

L'*essence de rhum* paraît être un mélange de butyrate d'éthyle et d'acétate d'éthyle, de vanilline et d'essence de violette.

Le coefficient d'impuretés est très abaissé dans les rhums coupés d'alcool ou entièrement de fantaisie.

RIZ

(Empr. de l'ital : *Riso*).

Par *riz*, on entend le fruit de l'Oryza sativa. Il est employé sous la forme de grains entiers ; il ne contient pas de gluten.

On décortique et on glace les grains avant de les livrer à la consommation, ce qui enlève au riz une certaine quantité de matières azotées, de matières grasses et de phosphates.

Composition centésimale (Balland) :

| ORIGINE DU RIZ | | EAU | MATIÈRES | | | CELLULOSE | CENDRES |
			AZOTÉES	GRASSES	AMYLACÉES		
Arracan	Minim.	11,80	5,55	0,25	78,41	0,18	0,14
	Maxim.	14,20	7,50	0,65	81,03	0,39	0,54
Caroline. . . .	Minim.	13,10	7,10	0,30	75,60	0,19	0,40
	Maxim.	15,20	8,82	0,45	78,52	0,28	0,46
Indes	Minim.	11,70	6,14	0,15	78,60	0,21	0,34
	Maxim.	14,00	7,01	0,45	80,29	0,31	0,44
Japon. . . .	Minim.	12,30	5,50	0,25	77,64	0,21	0,28
	Maxim.	15,30	6,98	0,50	80,49	0,36	0,46
Java	Minim.	12,20	6,67	0,35	77,30	0,24	0,48
	Maxim.	14,80	6,86	0,55	79,56	0,34	0,58
Piémont. . .	Minim.	13,00	7,21	0,35	75,77	0,20	0,40
	Maxim.	16,00	7,70	0,45	78,21	0,23	0,44
Saïgon . . .	Minim.	10,20	6,90	0,30	76,96	0,20	0.28
	Maxim.	15,00	8,38	0,75	81,35	0,42	0,56

Analyse. — On moud le grain avec soin dans un moulin à café, et on fait l'analyse comme il est indiqué à FARINE DE BLÉ. L'amidon de riz (fig. 137) est caractéristique.

SAGOU

Le *sagou* (fécule de palmier) est tiré de la moelle de divers *sagus*.

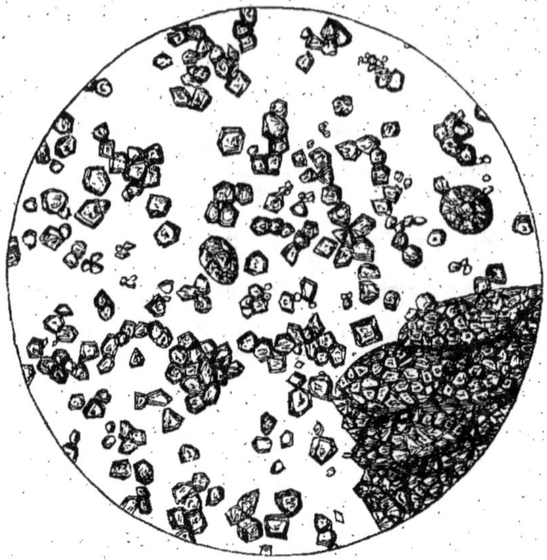

Fig. 137. — Fécule de riz.

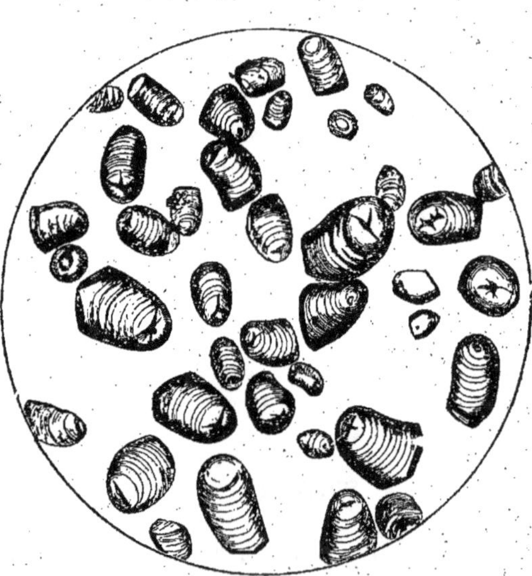

Fig. 138. — Fécule de sagou.

On distingue encore le *sagou perlé* ou granulé.

Les grains d'amidon (fig. 138) ont un aspect particulier, ils mesurent environ 50 à 65 μ.

On falsifie le sagou avec de la fécule de pommes de terre. L'observation microscopique des grains, désagrégés par l'eau, décèle cette substitution ou addition.

SAFRAN
(Emprunté du bas lat. *safranum* qui remonte par l'arabe au persan *zaafer*).

Sous le nom de *safran*, on emploie les stigmates desséchés du *crocus sativus*.

Falsifications. — Le safran est très souvent falsifié :

1° On lui fait absorber de l'eau. La quantité d'eau d'un safran de bonne qualité ne dépasse pas 16 p. 100. Dosage à l'étuve, à 100°.

2° On lui ajoute, pour l'alourdir, des substances minérales solubles ou insolubles (sulfate de baryum, borax, sulfate de sodium, sel, azotate d'ammoniaque, etc.), qu'on fixe sur le safran en l'humectant de miel, de sirop, de glycérine ou d'huile grasse.

Le poids des cendres d'un bon safran ne dépasse pas 8 p. 100. Incinération, après dessiccation à 100°.

3° Pour recolorer le safran épuisé, on emploie les fleurs de carthame, le bois de santal, le bois de campèche, les matières colorantes organiques, comme le rouge de roccelline.

Les fleurs de souci ou de carthame, le bois de santal, les stigmates de maïs, les fibres musculaires, servent aussi, après coloration, à falsifier et à imiter le safran.

Examen microscopique. — 1° On examine le safran, en poudre, dans l'huile de vaseline : le safran présente une coloration orange très égale ; le safran épuisé présente des fragments clairs.

2° En opérant sur une préparation à sec, on fait absorber, par capillarité, de l'acide sulfurique concentré. On observe à un faible grossissement : avec le safran, le liquide en mouvement est bleu foncé, puis violet ; les matières colorantes organiques et les fleurs de carthame ne donnent rien de semblable.

3° Avec du safran pulvérisé et abondamment lavé à l'eau, on monte une autre préparation dans une solution concentrée de chloral : les fleurs de souci et de carthame montrent, avec un fort grossissement, leurs grains de pollen ; la fleur de souci a des pétales à poils multicellulaires, et la fleur de carthame des canaux résinifères.

SARRASIN (FARINE DE)

Composition centésimale (moyenne) :

Eau	10,00
Matière azotée.	9,00
— grasse	2,80
Amidon et sucre.	68,80
Cellulose	2,10
Cendres.	1,25

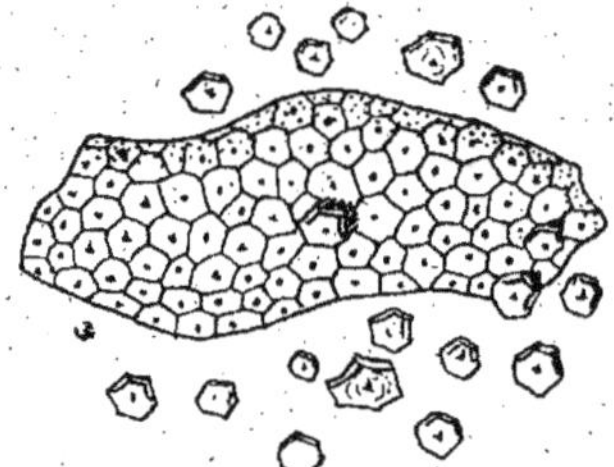

Fig. 139. — Amidon de la farine de sarrasin.

Analyse. — L'analyse se fait comme celle de la Farine de blé.

L'amidon de sarrasin (fig. 139) est caractéristique.

SAUMURE

La saumure fraîche a une réaction acide ; la saumure altérée a une réaction alcaline. On doit y rechercher les *matières antiseptiques*.

Les dosages du chlorure de sodium et du nitrate de potassium n'offrent aucun intérêt.

Dans une saumure altérée, on fait la recherche *des ptomaïnes* (voir CHARCUTERIE, VIANDES DE BOUCHERIE).

SEL DE CUISINE

Le sel de cuisine est un mélange salin où domine le chlorure de sodium.

On distingue le *sel gris* (contenant de l'argile), le *sel blanc* (sel raffiné).

Le sel contient normalement du chlorure et du sulfate de magnésium et du sulfate de calcium. Le chlorure de sodium entre pour 90 à 96 p. 100. L'analyse des sels minéraux se fait par les procédés ordinaires de l'analyse chimique.

Les falsifications consistent habituellement dans l'addition d'argile, de plâtre, de sable, substances faciles à déceler dans la partie du sel insoluble dans l'eau.

SEIGLE (FARINE DE)

Composition centésimale (moyenne) :

Eau	14,40
Matière azotée	11,88
— grasse	2,06
Amidon et sucre	67,20
Cellulose	2,04
Cendres	1,40

Analyse. — L'analyse se fait comme celle de la
FARINE DE BLÉ.

L'amidon de seigle (fig. 140) se rapproche de celui
du blé.

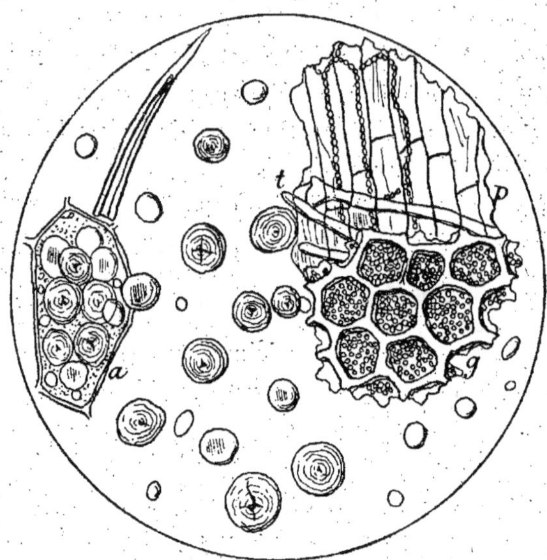

Fig. 140. — Farine de seigle.

SEMOULE

(Emprunté de l'ital : *semola,* fleur de farine).

Sous le nom de *semoule*, on désigne le gruau de froment passé au four et granulé (Voir PATES ALIMENTAIRES).

SIROPS

D'une manière générale, il faut comprendre par *sirop*
une solution de sucre ou de gomme dans l'eau, l'eau
aromatisée ou dans les sucs de fruits, et cuite à un degré
déterminé.

On classe les sirops en *sirops de sucre, sirops de fruits, sirops de gomme*.

SIROPS DE SUCRE

Le *sirop de sucre* ne doit contenir que du sucre de canne (saccharose). Il ne doit par conséquent pas réduire la solution cuproalcaline, ni laisser de résidu à la calcination (voir Sirops de fruits).

La fraude la plus habituelle consiste dans la substitution, en partie ou en totalité, de glucose au sucre de canne.

Le glucose commercial contient, comme impuretés, de la dextrine, du sulfate de calcium ou des chlorures, de l'arsenic, impuretés qui se retrouvent dans le sirop fraudé.

Les sirops peuvent aussi contenir de la saccharine, des antiseptiques, certaines matières colorantes interdites.

Dosage des sucres. — *a*) Dans une fiole jaugée de 100 centimètres cubes, on introduit un poids p, voisin de 10 gr. mais exactement connu, de sirop; on complète au trait de jauge avec de l'eau distillée et on ajoute 10 cmc. d'acétate basique de plomb; on agite; on filtre. La solution obtenue est examinée au polarimètre. Soit a, en degrés et fraction décimale, la déviation angulaire observée.

b) Dans un vase à précipiter, on verse un poids p', voisin de 10 gr. mais exactement connu, de sirop. On étend d'un peu d'eau, on ajoute 10 centim. cubes d'acétate basique de plomb, et, après avoir agité et au bout de quelque temps, 40 centim. cubes d'une solution saturée de sulfate ou de phosphate de sodium ; on filtre et on reçoit la solution filtrée dans une carafe jaugée de 1000 centim. cubes. On lave le précipité de façon à compléter 1000 centim. cubes avec les eaux de lavage. On agite le liquide filtré pour obtenir une solution homogène dont on mesure le pouvoir réducteur vis-à-vis 10 centim. cubes de la solution cuproalcaline.

Soit n le nombre de centimètres cubes et dixièmes de solution sucrée employée.

c) Dans un ballon de 500 cc. exactement taré, on mesure 250 centim. cubes de la solution homogène ci-dessus. On ajoute 2 centimètres cubes d'acide chlorhydrique pur et on fait bouillir deux à trois minutes, en évitant la surchauffe des parois du ballon.

Après refroidissement, on rétablit le poids primitif de la solution neutralisée à l'aide de quelques gouttes d'une solution saturée de carbonate de sodium, en ajoutant une quantité suffisante d'eau distillée.

On mesure le pouvoir réducteur de cette solution de *sucre interverti* vis-à-vis 10 centim. cubes de la solution cupro-alcaline.

Soit n' le nombre de centim. cubes et dixièmes de solution sucrée employée.

Calcul. — Le poids s de *sucre de canne* contenu dans 100 gr. de sirop est égal à :

$$s = \frac{4750}{p'}\left(\frac{1}{n'} - \frac{1}{n}\right)$$

Le poids g de *glucose* contenu dans 100 gr. de sirop est égal à :

$$g = 36,06\,\frac{a}{p} + \frac{3278,7}{n\,p'} - 0,4361\,s.$$

Le poids l de *lévulose* contenu dans 100 gr. de sirop est égal à :

$$l = \frac{5000}{n\, p'} - g.$$

Le poids du glucose doit être égal au poids du lévulose, s'il n'y a pas addition de glucose.

Dans le cas contraire la différence entre le poids de glucose et le poids de lévulose donne la quantité de glucose ajouté frauduleusement.

Dextrine. — On additionne un certain poids, 20 gr. par exemple, de sirop de sucre d'alcool à 95° pour précipiter la dextrine ; on recueille le précipité sur un filtre, on le lave soigneusement avec de l'alcool à 95°, puis on le dissout dans l'eau. Cette solution, additionnée de quelques gouttes de solution d'iode, prend une coloration rouge, si elle contient de la dextrine.

Substances minérales. — Elles proviennent le plus souvent du glucose commercial. On en détermine la proportion en évaporant à sec, au bain-marie et en calcinant au fourneau à moufle, 20 gr. ou 50 gr. de sirop. (Voir MIEL, *dosage des cendres*).

On détermine la nature des cendres par les procédés habituels de l'analyse chimique. On doit particulièrement rechercher et doser les chlorures et les sulfates.

Arsenic. — Il provient ordinairement de l'acide sulfurique ayant servi à la préparation du glucose. On le recherche et on le caractérise en suivant les méthodes indiquées à ARSENIC.

Saccharine. — La saccharine est fréquemment employée pour masquer la soustraction du sucre de canne (Voir SACCHARINE et SUCRAMINE).

Antiseptiques. — On recherche surtout l'acide salicylique, les fluorures, les fluoborates (Voir Antiseptiques.

Métaux. — (Voir Métaux lourds).

SIROPS DE FRUITS
(groseilles, framboises, grenadines, etc.).

Les *sirops de fruits* doivent être préparés avec des
sucs fermentés de fruits et du sucre pur (saccharose).

Action réductrice. — Comme les sucs de fruits ont
une réaction acide, il s'ensuit que le sucre de canne peut
être partiellement ou même totalement interverti au
cours de la fabrication des sirops.

Il arrive aussi que des sirops à réaction neutre, comme
le sirop de sucre, peuvent contenir une petite quantité
(2 à 5 p. 100) de sucre interverti, quand ils ont été préparés à chaud.

Il y a lieu de tenir compte de ces remarques dans
l'examen de l'action réductrice des sirops.

Falsifications. — Les sirops de fruits sont falsifiés
par l'emploi du glucose au lieu du saccharose, par la
substitution d'acides minéraux aux acides végétaux ;
par la coloration artificielle du produit et aussi la substitution de sirop de sucre aromatisé avec une essence
artificielle (menthe, citron, orange, etc.).

Analyse. — Outre les recherches mentionnées à Sirop
de sucre, on fait la recherche des *matières colorantes
artificielles* (voir Colorants) en remarquant qu'il y a
une certaine tolérance dans leur emploi, et la recherche
des *essences artificielles* (voir Bonbons).

On détermine la *nature de l'acidité*, en opérant comme

pour les Vins, le Vinaigre, sur la solution alcoolique séparée de la dextrine ; on évapore partiellement cette solution pour chasser l'alcool. On ne doit rencontrer que les acides malique, citrique, tartrique, en suivant les procédés habituels de l'analyse chimique.

SIROP DE GOMME

Le *sirop de gomme* doit être fait exclusivement avec de l'eau, de la gomme et du saccharose.

Il y a lieu de doser la gomme et le saccharose, de rechercher les antiseptiques et la gélatine.

Dosage de la gomme.— A 10 gr. de sirop, on ajoute 100 grammes d'alcool à 95°. On agite, on laisse reposer, on filtre. Le liquide filtré, évaporé pour chasser l'alcool, sert au dosage des sucres. Le précipité resté sur le filtre est délayé dans 20 cc. d'eau, additionné de 2 décigr. de carbonate de calcium et de X gouttes de perchlorure de fer. On agite, on filtre. La dextrine est en solution ; on la caractérise en la précipitant par l'alcool, etc. (voir p. 278). La gomme, mêlée de fer, retenue sur le filtre, est dissoute dans l'acide chlorhydrique dilué, puis précipitée de la solution chlorhydrique par addition d'alcool. Ce dernier précipité, recueilli, séché et pesé, donne le poids de gomme.

On doit trouver environ 10 de gomme p. 100 de sirop.

Dosage du saccharose. — On le pratique sur le sirop débarrassé de la gomme par addition d'alcool concentré. On chasse l'alcool par évaporation, et on reprend par l'eau. Dans la solution aqueuse, on dose le saccharose comme il est dit à Sirop de sucre).

On doit trouver environ 50 de saccharose (exempt de glucose) p. 100 de sirop.

Recherche de la gélatine. — (Voir Confitures).

Recherche des antiseptiques et de la saccharine. — (Voir ces mots).

SIROP D'ORGEAT

Le sirop d'orgeat est préparé avec de l'eau, du sucre, des amandes douces et des amandes amères.

On examine le sirop d'orgeat comme le Sirop de sucre.

On trouve le plus souvent un peu de gomme adragante destinée à maintenir émulsionnée l'huile des amandes.

On doit toujours rechercher les *antiseptiques* et la *saccharine*.

SORBET

Par *sorbet,* on entend une boisson glacée à base de jus de fruits et de sucre, et parfumée parfois avec un liquide alcoolique.

Ces produits s'examinent au point de vue du *jus de fruits* employé (voir ce mot), du *sucre* et du *parfum* (voir Bonbons).

SUBSTANCE ALIMENTAIRE

Définition de la substance alimentaire. — *On doit entendre par substance ou matière alimentaire :* tout article servant de nourriture à l'homme ou aux animaux et tout ingrédient destiné à être mélangé à cet aliment ou à ce breuvage pour quelque objet ou dans quelque but que ce soit.

Définition de la falsification. — La falsification est l'altération volontaire et frauduleuse des substances alimentaires par son mélange avec des substances inertes ou de qualité inférieure (LITTRÉ).

La falsification est toute addition ou soustraction à une matière naturelle ou d'un type défini par l'usage, d'une substance ayant pour effet de changer la quantité apparente, la composition et l'aspect de la matière vendue, à moins que cette modification n'ait été faite suivant les prescriptions et les proportions indiquées par les pouvoirs compétents (ARMAND GAUTIER).

Pour la Cour de Cassation, l'addition à une denrée alimentaire d'une substance étrangère ne constitue pas le délit de falsification ; il faut *que le mélange ait été fait dans une intention frauduleuse*, c'est-à-dire qu'en l'opérant, le vendeur ait volontairement altéré soit la nature soit la qualité de la substance alimentaire au préjudice de l'acheteur, si faible d'ailleurs que soit ce préjudice.

Cas d'une substance alimentaire falsifiée. — *Une substance alimentaire* DEVRAIT *être réputée falsifiée :* Si quelque substance y a été mélangée de manière à en réduire ou affaiblir la quantité ou la force, ou à les altérer d'une manière nuisible ;

Si quelque substance inférieure ou de moindre valeur a été totalement ou partiellement substituée à l'article ;

Si quelque ingrédient important de l'article a été entièrement ou partiellement enlevé ;

Si l'article est une imitation ou s'il est vendu sous le nom d'un autre article ;

Si l'article, soit manufacturé ou non, consiste totalement ou partiellement, en quelque substance animale ou végétale malsaine décomposée, putréfiée ou corrompue ; ou, dans le cas du lait et du beurre, s'il provient d'un animal malade ou d'un animal nourri avec des aliments malsains ;

Si l'article contient quelque addition d'ingrédients vénéneux ou quelque ingrédient qui le rende nuisible à la santé des personnes qui le consommeraient ;

Si sa force ou sa pureté tombent au-dessous de celles de l'article type, ou s'il s'y trouve des éléments constituants en quantité dépassant les limites de la variabilité tolérée ;

S'il est coloré ou enduit, ou poli, ou poudré de manière à en cacher le dommage, ou s'il est arrangé de manière à paraître meilleur ou de plus grande valeur qu'il ne l'est en réalité.

SUCRE RAFFINÉ

Le sucre raffiné, en pains, est généralement pur.

Le sucre de canne a une réaction à peine acide, le sucre de betteraves une réaction à peine alcaline.

La solution aqueuse au dixième, *récente*, faite à froid, ne doit pas réduire, ou à peine, la solution cuproalcaline.

Le sucre scié et le sucre pulvérisé peuvent contenir un peu de sucre interverti par le sciage ou la pulvérisation.

A l'incinération, le sucre ne doit laisser qu'un très faible résidu.

Dosage du saccharose. — Pour doser le sucre de canne, exempt de matières réductrices, au moyen de la solution cuproalcaline, il faut préalablement l'intervertir :

Dans une fiole jaugée de 100 cmc., on introduit un poids p (voisin de 0 gr. 5) de sucre desséché dans le vide. On verse 80 cmc. d'eau et XX gouttes d'acide chlorhydrique pur. On plonge la fiole dans un bain-marie bouillant et on l'y laisse pendant deux heures. Après refroidissement, on complète avec de l'eau le volume de 100 cmc. et on agite pour mêler les liquides.

On mesure le pouvoir réducteur de cette solution de sucre interverti vis-à-vis 10 cc. de la solution cuproalcaline.

S'il a fallu n centim. cubes et dixièmes de solution sucrée pour amener la décoloration de la solution bleue,

100 grammes du sucre examiné contiennent $\dfrac{475}{n.\,p.}$ de saccharose pur.

On peut encore doser le sucre de canne au moyen du polarimètre :

a) Dans une fiole jaugée de 50 cc., on introduit un poids p (voisin de 5 gr.) de sucre sec. On dissout dans l'eau et on complète le volume de 50 cc. On mesure le pouvoir rotatoire de la solution avec un tube de 2 centimètres.

Soit α l'angle observé en degrés et fraction décimale de degré :

$37,594\,\dfrac{\alpha}{p}$ est la proportion de saccharose pur pour 100 de sucre.

b) On dissout 16 gr. 29 de sucre dans de l'eau et on complète avec de l'eau de façon à obtenir 100 cmc. de solution à la température de 20°.

On observe avec un tube de 2 décimètres, on doit obtenir, à 20°, une rotation de 21°67, si le sucre est d'une pureté absolue.

Falsifications. — Les substances étrangères que l'on rencontre habituellement dans le *sucre en poudre* sont :

l'amidon, la dextrine, le plâtre, la craie, parfois le sulfate de baryum.

L'addition au sucre d'une très petite quantité de bleu d'outremer ou de bleu de Prusse ne doit pas être regardée comme une falsification.

L'eau dissout le sucre et la dextrine ; par addition d'alcool à cette solution, on précipite la dextrine.

Le résidu insoluble dans l'eau est d'abord examiné au microscope pour caractériser l'amidon, puis traité selon les méthodes habituelles de l'analyse chimique pour déterminer la chaux, la baryte, l'acide sulfurique, etc.

SUCRE D'ORGE

Le *sucre d'orge* est du sirop de sucre très cuit, généralement coloré et parfumé, pris en masse par le refroidissement (Voir Bonbons, Sucre, Colorants).

SUCS DE FRUITS

Cerises, Fraises, Framboises, Groseilles, Cassis, Pêches, Poires, Coings, Pommes, Abricots, Prunes.

Les *sucs de fruits* sont constitués par les liquides obtenus de l'expression des fruits.

Ils sont le plus souvent destinés à la confection des sirops de fruits.

Les sucs de fruits ne doivent posséder qu'une acidité due aux acides végétaux (voir Sirops de fruits et confitures).

La proportion et la nature des sucres sont variables suivant la nature et la maturité des fruits.

Falsifications. — Les falsifications les plus habituelles consistent en la substitution au suc naturel d'une
solution de glucose et de dextrine acidifiée avec l'acide
tartrique, aromatisée avec un parfum artificiel, et colorée
avec une matière colorante artificielle (magenta acide,
jaune martius, cochenille, curcuma). Voir Sirops, Confitures, Bonbons, pour les recherches.

On doit particulièrement rechercher les *matières antiseptiques* (voir ce mot).

TAPIOCA
(Sagou du Brésil).

Le *tapioca* est de la fécule de manioc séchée sur des

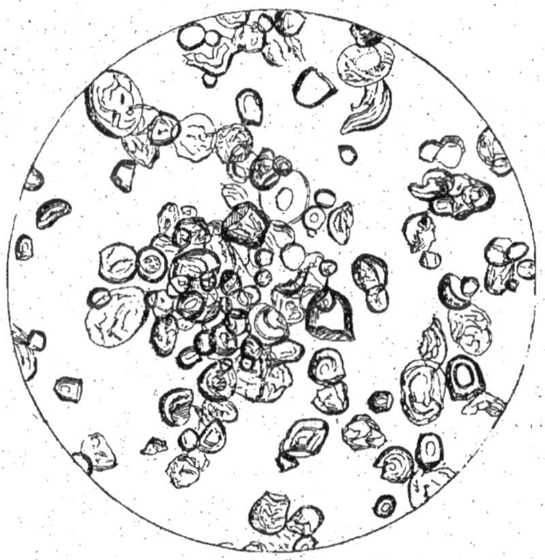

Fig. 141. — Fécule de tapioca.

plaques chaudes et agglomérée en grumeaux très durs
et peu élastiques :

Composition (Balland) :

POUR 100 PARTIES	TAPIOCA EXOTIQUE		TAPIOCA INDIGÈNE	
	état normal	état sec	état normal	état sec
Eau.	12,80	»	16,00	»
Matières azotées . . .	»	»	0,45	0,54
— grasses . . .	0,20	0,23	0,15	0,18
Amidon et sucre . . .	86,88	99,63	82,95	98,74
Cellulose.	0,08	0,09	»	»
Cendres	0,04	0,05	0,45	0,54

Analyse. — (Voir Farine de Blé). Les grains de tapioca (fig. 141) présentent un aspect caractéristique.

THÉ

(Etym. : emprunté du chinois dialectal *té*).

Le *thé* est constitué par les bourgeons et les feuilles de l'arbre à thé (Thea sinensis) que l'on a torréfiés après leur avoir fait subir diverses manipulations, et dont on fait, par infusion, une boisson aromatique stimulante. Suivant le mode de préparation employé, on obtient le thé vert ou le thé noir.

Il existe un certain nombre de variétés de thé vert et de thé noir (planche VII).

On prépare aussi des thés parfumés en laissant le thé en contact pendant 12 à 24 h. avec des fleurs odorantes.

Composition chimique (moyenne) :

POUR 100 PARTIES	THÉ VERT	THÉ NOIR
Eau	6,43	6,41
Théine	2,02	1,32
Extrait aqueux	46,56	33,75
Tanin	14,57	11,63
Cendres.	6,89	6,17
Cendres solubles	3,28	3,04
Cendres insolubles	3,61	3,13

Analyse. — **Eau**. — On détermine l'eau sur 5 gr. de thé en opérant comme pour les Farines.

Théine. — Dans un ballon taré, d'environ 1 litre de contenance, on introduit 6 gr. de thé grossièrement pulvérisé et 600 gr. d'eau distillée. On porte à légère ébullition que l'on maintient pendant 30 minutes. On évite une perte par évaporation en adaptant un dispositif à reflux (fig. 50 et 51). Par une pesée ultérieure, on s'assure qu'il n'y a eu aucune perte de poids. Au besoin, on la compense par une addition d'eau distillée.

On filtre la *décoction chaude*, dont on prélève 500 gr. Au liquide prélevé, *chaud*, on ajoute 10 gr. d'acétate basique de plomb. On agite vigoureusement, puis on verse 30 gr. d'une solution saturée de sulfate ou de phosphate de sodium. On agite de nouveau ; enfin, après quelques minutes, on filtre. On obtient ainsi une solution incolore, ou à peine teintée de vert (Gaillard). Soit P le poids de cette solution filtrée.

Après refroidissement, on l'épuise trois fois, dans une ampoule à décantation, avec, chaque fois, 50 cmc. de chloroforme. On agite chaque fois très vigoureusement ; il n'y a pas à craindre d'émulsion gênante. On filtre les solutions chloroformiques sur un tout petit filtre, et on reçoit le liquide filtré dans une petite fiole conique tarée. On distille le chloroforme, on sèche à 100°, et on pèse après refroidissement. Soit p l'augmentation de poids de la fiole tarée.

$10.800 \times \dfrac{p}{P}$ est le poids de la théine contenue dans 100 gr. de thé.

Extrait aqueux. — Après prélèvement des 500 gr. de la décoction de thé, il reste encore une certaine quantité

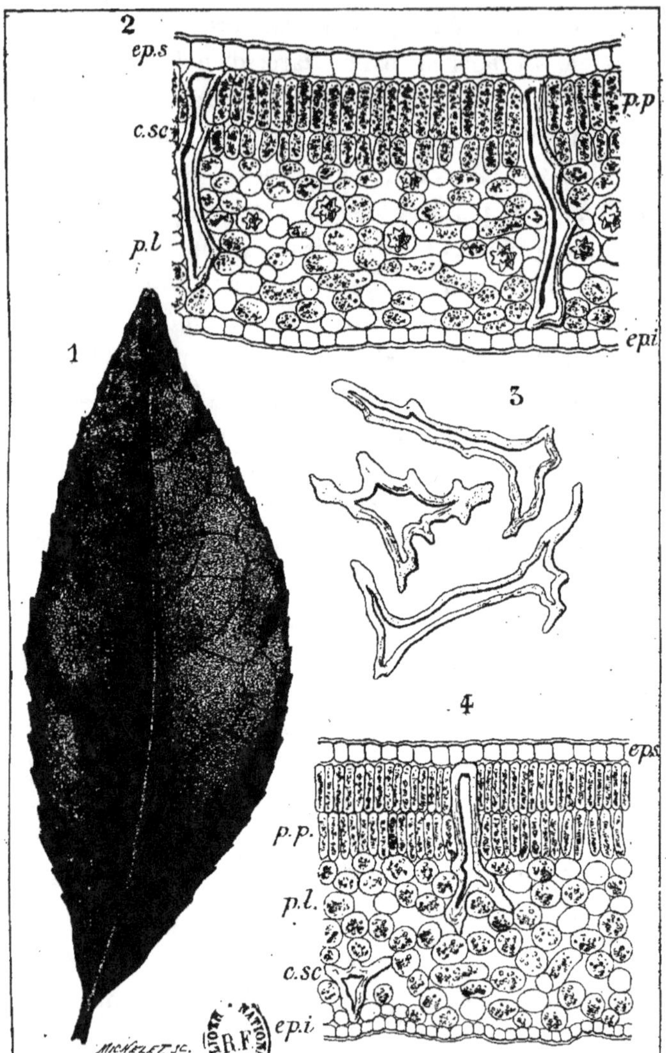

1, Feuille de Thé. — 2, Coupe transversale. — Cellules scléreuses. — 4, Coupe de la feuille du Camellia japonica.

de liquide chaud, environ 80 gr. Soit q cette quantité. On l'évapore, au bain-marie, dans un cristallisoir taré, on achève la dessiccation dans l'étuve à 100°. On pèse après refroidissement. Si a est l'augmentation de poids du cristallisoir :

$$10.000 \frac{a}{q}$$ est l'extrait aqueux p. 100 de thé.

Tanin. — On fait bouillir à trois reprises, pendant une demi-heure, 2 gr. de thé dans, chaque fois, 100 cc. d'eau. On réunit les trois décoctions, on fait bouillir le tout, et on précipite le tanin par addition d'une solution de 1 partie d'acétate de cuivre dans 20 à 30 parties d'eau. On filtre pour recueillir le précipité ; le liquide filtré doit être coloré en vert si l'addition de sel de cuivre est suffisante. On lave ensuite le précipité à l'eau chaude, on le dessèche, on le calcine dans un creuset de porcelaine. Après refroidissement, on ajoute un peu d'acide nitrique, on calcine de nouveau et on pèse : 1 gr. de CuO correspond à 1 gr. 3061 de tanin. On rapporte le résultat à 100 gr. de thé.

Cendres. — Dans une capsule plate, tarée, on incinère, au fourneau à moufle, 5 gr. de thé ; on rapporte le poids des cendres à 100 gr. de thé.

Cendres solubles. — On épuise par l'eau le produit de l'incinération précédente, on filtre, on évapore la solution dans un cristallisoir taré ; après dessiccation à 100°, on pèse.

Cendres insolubles. — Le résidu insoluble est, avec le filtre, incinéré de nouveau. On pèse après refroidissement. -

Examen morphologique et microscopique des feuilles. — On laisse séjourner les feuilles dans de l'eau cháude jusqu'à ce qu'on puisse facilement les dérouler et les étendre ; on les sèche alors sur du papier à filtrer. On examine la structure des feuilles à l'œil nu ou à la loupe ; l'examen microscopique porte principalement sur l'observation de la forme de deux des éléments caracté-ristiques du thé : les cellules pierreuses et les poils (planche VII).

Falsifications. — Parmi les falsifications, on peut citer le mélange de thé de bonne qualité avec des feuilles de sortes inférieures, l'addition de feuilles de thé déjà épuisées ou de feuilles étrangères (feuilles d'épilobe, de fraisier, de saule, de grémil, de cerisier, de frêne, de sureau, de rosier, de caféier, de maté).

L'observation macroscopique et microscopique des feuilles décèle la falsification par addition de feuilles étrangères.

Le dosage de la théine fait reconnaître l'addition de feuilles épuisées.

Au thé, on ajoute encore du plâtre, de l'alumine, du sulfate de baryum. Le poids et l'analyse des cendres indi-quent la nature de cette addition.

La couleur des thés verts destinés à l'exportation est fréquemment rehaussée par du bleu de Prusse et du plâtre, ainsi que par un mélange d'indigo, de curcuma et de plâtre.

Recherche de la coloration artificielle. — On sus-pend, dans un cylindre rempli d'eau chaude, un petit sac de mousseline renfermant le thé à examiner. En com-primant plusieurs fois le sac à l'aide d'une baguette de verre, on fait sortir la matière colorante ajoutée artifi-ciellement.

L'indigo se décolore par ébullition avec la soude caustique et un peu de poussière de zinc. Le curcuma teint *directement* la soie en jaune.

On examine au microscope le dépôt qui se sépare du liquide (Voir aussi Café).

TRUFFES

Les *truffes* sont des champignons formant la famille des tubéracées. L'espèce la plus estimée est la *truffe noire*.

La falsification consiste dans la substitution d'espèces inférieures : truffe rousse, tuber brumale, truffe blanche. La couleur des spores (observation microscopique) fournit sur ce point d'utiles indications.

La présence de jeunes vesces de loup (champignon basidiomycète) est mise en évidence par l'absence des asques quand on examine une section transversale.

Les truffes artificielles sont faciles à reconnaître par l'absence de spores.

USTENSILES

Ustensiles de table et de cuisine, Matériel pour le transport et la conservation des denrées alimentaires.

Exemples. — Les différentes parties des appareils à pression pour la bière, les têtes et tubes de siphons, appareils à fabriquer les eaux gazeuses, tous les récipients employés dans la préparation des boissons, robinets, fermetures de bouteilles, couvercles de verres, machines à viandes, fermetures de biberons, ne peuvent être faits qu'avec des alliages métalliques répondant aux prescriptions ci-dessous.

Prescriptions. — Il est interdit d'employer des feuilles d'étain plombifère pour envelopper les fruits, les confiseries, les chocolats, les fromages, les saucissons, la chicorée et, d'une manière générale, toutes substances entrant dans l'alimentation. Les feuilles d'étain devront, p. 100, contenir au moins 97 d'étain dosé à l'état d'acide métastannique. Elles ne devront pas renfermer plus de 0 gr. 50 de plomb et 1 centigramme d'arsenic pour 100 gr. de feuilles.

Il est interdit d'employer à l'étamage ou au rétamage des vases et ustensiles servant aux usages alimentaires des bains qui ne contiendraient pas au moins 97 d'étain ou qui renfermeraient plus de 1/2 de plomb ou plus de un dix-millième d'arsenic p. 100 d'alliage.

Il est interdit de fabriquer des vases et ustensiles d'étain destinés à contenir ou à préparer des substances alimentaires avec un alliage contenant, p. 100, plus de 10 de plomb ou des autres métaux qui se trouvent ordinairement alliés à l'étain du commerce ; il ne devra pas s'y trouver plus de un dix-millième d'arsenic.

Il est interdit de pratiquer les soudures à l'intérieur des boîtes de conserves alimentaires et de se servir pour la confection desdites boîtes, d'autre fer-blanc que celui étamé à l'*étain fin*.

Remarques. — Le plomb peut, sans inconvénient, être remplacé dans les alliages devant servir à la fabrication des vases et ustensiles destinés à préparer et à contenir des substances alimentaires et des boissons, par de l'antimoine dans la proportion de 2 à 5 0/0.

Le zinc peut être employé dans l'économie domestique

toutes les fois qu'il ne s'agit pas de liquides acides ou très alcalins.

La substitution des feuilles et des papiers d'aluminium aux feuilles et aux papiers d'étain pour envelopper les substances alimentaires paraît devoir être sans inconvénients au point de vue de l'hygiène.

Analyse de l'alliage métallique. — **Prise d'essai.** — L'étamage ou la soudure s'enlèvent par grattage à l'aide d'un couteau d'acier. On fera bien, dans le cas d'étamage, de ne gratter que légèrement pour ne point enlever de cuivre ou de fer.

Recherche du plomb. — On prend une prise d'essai d'environ 50 centigr. qu'on introduit dans un tube à essai. On verse 3 à 4 centim. cubes d'acide nitrique concentré, et on fait bouillir pour chasser les vapeurs rutilantes et la plus grande partie de l'excès d'acide; on reprend par 5 cc. d'eau et on filtre. Dans la solution filtrée, on verse un excès d'acétate d'ammoniaque et quelques gouttes d'une solution de bichromate de potassium. On obtient un précipité jaune de chromate de plomb, si l'étain essayé est plombifère.

En présence de *cuivre* et de *fer*, on opère comme pour le *dosage*.

Dosage du plomb. — On prépare le mélange suivant :

Carbonate de sodium pur et sec . . . 10 gr.
Carbonate de potassium sec . . . . 13 gr.
Soufre en canons, pulvérisé . . . . 23 gr.

Dans un petit mortier, on pulvérise finement 6 gr. du mélange ci-dessus et 1 gr. de l'étain ou de l'étamage. On introduit la poudre dans un petit creuset de porcelaine. On lave le mortier avec quelques grammes du mélange alcalin, on ajoute également cette poudre dans le creuset. On ferme celui-ci avec son couvercle et on fond le mélange en chauffant avec une toute petite flamme.

Dans une opération bien conduite, on ne doit, à aucun moment, percevoir l'odeur du gaz sulfureux.

On maintient la fusion pendant un quart d'heure, et on laisse refroidir. Après refroidissement complet, on place creuset et couvercle dans une capsule de porcelaine et on épuise à l'eau froide pour dissoudre les sulfosels alcalins. On filtre.

Quand les sulfures alcalins sont *presque* enlevés par lavage à l'eau, on lave encore un peu avec de l'eau contenant un peu de sulfure de sodium ou de potassium, mais sans prolonger le lavage.

On arrose alors le filtre avec 50 cc. d'acide chlorhydrique dilué qui dissout, s'il y a lieu, le sulfure de fer ; puis on lave le filtre avec de l'eau bouillante jusqu'à disparition de toute trace d'acide chlorhydrique dans l'eau de lavage.

Le filtre humide, contenant le sulfure de plomb noir (et, éventuellement, le sulfure de cuivre) est placé dans une capsule de porcelaine avec 20 à 25 centim. cubes d'eau. On porte à douce ébullition et on verse, goutte à goutte, de l'acide azotique concentré jusqu'à ce que le filtre devienne blanc. On filtre la solution et on épuise le contenu de la capsule et le filtre avec de l'eau ; la solution filtrée est sursaturée par l'ammoniaque ; on recueille sur un filtre et on lave le précipité d'oxyde hydraté de plomb, qu'on redissout sur le filtre par de l'acide acétique dilué.

Si l'essai préalable a indiqué une faible quantité de plomb, on dose le plomb en employant la totalité de la solution filtrée ; si l'essai a indiqué une forte proportion de plomb, on reçoit la solution filtrée et les eaux de lavage dans une fiole jaugée de 200 cc. On complète au trait de jauge avec de l'eau distillée et on dose le plomb dans 50 ou 100 centim. cubes de cette solution.

On dose le plomb avec une solution titrée de bichromate de potassium (7 gr. 13 par litre) dont 1 cmc. correspond à 0 gr. 01 de plomb. On verse, à l'aide d'une burette graduée, la solution de bichromate de potassium dans la solution d'acétate de plomb jusqu'à ce que, après agitation, une goutte du liquide éclairci portée sur une goutte d'une solution neutre d'azotate d'argent donne une coloration rouge due au chromate d'argent formé.

On rapporte la teneur en plomb à 100 gr. d'alliage (voir aussi MÉTAUX LOURDS).

Dosage de l'étain. — On place la prise d'essai p (environ 1 gr.) dans un ballon de 250 centim. cubes. On verse dans le ballon 30 centim. cubes d'acide azotique pur, on ferme le col par un verre de montre et on abandonne le produit à lui-même. Lorsque la réaction, très vive, est calmée, on chauffe doucement pour la terminer. Quand le bioxyde d'étain formé est bien blanc, on transvase dans une capsule de porcelaine le contenu du ballon ; on lave ce dernier et le verre de montre avec de l'eau. Les eaux de lavage sont versées dans la capsule. On évapore à sec, au bain de sable. On ajoute de l'eau bouillante sur le résidu, et, en lavant à l'eau chaude, par décantation suivie de filtration sur un filtre sans plis, on isole l'acide métastannique insoluble. On lave jusqu'à ce que le liquide filtré ne soit plus acide. On sèche. On sépare le précipité du filtre sec. On incinère ce dernier dans un creuset de platine taré ; on arrose les cendres refroidies avec quelques gouttes d'acide azotique pur ; on évapore doucement à sec, on calcine de nouveau. Après refroidissement, on ajoute l'acide m. stannique aux cendres ; on calcine le tout au *rouge vif*, pendant 1/2 heure. Après refroidissement, on pèse. En défalquant le poids du creuset et celui des cendres du filtre, on a le poids p' du bioxyde d'étain fourni par la prise d'essai p.

$$\frac{p'}{p} \times 78{,}66$$ donne, en grammes, le poids d'étain contenu dans 100 gr. d'alliage.

Recherche de l'arsenic et de l'antimoine. — On dissout 2 à 3 gr. de l'alliage dans 30 centim. cubes d'acide chlorhydrique concentré, auxquels on a ajouté une gouttelette de brome. Après dissolution, on verse dans le liquide chaud du bisulfite de sodium jusqu'à forte odeur d'acide sulfureux, puis une solution d'hyposulfite de sodium ; l'antimoine est précipité lentement à l'état d'oxysulfure rouge. On filtre ; dans le liquide filtré, qu'on a fait bouillir pour chasser l'acide sulfureux en excès, on précipite l'arsenic par fort peu d'hydrogène sulfuré en maintenant le liquide chaud aussi longtemps qu'il offre l'odeur du gaz. Le précipité recueilli et lavé est dissous dans le carbonate d'ammoniaque. La solution filtrée, acidifiée par l'acide acétique, donne un précipité de sulfure d'arsenic qu'on recueille sur un filtre taré. Après lavage et dessiccation, on pèse.

Si p est l'augmentation de poids du filtre, $p \times 0{,}60975$ est le poids correspondant d'arsenic. On rapporte à 100 gr. d'alliage.

Si l'on ne désire que *caractériser la présence de l'arsenic*, on peut opérer plus rapidement comme suit : la solution chlorhydrique de l'alliage est additionnée d'un volume égal de la solution d'acide hypophosphoreux (voir RÉACTIFS). On laisse au bain-marie bouillant pendant une heure. Une coloration brune du liquide ou un précipité brun dénote la présence de l'arsenic.

USTENSILES ET MATÉRIEL D'EMBALLAGE EN VERRE

Le nettoyage des objets en verre ne peut être effectué à l'aide de substances qui laissent dans les récipients des débris ou particules nuisibles à la santé (grenaille de plomb).

On recherche le plomb en lavant l'objet en verre avec de l'acide acétique dilué et chaud ; en versant, dans la solution acétique, quelques gouttes d'une solution aqueuse, saturée de chromate de potassium, on obtient, s'il y a lieu, un précipité jaune de chromate de plomb.

USTENSILES EN CAOUTCHOUC

(Tétines pour biberons, tire-lait, anneaux obturateurs, tuyaux de caoutchouc).

Ces objets doivent être exempts de plomb.
On recherche le plomb dans les cendres.

MATÉRIEL D'ORIGINE VÉGÉTALE OU ANIMALE SERVANT D'ENVELOPPES

(Bois, papier, caoutchouc, tissus, parchemin, etc.).

Les enveloppes ne peuvent être teintes de couleurs dangereuses, ni imprégnées ou saupoudrées de substances nuisibles à la santé. Le papier ne doit contenir ni plomb, ni arsenic. Les viandes, les graisses, les comestibles, etc. ne peuvent être enveloppés de papier maculé (journaux, vieux papiers, etc.).

VANILLE

(Emprunté à l'espagnol *vanilla*, proprement « petite gaine »).

Par *vanille*, on désigne la gousse incomplètement mûrie et desséchée du vanillier.

La teneur en eau varie de 20 à 28 p. 100. Le poids des cendres ne dépasse pas 5 p. 100.

Il n'y a aucune relation entre la valeur commerciale et la teneur de la vanille en vanilline.

On emploie généralement les gousses entières.

Falsifications. — La falsification courante consiste à badigeonner la vanille épuisée avec du baume du Pérou et à la saupoudrer ensuite d'acide benzoïque en petits cristaux.

Recherche de l'acide benzoïque. — Pour reconnaître l'acide benzoïque, on lave les gousses à l'éther, la solution éthérée est agitée avec une solution aqueuse légèrement alcaline de potasse. La solution aqueuse séparée est, après acidification par l'acide sulfurique, épuisée à l'éther ; la solution éthérée, évaporée, abandonne l'acide benzoïque.

L'acide benzoïque fond à 120°. Il forme avec le perchlorure de fer neutre un benzoate de fer basique couleur chair, décomposable par l'ammoniaque.

A l'acide benzoïque, on a parfois substitué du verre pilé, comme givre artificiel. La présence de silice et l'absence d'action sur la lumière polarisée font reconnaître cette falsification.

VÉGÉTALINE

Le *beurre de coco* est une matière grasse retirée des

noix de coco ; convenablement purifié, on le dénomme *végétaline, cocoïne, cocose, ramnine.*

C'est une graisse alimentaire. Mais, outre son usage culinaire, elle sert beaucoup dans la pâtisserie, au lieu et place du beurre et des œufs, ce qui est une fraude ; elle remplace aussi le beurre de cacao dans certains chocolats et elle est employée dans la falsification des beurres, au même titre que la margarine.

Analyse. — L'analyse se fait comme l'analyse du Beurre et des Graisses.

La *végétaline pure* présente les caractères suivants :

$$
\begin{aligned}
&\text{Densité à } 100^\circ \ldots\ldots\ldots\ldots 0{,}87 \\
&\text{Point de fusion} \ldots\ldots\ldots\ldots 26^\circ \\
&\text{— \quad des acides gras} \ldots 26^\circ{,}5 \\
&\text{Indice d'iode} \ldots\ldots\ldots\ldots 9
\end{aligned}
$$

Falsifications. — La végétaline est parfois elle-même falsifiée.

Pour s'assurer de la pureté du beurre de coco, on verse 4 cc. de cette matière grasse dans une éprouvette bouchée de 15 cc., puis 2 cc. d'une solution éthérée saturée de phloroglucine ; on mélange. On ajoute ensuite 2 cc. d'une solution benzénique saturée de résorcine ; on mélange encore. On plonge l'éprouvette dans de l'eau à $+ 10^\circ$, on laisse quelques minutes. On ajoute alors 4 cc. d'acide azotique ($D = 1{,}383$) et on agite vivement :

L'addition d'huiles d'arachide, de sésame, de coton, d'œillette, de colza, de ricin, etc., de suif, d'oléonaphtes, d'huiles de résine, fait naître une teinte franchement rouge groseille qu'on observe aussitôt (Milian).

Indice argentique. — Outre la méthode indiquée à Beurre pour chercher l'addition de beurre de coco, on peut employer la suivante (Wysman et Reijst) :

Dans un ballon d'environ 300 cc., on verse 5 gr. de beurre fondu et filtré; on ajoute quelques morceaux de pierre ponce, 20 cc. de glycérine et 2 cc. d'une solution aqueuse de soude caustique, exempte de carbonate, de concentration telle que ces 2 cmc. neutralisent 30 à 35 cmc. d'acide sulfurique dilué (1). On chauffe, en agitant fréquemment, sur la flamme directe d'un brûleur à gaz, jusqu'à complète saponification. On dissout le savon obtenu dans 90 cc. d'eau bouillante, et, pour mettre les acides gras en liberté, on ajoute la quantité d'acide sulfurique dilué correspondant aux 2 cc. de la solution de soude. On attelle le ballon à un réfrigérant et on distille en recueillant 110 cc. de liquide distillé. Ce résultat doit être obtenu en 30 à 40 minutes comptées à partir du moment où la première goutte de liquide distillé tombe dans le ballon récepteur. Après avoir été mélangé par agitation, le liquide distillé est filtré sur un filtre sec; on recueille 100 cc. de liquide filtré qu'on neutralise exactement avec une solution décinormale de soude en présence de phtaléine du phénol (2).

On ajoute alors 40 cc. d'une solution décinormale d'azotate d'argent; on filtre; on lave le précipité de façon à obtenir environ 200 cc. de liquide filtré dans lesquels on verse 50 cc. d'une solution décinormale de chlorure de sodium et deux gouttes d'une solution saturée de chromate neutre de potassium.

On verse alors un certain volume de la solution déci-normale d'azotate d'argent jusqu'à coloration rouge faible, permanente; soit n le nombre de cmc. nécessaires pour attein-

(1) 25 cc. d'acide sulfurique concentré dans un litre d'eau.
(2) Le nombre de centimètres cubes de solution déci-normale utilisés, augmenté de 1/10, est l'indice Reichert-Meissl.

dre ce résultat : 1,1 $(n-10)$ est le *premier indice argentique*.

On effectue une deuxième opération semblable, mais en obtenant cette fois 300 cc. de liquide distillé. Pour cela, chaque fois qu'il a été distillé environ 100 cc., on verse, par l'entonnoir (fig. 71), 100 cc. d'eau dans le ballon de distillation. Le liquide distillé, mélangé par agitation, est filtré sur un filtre sec ; on recueille 250 cc. de liquide filtré. Après neutralisation exacte, on ajoute à ce liquide 40 cc. d'une solution décinormale d'azotate d'argent. On filtre, on lave le précipité jusqu'à obtention d'environ 350 cc. de liquide, dans lequel on verse 50 cc. de la solution décinormale de chlorure de sodium et deux gouttes d'une solution saturée de chromate de potassium. On titre l'excès de chlorure de sodium, comme la première fois, à l'aide de la solution décinormale d'azotate d'argent. Soit n' le nombre de cmc. de solution argentique employés dans cette dernière détermination : 1,2 $(n'-10)$ est le *deuxième indice argentique*.

Lorsque le *deuxième indice argentique est plus élevé que le premier*, il y a lieu d'admettre la *présence de beurre de coco dans le beurre examiné*.

Exemples :

BEURRE ET VÉGÉTALINE	Premier indice argentique	Deuxième indice argentique
Beurre	3,1	2,6
— avec 5 0/0 de beurre de coco.	5,5	6,2
— avec 10 0/0 —	5,4	7,8
Beurre	4,1	3,7
Beurre avec 5 0/0 de beurre de coco.	3,6	7,1
— avec 10 0/0 —	5,1	8,3

VERMICELLE

(Emprunté de l'ital. *vermicelli*.)

Le *vermicelle* est une pâte alimentaire passée à la filière (Voir PATÉS ALIMENTAIRES).

VERMOUTH

Le *vermouth* est la boisson obtenue par la macération de certaines plantes aromatiques dans du vin. Les vermouths sont parfois sucrés avec du sucre de canne. L'addition d'acide tartrique est tolérée.

Analyse. — L'analyse du vermouth se fait comme celle du VIN, et, s'il y a lieu, comme celle des VINS DE LIQUEURS.

VIANDES DE BOUCHERIE

La *viande* et *ses préparations* ne peuvent renfermer ni impuretés nuisibles à la santé, ni matières antiseptiques, ni composés métalliques, ni ptomaïnes, ni toxines, ni matières infectieuses, ni parasites.

La viande doit provenir d'un animal sain.

PRINCIPALES ALTÉRATIONS DES VIANDES (H. MARTEL).

I. *Altérations parasitaires non microbiennes.* — Ces altérations sont nombreuses et quelques-unes très importantes.

Le tableau ci-contre résume les plus fréquentes.

GROUPE DU PARASITE	NOM DU PARASITE	HABITAT DE PRÉDILECTION DU PARASITE	MALADIES QU'IL DÉTERMINE	DANGERS COURUS PAR LE CONSOMMATEUR
Protozoaires.	Trypanosomes.	Plasma sanguin.	Tsetsé, Surra (bœuf). Dourine (cheval).	Toxine spéciale.
Vers.	Hématosp[o]ridies.	Globules rouges.	Fièvre du Texas (bœuf).	
	Distome.	Foie (bœuf, mouton).	Cachexie.	
	Cysticerque inerme.	Muscles masticateurs et cardiaques (bœuf).	Cysticercose bovine.	Tænia saginata.
	Cysticerque cellulosæ.	Muscles abdominaux diaphragmatiques intercostaux (porc).	Cysticercose porcine.	Tænia solium.
	Cysticerque termicollis.	Tissu conjonctif (mouton, porc, bœuf).		Tænia marginata du chien.
	Cœnurus cérébralis.	Cerveau (mouton).	Cœnurose.	Tænia Cœnurus du chien.
	Echinococcus.	Foie, poumons (bœuf). Poumon (mouton). Foie (porc).	Echinococcose.	Hydatides du foie.
	Trichina spiralis.	Muscles (porc, chien).	Trichinose du porc, du chien.	Trichinose.

II. *Altérations parasitaires microbiennes*. — Les viandes ne doivent contenir ni bacille de la tuberculose, ni bactéridie charbonneuse, ni vibrion septique, ni bacille de la morve ; la viande de porc ne doit pas renfermer les agents du *Hog choléra*, ni ceux du *Rouget*.

La phosphorescence de certaines viandes est due à des bactéries photogènes. Ces viandes phosphorescentes ne sont pas nocives.

III. *Altérations pathologiques non parasitaires*. — Ces viandes se putréfient en général très vite et sont facilement envahies par les agents de la putréfaction :

le coli, le proteus, etc. et deviennent nuisibles par les peptoxines et les leucomaïnes élaborées. Ainsi la viande d'animaux saignés in extremis, *viandes saigneuses*, occasionne fréquemment des intoxications alimentaires.

Les *viandes fatiguées* sont très facilement putrescibles de même que les *viandes météorisées* et les *viandes asphyxiques*, etc.

IV. *Altérations post mortem et altérations cadavériques.* — Les muscles sains ne renferment généralement pas de microbes (Vaillard). L'invasion des muscles d'animaux suspects se fait pendant l'agonie et après la mort.

Les viandes de veau jeune sont très altérables et facilement envahies par le B. coli. Il en est de même pour la viande de cheval, le foie de veau, les pâtés, qui s'avarient facilement (odeur aigrelette).

Les viandes présentant des altérations pathologiques sont particulièrement dangereuses par les altérations cadavériques qu'elles subissent rapidement.

Le bacillus botulinus, vivant en saprophyte sur certaines viandes, sécrète une *toxine extrêmement active.*

EXAMEN DES VIANDES

Le contrôle des viandes comprend un examen macroscopique, un examen microscopique, une analyse microbiologique, et une analyse chimique.

Examen macroscopique. — Il a pour but d'apprécier *l'état des organes et des tissus* par comparaison avec des espèces fraîches et saines.

Cet examen est surtout du ressort de l'inspecteur des viandes.

Examen microscopique (planche VIII). — On recherche d'abord les parasites à volume relativement considé-

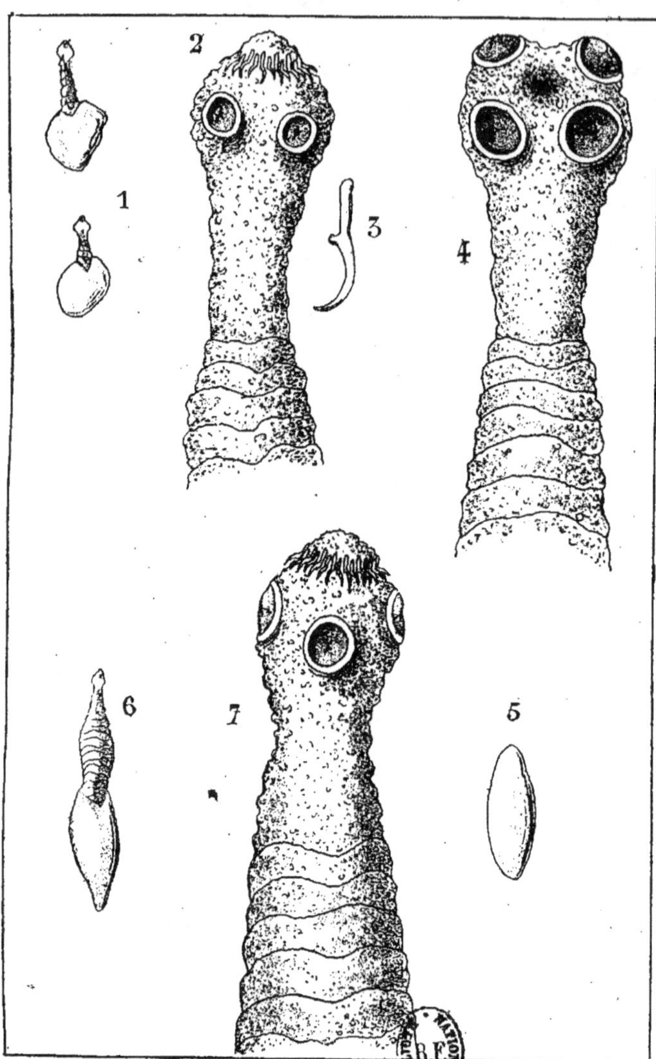

1, Larve du Tænia armé. — 2, Tête du Tænia armé. — 3, Crochet du Tænia armé. — 4, Tænia inerme. — 5, 6, 7, *Cysticercus elongatus.*

rable (trichines, cysticerques, échinocoques) (fig. 142 et 143).

On fait ensuite l'étude histologique du tissu, pour découvrir les lésions du tétanos, du rouget, etc.

Ainsi, les stries musculaires disparaissent dans les

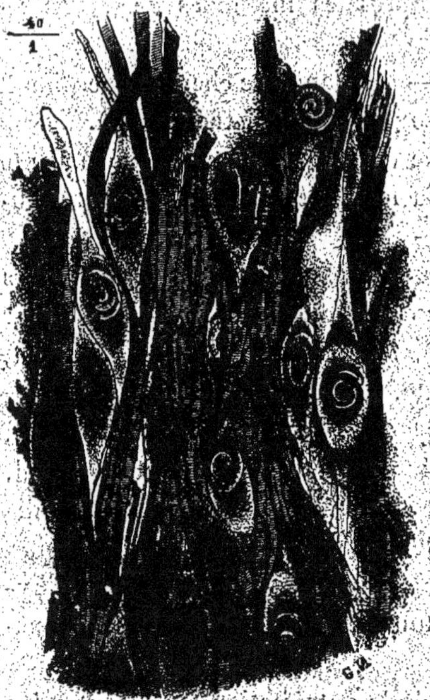
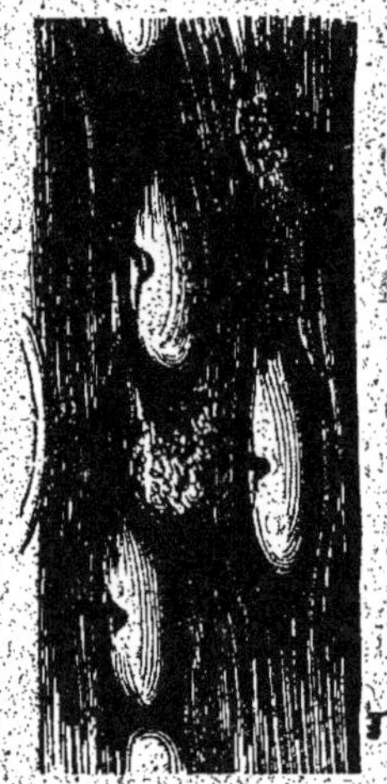

Fig. 142. — Trichines enkystées dans un fragment de muscle.

Fig. 143. — Muscle contenant des cysticerques.

affections aiguës. Dans les viandes congelées, les globules blancs et rouges ont presque complètement disparu, et on observe les brisures fibrillaires des muscles. Dans les viandes dégelées, il y a imbibition du tissu cellulaire par l'hémoglobine dissoute, etc.

La recherche des cysticerques est, d'autre part, facilitée par une digestion artificielle préalable des matières albuminoïdes, ou par leur solubilisation par une solution aqueuse de soude.

Analyse bactériologique. — La recherche des parasites microbiens se fait d'après les méthodes de la bactériologie.

Analyse chimique. — La viande de cheval se reconnaît par le dosage du glycogène (Voir CHARCUTERIES).

La recherche rapide de la putréfaction commençante est effectuée d'après la méthode de Eber (Voir CHARCUTERIES).

Au début de la putréfaction, pendant les premiers jours, il y a formation d'ammoniaque (la réaction d'Eber est basée sur ce fait). L'ammoniaque diminue bientôt, pour disparaître ensuite.

Vers le 3e ou le 4e jour, l'azote ammoniacal entre, d'après Mai, pour 14 à 16 p. 100 dans l'azote total, alors que dans les produits frais le rapport est ordinairement de 10 p. 100.

A la production d'ammoniaque succède celle de l'hydrogène sulfuré dont toutefois la production est inconstante.

Au deuxième stade de la putréfaction apparaissent les ammoniaques composées, notamment la triméthylamine, les acides amidés, les acides gras volatils, l'indol, le scatol, puis les ptomaïnes.

L'odeur de « relent » est due aux mercaptals (Trillat).

Les toxines microbiennes des viandes (botuline, etc.), les poisons cadavériques (putrescine, cadavérine) peuvent se retrouver par les réactions alcaloïdiques de ces composés.

Recherche de ptomaïnes. — La viande finement divisée est mise à macérer dans de l'alcool à 95° contenant 2 gr. d'acide tartrique par litre. On filtre et on exprime la pulpe de viande. La solution alcoolique filtrée est distillée dans le vide, à aussi basse température que possible.

Le résidu est repris par de l'alcool absolu neutre. La solution alcoolique est filtrée, puis évaporée dans le vide. On reprend le résidu par de l'alcool absolu, on filtre, on évapore, et cela jusqu'à ce que le résidu soit totalement soluble dans l'alcool absolu. Après la dernière évaporation, on dissout le résidu dans l'eau. La solution aqueuse doit avoir une réaction acide. On l'épuise par l'éther de pétrole. L'épuisement effectué, on alcalinise la solution aqueuse par le bicarbonate de sodium et on épuise la solution aqueuse alcaline par l'éther exempt d'alcool.

La solution éthérée, séparée et lavée avec quelques centimètres cubes d'eau, est évaporée à la température ordinaire. Le résidu, repris par quelques centimètres cubes d'acide sulfurique dilué, donne un précipité par addition de quelques gouttes de la solution d'iodure de potassium ioduré, s'il y a des ptomaïnes. On confirme par une épreuve physiologique.

Recherche des matières antiseptiques. — (Voir ce mot).

Recherche des composés métalliques. — (Voir Métaux lourds).

VIANDES CONSERVÉES

Viandes conservées par le froid. — Ces viandes ont l'aspect de la viande fraîche ; après décongélation, elles ont le goût et l'odeur de la viande fraîche. L'aspect est également le même si la décongélation a été poursuivie avec toute la lenteur et la progressivité convenables.

Les hématies du sang d'une viande qui a été conservée par le froid sont pâles, incolores et déformées, elles nagent dans un sérum verdâtre et non transparent.

Examen microscopique. — On peut reconnaître comme suit une viande qui a été congelée :

Sur une lamelle, on étale, en couche mince et égale, une petite quantité de sang. On fixe par une solution saturée d'acide picrique. On lave à l'eau ; on colore avec une solution d'éosine ; on monte dans la glycérine neutre : le sérum est coloré en rose, les hématies en rose pâle.

Avec une viande non congelée, le sérum n'est pas coloré, les hématies seules se colorent (Maljean).

Viandes conservées par stérilisation en vase clos. — Ces viandes ne doivent présenter aucune odeur, aucun signe de ramollissement. S'il y a lieu, la gelée qui les entoure doit être ferme, limpide, de couleur ambrée.

Analyse chimique. — L'analyse chimique n'a, ici, pour but que de connaître si la conserve a été fabriquée dans certaines conditions prescrites par ailleurs. A cet effet, on examine ce qu'on est convenu d'appeler le « bouillon de la conserve » et qu'on retire de la façon suivante : on immerge la boîte dans l'eau bouillante, pendant un quart d'heure ; on la retire ; on l'essuie ; on perce le couvercle et on ouvre le couvercle sur le fond. Le liquide qui s'écoule est recueilli dans une capsule et abandonné au frais. Après avoir retiré la graisse figée, ce qui reste constitue le bouillon de la conserve.

Le *bouillon* est examiné comme l'Extrait de viande (p. 310), la *graisse* comme les Graisses alimentaires (p. 193), la *viande* comme la Viande de boucherie (p. 304).

Altérations. — Une conserve de viande peut être dan-

gereuse parce qu'elle est fabriquée avec des viandes mal-
saines (animaux surmenés ou malades), parce qu'elle est
fabriquée avec malpropreté, parce que des erremments
déplorables peuvent introduire dans la livraison des
viandes faisandées (représervation), enfin parce que les
procédés de fabrication ne réalisent pas la stérilisation
suffisante des viandes (Vaillard).

Pour déceler si la viande qui a servi à la fabrication
contenait à l'origine le poison ou l'a acquis au cours
d'une fabrication défectueuse (tel est le cas des conserves
de viandes faisandées *fuitées* et *représervées*, et des conserves *avariées*, stérilisées à nouveau, après départ des
gaz), on recherche les ptomaïnes (p. 307).

Par suite d'une stérilisation insuffisante, des germes
vivants peuvent demeurer dans la conserve. Les germes
anaérobies développent, dans des conditions favorables,
une fermentation putride se traduisant par le bombe-
ment de la boîte sous la pression des gaz produits. Ici,
l'altération est manifeste. Mais une végétation microbienne autre peut se produire sans déterminer aucun
changement dans l'odeur, la coloration, l'aspect extérieur. Pour mettre en évidence ces germes revivifiables,
on aère aseptiquement le contenu de la boîte qu'on place
à l'étuve à $+ 37°$ et on examine la culture ainsi effectuée.

Il n'est pas non plus absolument certain que des
conserves très anciennes soient sans action novice et leur
consommation sans danger.

Antiseptiques. — Voir ce mot.

Métaux lourds. — On porte l'attention sur le plomb
et l'étain qui peuvent exister dans les viandes conservées
en boîtes.

On examine la soudure et l'étamage des boîtes, et, s'il

y a lieu, la peinture extérieure. Certaines boîtes présentent un dépôt moiré sur la face interne et le contenu offre des parties foncées. On doit rapporter cet aspect à du sulfure d'étain et du sulfure de fer, formés au cours de la fabrication.

VIANDES (PRÉPARATIONS DIVERSES DE)

Bouillons et extraits de viande. — On se borne généralement aux dosages suivants, d'après les indications de Rœtteger :

Dosage de l'eau. — On prend 2 gr. d'extrait qu'on introduit dans une capsule tarée, avec un agitateur en verre ; on mélange intimement avec 6 gr. de sable lavé et calciné et, avec une quantité suffisante d'eau, on forme une pâte demi-fluide. On évapore, au bain-marie, en consistance pâteuse ; on achève la dessiccation dans le vide. La perte de poids correspond à l'humidité.

Extrait sec. — En retranchant du poids de la matière restant dans la capsule le poids du sable ajouté, on a l'extrait sec.

Cendres. — On pèse 2 gr. d'extrait qu'on sèche et qu'on incinère comme il est dit à MIEL. Dans les cendres, on dose les phosphates et les chlorures.

Matière organique totale. — Elle est représentée par la différence entre le poids de matière envisagé diminué du poids de l'eau et du poids des cendres.

Extrait alcoolique. — On dissout 2 gr. d'extrait dans 10 gr. d'eau ; on ajoute 50 cc. d'alcool à 95° ; on filtre ; on lave le précipité avec de l'alcool à 80° (100 cc. en deux fois).

La moitié de l'alcool filtré est évaporée dans un vase de platine taré. Du poids de l'extrait brut ainsi déterminé, on retranche le poids des cendres qu'on obtient par incinération de l'extrait brut, afin de connaître le poids de l'extrait alcoolique.

L'autre moitié de l'alcool filtré sert au dosage de l'azote par la méthode de Kjeldahl. On a soin d'éliminer au préalable l'alcool par évaporation et reprise par l'eau.

Extrait aqueux. — La partie insoluble dans l'alcool à 80° est épuisée par l'eau.

La solution aqueuse filtrée est divisée en deux parties. On continue comme pour l'extrait alcoolique.

Azote total. — On dose l'azote total sur 1 gr. de l'extrait ou du bouillon (voir PAIN).

Azote soluble dans l'alcool. — Il est dosé sur la partie de l'extrait alcoolique réservée à cet effet.

Azote soluble dans l'eau. — Il est dosé sur la partie de l'extrait aqueux réservée à cet effet.

Antiseptiques. — On n'omet pas de rechercher les antiseptiques.

Poudre de viande. — Pour connaître la valeur nutritive des diverses préparations à base de viande, ainsi que de la viande elle-même, il convient, outre les recherches mentionnées à VIANDES, VIANDES CONSERVÉES, BOUILLONS ET EXTRAITS, de faire une certaine distinction dans les matières azotées. C'est dans ce but, qu'aux Etats-Unis, on effectue le dosage des substances azotées d'après la méthode suivante, applicable aux viandes et aux denrées à base de viande :

Dosage des substances azotées. — Chacun des résultats est rapporté, par calcul, à 100 gr. de viande ou de préparation de viande.

1. *Azote total.* — L'azote total est dosé sur 2 gr. de substance, en suivant la méthode de Kjeldahl (voir PAIN).

2. *Albumines coagulées et fibrine.* — Avec de l'éther, on dégraisse, à froid, 2 gr. de substance ; on épuise ensuite avec de l'eau froide, on dose l'azote du résidu insoluble. On multiplie le chiffre d'azote par 6,25 pour exprimer le résultat en substance azotée.

3. *Tissu conjonctif.* — Avec de l'eau froide, on épuise 10 gr. de substance. Après épuisement, on fait bouillir le résidu avec 100 cc. d'eau. On sépare le liquide et on fait bouillir une autre fois avec 100 cc. d'eau et ainsi de suite jusqu'à obtention de 1 litre de décoction. On filtre et on concentre la décoction, par évaporation. On dose l'azote dans le produit concentré. On multiplie le chiffre d'azote par 5,5, pour exprimer le résultat en substance azotée.

4. *Albumines coagulables.* — Le liquide aqueux filtré, provenant du 2, est presque complètement neutralisé. On ne laisse qu'une réaction faiblement acide. On fait bouillir, on filtre, on lave le coagulum. Le filtre contenant le coagulum est introduit dans un ballon de Kjeldahl. On dose l'azote. Le chiffre d'azote est multiplié par 6,25, pour exprimer le résultat en substance azotée.

5. *Syntonine.* — La partie filtrée en 4 est exactement neutralisée avec de la soude caustique, le tournesol servant d'indicateur. Le précipité produit est, après dépôt, recueilli et lavé sur un filtre. On dose l'azote. On multiplie le chiffre d'azote par 6,25, pour exprimer le résultat en substance azotée.

6. *Protéoses et gélatine.* — Le liquide filtré en 5 est concentré par évaporation jusqu'à un petit volume ; on sature le liquide de sulfate de zinc en poudre. Après quelques heures, on recueille sur un filtre le précipité produit, on le lave avec une solution saturée de sulfate

de zinc. On dose l'azote du précipité. Le chiffre d'azote
est multiplié par 6,25, pour exprimer le résultat en substance azotée.

7. *Peptones*. — Les liquides filtrés en 6 sont recueillis
dans un flacon et, après acidification par quelques
gouttes d'acide chlorhydrique, on dilue d'un égal volume
d'eau. Au mélange, on ajoute 2 cmc. de brome ; on agite.
Du brome est ensuite versé par demi-centimètre cube,
jusqu'à ce qu'il y en ait un léger excès. Après une nuit
de repos, on décante le liquide, on lave le précipité, en
ayant soin d'agiter de façon que l'eau de lavage soit
saturée par le brome en excès. Le précipité, lavé, est
recueilli sur un filtre. On dose l'azote. On multiplie le
chiffre d'azote par 6,25, pour exprimer le résultat en
substance azotée.

8. *Gélatine*. — On fait bouillir 10 gr. de substance
avec de l'eau, comme en 3. Le liquide filtré est évaporé
à siccité après addition de 20 gr. de sable lavé et calciné. On épuise l'extrait sec par de l'alcool absolu (400 cc.
employés en 4 fois), puis par de l'alcool aqueux refroidi
(400 cc., employés en 4 fois, du mélange suivant : alcool
à 95° : 100 cc., glace : 300 gr., eau : 600 gr.). Le résidu,
après épuisement, et le filtre ayant servi à la filtration
des liquides alcooliques sont épuisés par de l'eau bouillante. Après concentration de la solution, on dose l'azote
contenu. Le chiffre d'azote est multiplié par 5,55 pour
exprimer le résultat en gélatine.

9. *Bases azotées*. — De l'azote total, on déduit les
divers chiffres partiels d'azote obtenus. La différence est
multipliée par 3,12, pour exprimer le résultat en bases
azotées.

VIN

Le *vin* est la boisson obtenue uniquement par la fermentation alcoolique du moût ou jus de raisin frais, sans aucune addition autre que celle des substances nécessaires pour le traitement rationnel des vins en cave.

Composition. — *On ne peut assigner au vin une composition normale.*

Analyse. — Dans une analyse de vin, on recherche et on dose les éléments ci-après : *densité, alcool, extrait, sucre, sulfate de potassium, crème de tartre, cendres, acidité totale, acidité volatile.*

Densité. — On prend la densité d'un vin par la méthode du flacon ou par la balance densimétrique, car l'emploi des densimètres ordinaires, gradués à l'eau et non à l'eau alcoolisée, peut entraîner une erreur.

Alcool. — La détermination du *degré alcoolique*, c'est-à-dire de la *quantité pour 100, en volume, d'alcool absolu contenu dans le vin* doit toujours être faite par distillation.

Dans un ballon de verre de 500 cmc., on mesure, à la température *t°*, 300 cmc. de vin bien mélangé ; on adapte le ballon à un bon réfrigérant et on distille en recueillant dans un matras 150 cmc. environ de liquide.

Le liquide distillé est versé dans un autre ballon de verre de 500 cmc., on rince trois fois le matras récepteur avec, chaque fois, 50 cc. d'eau distillée. Les eaux de lavage sont réunies au liquide distillé. On ajoute alors deux gouttes de solution de phtaléine du phénol, puis, goutte à goutte, jusqu'à virage au rose, une solution aqueuse au dixième de potasse.

Le liquide ainsi neutralisé est distillé comme la première
fois ; mais, ici, on recueille *exactement* 150 cmc. de liquide mesurés à la même température que celle où les
300 cmc. de vin l'ont été.

Puis, à l'aide d'un alcoomètre légal, on prend le degré
alcoométrique du liquide distillé, en lisant l'affleurement
à la partie inférieure du ménisque.

Soient :

N, le degré alcoométrique lu à la température de l'expérience ;

t, cette température *comptée à partir de 15°* ;

x, le degré alcoolique du vin ;

On a, en appliquant la formule de Francœur,

$$x = \left(\frac{N \pm Ct}{2} \right).$$

On prend pour C les valeurs suivantes correspondant
aux valeurs de N :

Valeur de N	Valeur de C
10	0,12
15	0,20
20	0,29
25	0,37
30	0,40

Extrait. — On choisit un vase léger en verre, à fond
plat, à bords bas, rodé et pouvant être recouvert d'une
plaquette de verre dépoli. Ce vase et son obturateur sont
exactement tarés. A l'aide d'une pipette jaugée, on laisse
écouler dans le vase choisi 5 cmc. de vin. Le vase ouvert
est mis dans un petit dessiccateur à vide. On fait le vide.
On laisse les choses en état pendant deux jours en été,

et six en hiver; après quoi, on laisse rentrer de l'air sec dans le dessiccateur; on recouvre le vase contenant l'extrait, avec son obturateur; on pèse.

L'augmentation de poids trouvée, multipliée par 200, donne, en grammes, le poids de l'extrait par litre de vin.

Ce procédé est le seul qui donne réellement le poids des matières extractives contenues dans le vin.

Si l'on opère à 37°, comme il est indiqué p. 22 et 34, on peut toujours faire la pesée de l'extrait au bout de deux jours.

Sucre réducteur. — Dans une fiole de 200 cmc., on verse 50 cmc. de vin, puis 10 cc. d'acétate basique de plomb $(D = 1,32)$; on agite, puis on ajoute 40 cc. d'une solution aqueuse au cinquième de phosphate de sodium; on agite de nouveau, puis on filtre (1).

On mesure le pouvoir réducteur de la solution filtrée vis-à-vis de la solution cupro-alcaline.

S'il a fallu n centimètres cubes de solution sucrée pour décolorer 5 cc. de solution cuprique, c'est que le vin contient, par litre, $\dfrac{50}{n}$ gr. de sucre réducteur.

Sulfates. — Dans un vase de Bohême, on verse 200 cmc. de vin auxquels on ajoute 20 cmc. d'acide chlorhydrique pur et on porte à ébullition. A ce moment, on verse, par petites portions, dans le mélange bouillant, un léger excès d'une solution de chlorure de baryum. On laisse déposer à une douce chaleur et on s'assure que le mélange éclairci ne précipite plus par le chlorure de baryum. On filtre sur papier Berzélius. On lave par décantation

(1) Si l'on avait affaire à un vin sucré, il y aurait lieu de diluer la solution filtrée, de manière que sa teneur en sucre ne dépassât pas 1 p. 100.

le précipité de sulfate de baryum, on le recueille sur le filtre, on sèche, on incinère et on pèse en se conformant aux indications classiques du dosage des sulfates.

Si p est le poids de sulfate de baryum recueilli : $3,7375 \times p$ est, en grammes, le poids de sulfate de potassium contenu dans 1 litre de vin.

Crème de tartre. — Dans une fiole de 200 cmc., on introduit 20 cmc. de vin et 80 cmc. d'un mélange bien neutre, à volumes égaux, d'alcool *absolu* et d'éther *sec*.

On laisse dans un endroit frais, pendant 3 jours. La crème de tartre se dépose.

On décante alors le liquide sur un filtre sans plis, en évitant d'entraîner le précipité qu'on lave trois fois avec, chaque fois, 10 cmc. du mélange éthéro-alcoolique.

Le lavage effectué, on dissout avec de l'eau bouillante la crème de tartre contenue dans la fiole ou accidentellement entraînée sur le filtre. Après refroidissement de la dissolution, on y dose la crème de tartre, en présence de deux gouttes de phtaléïne du phénol, avec une solution alcaline décinormale.

Si n est le nombre de centimètres cubes de solution alcaline employés : $(0,94\,n + 0,1)$ est, en grammes, le poids de crème de tartre par litre de vin (1).

Cendres. — Dans une capsule de platine, on évapore 100 cmc. de vin, en opérant au bain-marie, puis on chauffe au bain d'air, à 120°-130°, pour chasser la glycérine, enfin on carbonise le tout en chauffant progressivement à l'entrée d'un fourneau à moufle.

Après refroidissement, on épuise un grand nombre de

______

(1) On ajoute 0 gr. 01 au résultat pour compenser la légère solubilité de la crème de tartre dans la liqueur éthéro-alcoolique.

fois le charbon par l'eau bouillante; on filtre sur un petit filtre de papier sans cendres. L'épuisement terminé, on place le filtre, contenant tout le charbon, dans une capsule plate tarée, de platine ou de porcelaine, et on incinère au fourneau à moufle.

Après refroidissement, on évapore, dans la même capsule plate, les eaux de lavage du charbon, et on achève en calcinant le tout quelques instants au rouge naissant dans le fourneau à moufle. On pèse après refroidissement.

L'augmentation de poids de la capsule, multipliée par 10, donne, en grammes, le poids des cendres par litre de vin.

La présence du manganèse dans les cendres d'un vin blanc indique que ce vin a été obtenu par décoloration d'un vin rouge au moyen d'un permanganate.

Acidité totale. — Dans un ballon de verre de 300 cmc., on verse 10 cc. de vin et 200 cc. d'eau distillée. On fait bouillir pendant trois minutes, en attelant le ballon à un réfrigérant à reflux.

Après refroidissement, on ajoute deux gouttes de phtaléïne du phénol, et, à l'aide d'une burette graduée, on verse de la solution décinormale de soude, jusqu'à virage au rose.

La matière colorante du vin vire d'abord au verdâtre, ensuite le liquide paraît gris-bleu, puis presque incolore, enfin le virage se produit; on le saisit très facilement.

Soit n le nombre de centimètres cubes de solution alcaline employés pour atteindre ce point.

On opère, *dans les mêmes conditions*, avec 210 cmc. d'eau distillée. Soit n' le nombre de centimètres cubes pour atteindre le virage.

0,49 $(n - n')$ est, en grammes, par litre de vin, l'acidité totale T évaluée en SO^4H^2.

Acidité volatile. — 1° *Acidité volatile libre.* — On emploie pour ce dosage l'extrait dans le vide, obtenu comme il a été dit précédemment. On ajoute dans le gobelet de verre 5 cc. d'eau bouillante. On agite pour faire entrer l'extrait en dissolution ; après addition de deux gouttes de phtaléïne du phénol, on verse de la solution alcaline décinormale jusqu'à virage au rouge, en opérant comme dans le dosage de l'acidité totale.

Soit n le nombre différentiel de centimètres cubes de solution alcaline employés, l'acidité volatile fixe F, exprimée en acide sulfurique SO^4H^2, est, en grammes, par litre de vin : $F = 0,98\,n$.

Si T est l'acidité totale, T — F est l'acidité volatile V.

2° *Acidité volatile libre et combinée.* — Au cas où, pour remédier au piquage, on aurait corrigé l'acidité par l'addition d'alcalis, une partie de l'acidité volatile resterait combinée avec l'alcali si l'on opérait comme précédemment. Dans ce cas, à 20 cc. de vin, on ajoute 2 cc. d'une solution aqueuse à 15 d'acide tartrique p. 100 ; on chauffe vers 80°, et on laisse refroidir.

On prélève deux prises d'essai de 5 cc. ; sur l'une, on dose l'acidité totale T', en suivant les indications précédemment données : $T' = \dfrac{4,9}{4,55} \times n$.

Sur l'autre, on dose l'acidité fixe F' en faisant l'extrait dans le vide, puis opérant comme il est dit ci-dessus.

L'acidité fixe est : $F' = \dfrac{n' \times 4,9}{4,5}$.

T′ — F′ = est l'*acidité volatile libre et combinée.*

L'*acidité volatile combinée* est par suite représentée par (T′ — F′) — (T — F).

Glycérine. — On mesure 50 cc. de vin et on les verse dans une petite capsule de nickel placée sur un bain-marie. On évapore avec précaution, à + 70°, les deux tiers du liquide. A ce moment, on ajoute dans la capsule 5 gr. de bon noir animal pulvérisé ; on mélange intimement, on évapore à sec. Le résidu est, après refroidissement, broyé dans un mortier avec 5 gr. de chaux vive. La poudre obtenue, placée dans un flacon, est fortement agitée pendant quelques minutes avec 30 cc. d'éther acétique neutre, bien sec, et récemment distillé. On filtre, en repassant les premières portions filtrées. On recommence une deuxième fois le même traitement. On obtient ainsi un liquide clair tenant en dissolution la totalité de la glycérine.

On distille au bain-marie, par portions, dans une petite fiole conique tarée. On laisse à l'étuve, à + 60°, pendant une heure et demie. On pèse après refroidissement, la fiole étant bouchée. L'augmentation de poids de la fiole, multipliée par 20, donne, en grammes, le poids de glycérine contenue dans un litre de vin (Voir aussi Vins de liqueurs).

Acide citrique. — 10 cc. de vin sont additionnés de 2 cc. d'acide acétique et de quinze gouttes d'une solution saturée d'acétate de plomb ; on agite, on fait bouillir, on filtre ; si la solution reste absolument claire, c'est qu'il y a moins de 0 gr. 05 d'acide citrique pour 100 cc. de vin, ce qui est négligeable ; s'il se produit un trouble laiteux, on fait bouillir de nouveau et on filtre ; si le liquide se trouble de nouveau, on abandonne pendant six heures à la température ordinaire, en agitant de temps en temps. Avec des doses d'acide citrique supérieures à 1 gr. par litre de vin le précipité persiste.

Acide tartrique total. — On opère exactement comme pour le dosage de la crème de tartre, mais on ajoute préalablement, aux 20 cmc. de vin, 0 gr. 2 environ de bromure de potassium.

Si n est le nombre de centimètres cubes de solution alcaline décinormale employés : $0,07 \times n$ est, en grammes, le chiffre de l'acide tartrique total par litre de vin.

Acide tartrique libre. — Le chiffre de l'acide tartrique libre est la différence entre l'acide tartrique total et l'acide tartrique de la crème de tartre ; on obtient ce dernier chiffre en multipliant par 0,798 le poids de la crème de tartre.

Altérations. — Le vin peut subir un certain nombre d'altérations dues à des fermentations déterminées par divers microorganismes :

Fleurs de vin. — Elles sont dues au mycoderma vini qui, par oxydation, transforme l'alcool en acide carbonique et eau. On y remédie par l'ouillage.

Acescence (Vin piqué, vin aigri). — C'est la transformation de l'alcool en acide acétique, sous l'influence du mycoderma aceti.

Tourne (Pousse). — Maladie produite par un ferment anaérobie apporté par le raisin et ayant pour résultat une décomposition de l'alcool et de l'acide tartrique avec production d'acide carbonique. Les vins tournés prennent une teinte violacée qui les a fait désigner sous le nom de *vins bleus*.

Amertume. — Maladie due à un bacille attaquant la

glycérine avec formation d'acides butyrique et acétique.

Graisse. — Maladie rendant le vin filant comme de
l'huile et due à une bactérie anaérobie.

Jaunissement *des vins blancs* et **Casse** *des vins rouges.*
— Maladies consistant en une précipitation de la matière
colorante sous l'influence d'une diastase oxydante.

Vins mannités. — La présence de la mannite est due
à la transformation du sucre en mannite, sous l'influence
du ferment mannitique.

On isole la mannite en concentrant le vin jusqu'à
consistance sirupeuse et en abandonnant dans un endroit
frais. Les cristaux déposés sont lavés à l'alcool à 85°,
puis, après dissolution dans l'alcool, décolorés au noir
animal.

Le liquide alcoolique filtré et concentré par distillation
laisse déposer des cristaux de mannite qu'il suffit de
recueillir sur un filtre, de sécher et de peser.

Conservation. — Le moyen le plus efficace pour empêcher les altérations du vin consiste à *pasteuriser* le
vin, c'est-à-dire à le soumettre à une température de
55° ou 60°.

On pratique aussi, dans le même but, la *concentration*
des vins soit par distillation dans le vide, soit par congélation.

Vinage. — Le vinage consiste dans l'addition d'alcool
à un vin, *après* sa préparation; dans la préparation des
vins de liqueurs (voir ce mot), l'addition d'alcool au
moût se fait pendant la fermentation.

Pour rechercher le vinage, on détermine le rapport du
poids de l'alcool au poids de l'*extrait réduit.*

Ce rapport est, en France, au maximum 4,5 ,pour

les vins rouges et 6,5 pour les vins blancs, on admet
une tolérance de 0,1 en plus ; au delà, on doit conclure
à l'alcoolisation.

Par poids de l'*extrait réduit*, il faut entendre le poids
de l'extrait diminué du poids des sulfates moins 1 gr.
et du poids du sucre réducteur moins 1 gr.

Exemple :

Vin rouge. — Alcool. . . . . 12°
Extrait . . . . 17 gr.
Sulfate de potassium . . 2 gr.
Sucre réducteur . . . . . 2 gr. 5

Poids de l'alcool, par litre : $12° \times 0,8 \times 10 = 96$.
Extrait réduit : $17 - [(2-1) + (2,5-1)] = 14,5$.

$$\frac{\text{P. A}}{\text{P. Er}} = \frac{96}{14,5} = 6,62$$

Vin rouge viné.

Calcul du vinage. — Le rapport normal pour les vins
rouges étant 4,5, le poids de l'alcool est égal au produit du poids de l'extrait réduit (14,5) par ce facteur
(4,5), soit : $14 \times 4,5 = 65,25$,

La *surcharge d'alcool* est donc, en poids :

$$96 - 65,25 = 30,75$$

et en volume :

$$\frac{30,75}{8} = 3°,84$$

Le *titre alcoolique primitif* du vin était donc :

$$12° - 3°,84 = 8°16$$

Mouillage. — Le mouillage est la fraude la plus habituelle ; c'est la plus délicate à déceler.

Les principaux signes du mouillage sont la faiblesse SIMULTANÉE du titre alcoolique, de l'extrait, de la crème de tartre, de la somme alcool + acide.

On ne peut rien conclure de l'infériorité de l'un de ces éléments pris isolément. Il faut qu'il y ait *concordance de l'ensemble des signes*.

Règle alcool-acide. — Doser séparément et exprimer en poids d'acide sulfurique (SO^4H^2), par litre de vin, l'acidité fixe et l'acidité volatile.

Si l'acidité volatile dépasse 1, ajouter 1 à l'acidité fixe (1).

Après soustraction de l'unité à l'acidité volatile, prendre le dixième de ce reste et augmenter de ce nombre le titre alcoolique trouvé (2).

La somme des titres alcoolique et acidité totale, au besoin ainsi corrigés, dépassera 12,5 si le vin n'a pas été mouillé (A. Gautier).

EXEMPLE :

1° Vin sain et non piqué :

```
Alcool . . . . . . . . . . . . . .   11°
Acidité fixe . . . . . . . . .  1,68
    —   volatile . . . . . . . .  0,40    2,08
Somme alcool + acide . . . . . . .       13,08
```

2° Même vin additionné d'un cinquième d'eau :

```
Alcool . . . . . . . . . . . . . .    9,1
Acidité fixe . . . . . . . . .  1,40
    —   volatile . . . . . . . .  0,34    1,74
Somme alcool + acide . . . . . . .       10,84
```

(1) L'acidité volatile d'un vin ni piqué, ni tourné, ne dépasse jamais 1 gr. par litre.

(2) C'est rétablir la quantité d'alcool disparue par suite de l'acétification.

3° Même vin se piquant après le mouillage :

$$
\begin{aligned}
&\text{Alcool} \ldots \ldots \ldots \ldots \ldots \ldots \quad 8° \ 6 \\
&\text{Acidité fixe.} \ldots \ldots \ldots \ldots \ldots \quad 2,08 \\
&\quad \text{— \quad volatile} \ldots \ldots \ldots \ldots \quad \underline{4,20} \\
&\text{Somme alcool } + \text{ acide} \ldots \ldots \ldots \quad \overline{14,84}
\end{aligned}
$$

Le vin pourrait paraître naturel ; mais si on applique la règle indiquée, on a :

$$
\text{Alcool} \ldots \ldots \quad 8°6 + \left(\frac{4,20 - 1}{10}\right) = 8,92
$$

$$
\begin{array}{ll}
\text{Acidité fixe} \ldots \ldots \ldots \quad 2,08 \\
\quad \text{— \quad volatile maxima.} \ldots \quad 1
\end{array} \Bigg\} = 3,08
$$

$$
\overline{12,00}
$$

Le vin a été mouillé avant son altération.

Le plâtrage d'un vin fausse le chiffre de l'acidité totale.

Dans le cas d'un vin contenant plus d'un gramme de sulfate de potassium par litre, il convient de faire la correction suivante : On retranche 1 gr. du poids de sulfate trouvé ; on multiplie le reste par 0,2 (ce qui exprime l'acidité en SO^4H^2) et on retranche ce produit de l'acidité totale trouvée.

EXEMPLE : Acidité totale : 3,5 ;

Sulfate de potassium : 2,35 ;

Acidité due au plâtrage : (2,35 — 1) 0,2 = 0,27 ;

   —   totale corrigée : 3,5 — 0,27 = 3,23.

Piquette.—On nomme *piquette*, une boisson alcoolique préparée par un pressage du marc de première cuvée, repris par l'eau.

L'analyse fait prendre les piquettes pour des vins mouillés.

Il y a tromperie si la piquette est vendue comme vin naturel.

Mouillage et vinage. — Le plus souvent le vinage n'est pratiqué que pour masquer un mouillage préalable. On met d'abord le vinage en évidence d'après la règle indiquée et on cherche le titre alcoolique primitif du vin (voir l'exemple) ; on recherche ensuite le mouillage d'après ce titre alcoolique primitif et l'acidité du vin, comme il a été montré ci-dessus.

Exemple : Le vin rouge, mentionné à *Vinage*, a, outre les éléments indiqués :

Acidité fixe : 3 gr.

— volatile : 0 gr. 6.

Somme alcool + acide : $8,16 + 3,6 = 11,76$, chiffre inférieur à 12,5.

Le vin a donc été mouillé avant vinage.

Sucrage. — On entend par *chaptalisation*, l'addition, avant fermentation, de sucre de canne dans un moût pauvre en sucre. Cette pratique n'est ni une fraude, ni une falsification.

Par *gallisation*, on entend une addition, avant fermentation, d'eau au moût trop acide, de manière à ramener une acidité normale après fermentation ; ce qui conduit à ajouter de plus du sucre de canne pour que le titre alcoolique ne soit pas diminué. Cette pratique est une falsification (art. 2, loi du 14 août 1889).

Par *petiotisation*, on entend des vins de deuxième et troisième cuvées obtenus par la fermentation alcoolique pratiquée sur un marc additionné d'eau et de sucre. La fabrication de ces boissons (vins de deuxième cuvée, vins de marc) est licite ; mais ces boissons ne peuvent être vendues comme vin nature.

Recherche du saccharose et du glucose. — 50 cmc. de vin sont additionnés de 10 cmc. d'acétate basique de plomb et de 40 cmc. d'une solution aqueuse au cinquième de sulfate ou de phosphate de sodium. Après agitation, on filtre. Le liquide filtré est examiné au polarimètre, avec un tube de 2 dmc.

1° Le vin ne dévie pas sensiblement et contient plus de 3 gr. de sucre réducteur : forte présomption de glucose.

2° La déviation est très sensiblement lévogyre et le vin est très sucré : sucre provenant d'une fermentation incomplète.

3° Déviation peu sensible et vin peu sucré : vin naturel.

4° Déviation dextrogyre : addition de glucose.

Tout vin qui contient plus de 3 gr. de sucre réducteur et qui dévie à droite de plus d'une division *saccharimétrique* doit être considéré comme suspect d'addition de saccharose, de glucose ou de dextrine (Voir Vins de liqueur).

Addition de vins de raisins secs. — L'addition de ces vins aux vins de raisins frais ne peut être sûrement décelée par les méthodes chimiques.

La dégustation peut, jusqu'à un certain point, faire reconnaître cette addition.

Plâtrage. — L'opération consiste à ajouter une certaine quantité de plâtre (sulfate de calcium) au moût non encore fermenté. Cette pratique a pour but de clarifier le vin, d'aviver sa couleur et d'assurer sa conservation.

Le vin contient normalement une petite quantité de sulfate de potassium.

Au delà de la limite de 2 gr. par litre (tolérance légale), le vin est réputé plâtré.

On recherche le plâtrage en déterminant la quantité de sulfate contenu dans le vin.

Déplâtrage. — Opération ayant pour but de masquer un plâtrage excessif.

Le déplâtrage se pratique soit avec des sels de baryum (chlorure, azotate, tartrate), soit avec des sels de strontium (chlorure, phosphate).

La présence de baryum ou de strontium dans les cendres fait connaître cette pratique.

On fait les cendres de 200 cmc. de vin ; on les fond avec un mélange équimoléculaire de carbonates de potassium et de sodium. On reprend par l'eau et on lave le résidu qu'on dissout ensuite par de l'acide chlorhydrique au quart, et chaud. Dans la solution filtrée, on caractérise la baryte ou la strontiane par les procédés de l'analyse qualitative ou par la méthode spectroscopique.

Salage. — Pratique ayant pour but de rehausser le goût du vin. On la met en évidence par le dosage des chlorures du vin :

On évapore au bain-marie, 50 cmc. de vin contenus dans une capsule de platine, on calcine légèrement l'extrait sec, on épuise le charbon un grand nombre de fois par l'eau bouillante. Dans le liquide filtré, additionné de quelques gouttes d'une solution aqueuse saturée de chromate neutre de potassium, on verse, au moyen d'une burette graduée, de la solution décinormale d'azotate d'argent jusqu'à virage au rouge brique faible.

Si l'on a employé n cmc. : $n \times 0,117$ est le poids, en grammes, de chlorure de sodium par litre de vin ; il y a salage si cette quantité dépasse 1 gr.

Scheelisage. — Cette opération consiste dans l'addition de glycérine au vin pour augmenter l'extrait.

On recherche le scheelisage en dosant la glycérine.

On peut affirmer l'addition de glycérine si le rapport du poids de l'alcool au poids de la glycérine est inférieur à 7,4.

Alunage. — L'alunage a pour objet la clarification du vin et parfois aussi de donner de l'âpreté à un vin mouillé.

Pour *reconnaître l'alunage,* on ajoute, à 20 cmc. de vin, 2 cmc. d'une solution aqueuse à 3 gr. 40 de tanin pour 100 cmc. et 4 cmc. d'une solution aqueuse à 24 gr. d'acétate de sodium pour 100 cmc. Un vin naturel, ou contenant moins de 0 gr. 1 d'alun par litre, ne se trouble qu'au bout de 8 à 10 minutes, puis laisse déposer un précipité léger, lie de vin. Si le vin contient plus de 0 gr. 3 d'alun par litre, on a un précipité immédiat caillebotté, blanc violacé.

Pour *doser l'alun,* on ajoute, à 500 cmc. de vin, 1 gr. de tanin dissous dans un peu d'eau, puis 25 gr. d'acétate de sodium, on agite, on laisse le précipité se déposer; on le lave d'abord par décantation, puis sur le filtre. On dessèche et on calcine. Dans le résidu, on dose l'aluminium en présence du fer, par l'un des procédés indiqués dans les traités d'analyse.

On doit tenir pour fraudé tout vin dans lequel on a trouvé plus de 0 gr. 06 à 0 gr. 08 d'alumine anhydre, par litre de vin.

Vins saccharinés. — Comme l'addition de deux centigrammes de *saccharine* ou de *sucramine* modifie profondément la saveur d'un litre de vin *vert* et que, par suite des coupages de vins non saccharinés par des vins saccharinés, la saccharine peut se trouver introduite, à dose faible, dans les vins, Blarez indique le procédé de recherche suivant :

Traitement préalable du vin. — On prend 300 cc. de vin, on y ajoute 3 gr. d'acide phosphorique sirupeux, et on distille ou on évapore dans une capsule. On laisse alors la température baisser un peu et on ajoute par petites portions, en trois fois, 5 cmc. d'une solution aqueuse à 5 de permanganate de potassium pour 100. Après que la coloration due au permanganate a disparu et que la réaction est terminée, on rétablit, par addition d'eau, le volume de 300 cc. à la température où le vin a été mesuré. On mélange exactement.

Épuisement par l'éther. — Dans une ampoule à décantation de 500 cc., on introduit 150 cc. d'éther et 100 cc. du mélange exact, ci-dessus. On agite vigoureusement pendant quelques minutes et à différentes reprises. Après séparation des liquides, on laisse écouler le liquide aqueux épuisé. On remplace ce liquide épuisé par 100 nouveaux cmc. du mélange à épuiser, lesquels, aprèsépuisement, sont remplacés par les 100 derniers cmc.

L'éther complètement séparé du liquide à épuiser est introduit dans une fiole jaugée de 150 cc. et ce volume est complété par addition d'éther.

Caractérisation de la saveur sucrée. — On évapore 50 cc. de l'éther ci-dessus.

Le résidu est goûté. La saveur sucrée est perceptible avec 1/10 de milligr. de saccharine et est très prononcée avec 2/10 de milligr.

Si la saveur sucrée n'est pas perçue, on ne peut affirmer la présence de la saccharine dans le vin, même au cas de formation de salicylate de fer dans les essais suivants :

Transformation de la saccharine en acide salicylique. — On évapore le reste de l'éther et le résidu est traité par 3 cc. de lessive de soude. On transvase dans un creuset d'argent. On lave le récipient avec 3 cc. de lessive de soude, qu'on verse aussi dans le creuset.

On évapore au bain de sable, on fond le résidu sec et on maintient la fusion ignée pendant au moins une demi-heure, en réglant le feu qui chauffe le bain de sable.

Extraction de l'acide salicylique formé. — Après refroidissement, on dissout le produit de la fusion dans quelques cmc. d'eau, et, avec précaution, on acidifie avec de l'acide chlorhydrique. Le liquide limpide et acide, transvasé ainsi que les eaux de lavage dans un petit tube à essai, est épuisé par de la benzine. Pour 15 cc. de liquide, on emploie 25 cc. de benzine. On agite. Le benzène est séparé, lavé avec un peu d'eau, séché, filtré sur un filtre sec et recueilli dans un tube à essai.

On ajoute dans le tube où se trouve le benzène filtré 5 cc. d'eau distillée additionnée d'une goutte de solution aqueuse, récente, à 1 d'alun de fer p. 100. On agite pendant une minute, et on laisse au repos. Si le vin, ayant été constaté exempt d'acide salicylique, contient de la saccharine, le liquide aqueux ci-dessus se sépare coloré en violet.

Dosage de la saccharine. — On dose colorimétriquement l'acide salicylique ainsi formé, en s'aidant de types préparés avec une solution titrée d'acide salicylique.

En multipliant ce résultat par 4, on obtient la quantité approximative de saccharine à ajouter à un litre de vin sur lequel on fait une recherche de la saccharine dans les mêmes conditions que celle du vin examiné.

Les deux liquides violets provenant l'un du vin sacchariné à dose connue, l'autre d'un vin sacchariné à dose inconnue, sont comparés au colorimètre.

De la comparaison (voir Colorimètre), on déduit la teneur du vin en saccharine.

Lorsque le benzène a été bien lavé, la coloration du salicylate ferrique se conserve très longtemps sans atténuation, si on a soin de laisser le liquide violet au-dessous d'une couche de benzène et à l'abri d'une vive lumière.

Métaux. — (Voir Métaux lourds).

Matières antiseptiques. — (Voir ce mot).

Matières colorantes étrangères. — Toute addition au vin de matières colorantes quelconques constitue une falsification.

On n'omet pas de rechercher cette addition non seulement dans le liquide, mais aussi dans les dépôts.

On recherche d'abord les *colorants artificiels*, puis les *colorants d'origine végétale.*

Essais préliminaires. — A. — 10 cmc. de vin sont agités avec 20 à 30 cgr. d'oxyde jaune de mercure récemment précipité, puis on porte à l'ébullition. Si, après filtration, le liquide est coloré ou se colore après acidification, on a affaire à un vin suspect.

Si le liquide est incolore et demeure incolore après acidification, on a affaire à un vin naturel ou coloré par les pigments végétaux.

B. — 10 cmc. de vin sont agités avec 5 cmc. de solution aqueuse à 10 de carbonate de sodium p. 100, puis avec 5 cmc. de solution aqueuse à 10 d'alun p. 100. On filtre. Pour un vin naturel, la laque doit être vert bouteille et le liquide incolore ou verdissant après addition d'un excès de carbonate de sodium.

C. — On dépose une goutte ou deux de vin sur une des faces d'un bâton de craie albuminé. On attend une demi-heure ; avec les vins naturels, on a une tache gris clair ou gris ardoisé.

Colorants dérivés du goudron de houille. — On acidifie 50 cmc. de vin par 2 cmc. d'acide sulfurique au dixième et on plonge dans le liquide un mouchet de laine, puis on porte à l'ébullition pendant cinq minutes. On retire le mouchet, on le lave de suite à l'eau. Quand le vin est naturel, le mouchet est à peine teinté en rouge gris sale. Dans le cas contraire, la couleur est vive et se rapproche souvent de la couleur fraise écrasée. Ce mouchet, traité par l'ammoniaque, vire au vert sale avec les vins naturels et prend, avec l'orseille ou les sulfo-d'orseille, une teinte violette (Voir COLORANTS).

Les colorants artificiels ne sont pour ainsi dire plus employés dans la coloration des vins.

Colorants d'origine végétale. — On prépare le réactif suivant :

Chlorure stanneux desséché. . . . . . . 30 gr.
Borax desséché . , ... 70 gr.

Broyer au mortier et conserver dans un flacon bouché.

Dans un tube à essai, on met 10 cmc. de vin et 0 gr. 40 du réactif ; on agite, on fait bouillir, on filtre.

A. *Le liquide filtré est incolore ou très légèrement jaunâtre :* vin naturel.

B. *Le liquide filtré est plus ou moins rouge :*

    a. La coloration est intense : on ajoute au liquide filtré quelques gouttes d'ammoniaque et on fait bouillir :

        1. Coloration violacée : *Cochenille.*

        2. Coloration jaune : *Betterave* ou *Phytolacca.*

b. La coloration est faible. On ajoute quelques gouttes d'acide sulfurique, un peu d'alcool amylique et on agite :

1. L'alcool se colore : *Cochenille.*

2. L'alcool ne se colore pas : *Betterave* ou *Phytolacca.*

Addition d'acides minéraux (*Acide sulfurique, acide chlorhydrique*). — Pour obtenir les avantages d'un plâtrage fort, sans les inconvénients, on ajoute au vin de petites quantités d'acides minéraux ; cette addition a pour effet de déplacer une partie des acides végétaux de leurs combinaisons salines.

Pour mettre en évidence cette pratique, on se base sur les observations suivantes (Wagner) :

a. L'acidité des acides végétaux libres et non volatils est augmentée du degré acidimétrique des acides minéraux ajoutés.

b. Les sels végétaux acides, solubles dans l'alcool à 95°, sont décomposés avant les sels végétaux acides, insolubles dans l'alcool à 95° ; leur disparition est caractéristique des vins acidifiés.

c. L'acidité volatile n'est pas modifiée.

Or, l'acidité primitive d'un vin est égale à la somme de l'acidité volatile, de l'acidité des acides végétaux libres et non volatils et de l'acidité des sels végétaux acides insolubles dans l'alcool à 95°. Par conséquent, la différence entre l'acidité totale et l'acidité primitive mesure l'acidité apportée par les acides minéraux ajoutés.

On effectue donc les dosages suivants :

1° **Acidité totale** (v. p. 318).

2° **Acidité volatile** (v. p. 319).

3º Acidité des sels organiques acides insolubles dans l'alcool à 95º. — On évapore à siccité, au bain-marie, 100 cmc. de vin ; l'extrait, bien desséché, est arrosé de 25 cmc. d'alcool à 95º et couvert. Au bout de quelques heures de macération, le résidu désagrégé est trituré avec un pilon de verre et jeté sur un filtre. Le liquide filtré est reçu dans une fiole jaugée de 100^{cc}. On rince la capsule et le filtre avec de l'alcool à 95º jusqu'à ce que l'on ait obtenu 100 cmc. de liquide. Cette solution est mise à part.

La capsule et le pilon sont lavés avec quelques centimètres cubes d'eau bouillante, on évapore cette eau dans une capsule de platine ; au résidu, on ajoute le filtre contenant le précipité ; on calcine et on détermine l'alcalinité des cendres, à l'aide d'une solution décinormale d'acide sulfurique.

Le nombre n de centimètres cubes de solution acide employés, multiplié par 0,049, mesure, en grammes d'acide sulfurique et pour 1 litre de vin, l'acidité des sels organiques acides insolubles dans l'alcool à 95º.

4º Acidité des sels organiques acides et des acides organiques fixes libres, solubles dans l'alcool à 95º. — On prélève 20 cmc. du liquide alcoolique mis à part dans l'expérience précédente. Après les avoir dilués dans 100 cmc. d'eau, on en mesure l'acidité avec une solution alcaline décinormale et en présence de deux gouttes de phtaléine du phénol.

Si n' est le nombre de centimètres cubes de solution décinormale alcaline nécessaires : $n' \times 0,245$ mesure, par litre de vin, en grammes d'acide sulfurique, l'acidité cherchée.

5º Acidité des sels organiques acides solubles dans l'al-

cool à 95°. — Les 80 cmc. restants du liquide alcoolique précédent sont évaporés, à siccité, dans une capsule de platine ; on calcine le résidu et on détermine l'alcalinité des cendres, comme dans l'opération 3°.

Si n'' est le nombre de centimètres cubes de liqueur décinormale d'acide sulfurique employés : $n'' \times 0,06125$ est, par litre de vin, en grammes d'acide sulfurique, l'acidité cherchée.

6° **Acidité des acides organiques fixes et libres solubles dans l'alcool à 95°.** — C'est la différence entre le 4° et le 5° ; soit : $(n' \times 0,245) - (n'' \times 0,06125)$.

7° **Acidité primitive.** — La somme des résultats des 2°, 3° et 6° constitue l'acidité primitive du vin.

Cette acidité primitive retranchée de l'acidité totale (1°) donne, par litre, en grammes d'acide sulfurique, la quantité des acides minéraux ajoutés. Ce résultat doit être en concordance avec l'augmentation du poids des sulfates ou des chlorures.

VINS DE LIQUEUR

Les *vins de liqueur* sont ceux dont la richesse en sucre et en alcool est supérieure à celle des vins ordinaires. Ce sont des vins de luxe ou de dessert, ils ne sont pas obtenus uniquement par la fermentation du jus de raisin frais.

Analyse. — Outre les recherches mentionnées à Vin, l'analyse porte sur les points suivants :

Proportions d'alcool et de sucre. — Lorsque dans un vin, contenant à la fois du sucre et de l'alcool, la quantité de sucre *totale* est supérieure à 325 gr. par litre, le vin doit être considéré comme ayant été additionné d'alcool.

La *quantité de sucre totale* s'obtient en ajoutant au poids de sucre dosé directement, le poids du sucre correspondant à l'alcool.

Pour cela, on admet que 1° d'alcool correspond à 16 gr. de sucre (chiffre théorique : 16 gr. 39 ; en pratique, on calcule sur 17 gr. ; on devrait plus justement compter 18 gr. de sucre pour 1° d'alcool).

Proportions relatives de glucose et de lévulose. — Outre le dosage des *matières sucrées* mentionné à VIN, il y a lieu de rechercher les quantités respectives de glucose et de lévulose (voir VIN, *sucrage*), comme il est dit à SIROPS. Comme le glucose et le lévulose sont en proportion sensiblement égale dans le moût non fermenté, que, pendant la fermentation, le glucose disparaît plus vite que le lévulose, on peut, par le dosage de ces deux sucres, reconnaître si le moût a été muté avant ou après fermentation.

Nature de l'alcool. — On distille le vin et on analyse le liquide alcoolique obtenu. On dose les aldéhydes, les éthers, les alcools supérieurs (voir ALCOOLS).

Dosage de la glycérine. — En raison de la grande quantité de matières sucrées contenue dans les vins de liqueur, on dose la glycérine par le procédé suivant, dû à Rocques :

On introduit 200 cc. de vin dans une capsule de porcelaine de 300 cc. environ ; on place cette capsule sur un bain-marie bouillant et on évapore jusqu'à ce que le résidu soit sirupeux, tout en coulant encore très facilement ; on laisse refroidir ; on verse le contenu de la capsule dans un mortier de bronze ou de porcelaine de 0 l. 5 de capacité ; on rince à trois reprises la capsule avec une petite quantité d'eau, et les liquides provenant de ces lavages sont versés dans le mortier. On ajoute, peu à peu, et en agitant continuellement avec le pilon, une quantité de chaux vive, pulvérisée finement, égale à la quantité de sucre contenue dans les 200 cc. de vin. On détache la chaux adhérente au pilon. La masse étant bien divisée, on laisse en repos pendant une demi-heure, puis on malaxe de nouveau en ajoutant peu à peu, 50 cc. à 200 cc. d'alcool pur à 96°-97°. Au bout d'une demi-heure de repos, on filtre ; on lave le mortier et le filtre avec de l'alcool. La solution alcoolique filtrée est additionnée d'une petite quantité d'acide tartrique, en solution dans l'alcool, de manière à rendre la réaction acide. On distille l'alcool. Le résidu de la distillation (15 à 20 cc.) est, après refroidissement, versé dans un vase à évaporation à fond plat ; on ajoute 3 gr. à 5 gr. de chaux vive et 10 gr. de sable fin ; on mélange le tout et on évapore dans le vide. Au bout de douze heures, on broie le résidu ; la poudre est placée dans une fiole, bien sèche, de 200 cc. environ ; on lave le vase avec un peu de sable fin.

On ajoute dans la fiole 80 cc. d'éther acétique pur (c'est-à-dire, mis en digestion avec du carbonate de potassium sec, et distillé) mélangé avec 20 cc. d'alcool absolu (1).

La fiole, soigneusement bouchée, est agitée pendant 2 heures ; après repos, on filtre, et on recueille le liquide filtré dans un vase gradué.

On évapore, dans le vide sec, une partie aliquote du liquide filtré. Le résidu est laissé dans le vide pendant trois jours. Après quoi, on pèse la glycérine contenue dans

(1) Ce mélange dissout mieux la glycérine que l'éther acétique seul.

le vase, préalablement taré. On rapporte les résultats à 1 litre de vin. La glycérine, obtenue par ce procédé, est très peu colorée ; elle ne renferme pas de matières sucrées et ne contient qu'une très faible proportion de substances minérales ; on peut la considérer comme pure.

Caractères des divers types de vins de liqueur (ROCQUES).

Vins doux mutés à l'alcool. — L'alcool est ajouté au moût dès l'extraction de celui-ci. La totalité de l'alcool provient du vinage.

Les vins de *Banyuls*, de *Grenache*, le *muscat* et les *mistelles* rentrent dans cette catégorie.

Sucre : plus de 150 gr.

Sucre total : plus de 300 gr.

Glucose et lévulose en proportion égale.

L'alcool distillé contient peu de matières volatiles.

Les vins de liqueur préparés par fermentation contiennent une certaine quantité de glycérine ; les mistelles, les vins doux mutés à l'alcool n'en renferment pas. D'après Riche, on doit considérer comme mistelles les liquides dans lesquels l'analyse décèle moins de 1 gr. de glycérine par litre.

Vins doux semi-mutés. — Le moût, provenant de raisins desséchés sur ceps, a fermenté ; la fermentation a été arrêtée par addition d'alcool. Le titre alcoolique, 15° environ, est donc dû à de l'alcool de fermentation et à de l'alcool de vinage.

Sucre : 120 à 180 gr.

Sucre total : plus de 300 gr.

La lévulose est en proportion supérieure au glucose.

L'alcool distillé contient une notable proportion de produits volatils.

Vins doux passerillés. — Le raisin est passerillé, c'est-à-dire desséché soit sur ceps, soit au soleil, soit au four. La fermentation donne un vin très alcoolique (13 à 15 p. 100 d'alcool). On n'alcoolise pas ces vins.

Sucre : proportion assez élevée.

Sucre total : supérieur à 300 gr.

La proportion de lévulose est plus forte que la proportion de glucose.

Proportion notable d'aldéhydes, d'éthers et d'alcools supérieurs dans l'alcool distillé.

Vins mutés avant la fin de la fermentation. — L'addition d'alcool a lieu après la fermentation tumultueuse, le moût contenant encore une certaine quantité de sucre. Le *Porto* est le type de ces vins.

Sucre : 50 gr. à 70 gr.

Sucre total : plus de 300 gr.

Plus de lévulose que de glucose ;

Proportion notable de matières volatiles dans l'alcool.

Vins secs. —Vins complètement fermentés et vinés. Le *Xérès* est le type de ces vins.

Sucre : petite quantité.

Alcool : 18° à 20°.

Matières volatiles : proportion notable.

Vins à base de vins secs. — Vins secs, mélangés de vins doux. Types *Madère, Marsala.*

Sucre : 40 à 80 gr.

Sucre total : plus de 300 gr.

Plus de lévulose que de glucose.

Matières volatiles : proportion notable.

Vins cuits. — Il entre des moûts cuits et caramélisés. Le *Malaga* est le type de ces vins.

VINS MOUSSEUX

On comprend sous ce nom les vins contenant une forte proportion d'acide carbonique libre.

On fabrique ces vins soit en laissant fermenter, dans des bouteilles, le vin tiré sur lie et additionné de sucre, soit en introduisant artificiellement de l'acide carbonique dans le vin. Dans l'un et l'autre cas, on ajoute au vin du sirop de sucre.

On doit exiger que la matière première d'un vin mousseux soit du vin et que le produit ne renferme pas de substances nuisibles à la santé.

Les vins à analyser sont au préalable débarrassés de leur acide carbonique (voir BIÈRE) et on continue comme il est dit pour le VIN et les VINS DE LIQUEUR.

VINAIGRE

Le nom de *vinaigre* devrait être réservé au produit que l'on obtient par la fermentation acétique du vin rouge ou blanc. Par *tolérance*, on permet la dénomination de vinaigre aux produits obtenus par fermentation acétique, de la bière, du cidre, du poiré, de l'eau alcoolisée.

La fermentation acétique est déterminée par le mycoderma aceti.

On nomme *vinaigre de bois*, le produit obtenu par simple addition d'eau à de l'acide acétique provenant de la purification de l'acide pyroligneux.

Vinaigre de vin. — Liquide de couleur rouge, s'il a été préparé avec du vin rouge, de couleur ambrée, s'il l'a été avec du vin blanc, possédant une odeur agréable, due à des traces de composés volatils.

Densité : de 1018 à 1020 ; acide acétique : 6 à 8 p. 100 ; extrait : 2 p. 100. Il contient toujours de la crème de tartre.

Rapport moyen entre l'acidité et l'extrait : 3,5.

Vinaigre de cidre et de poiré. — Couleur ambrée, odeur de cidre ou de poiré. Densité : 1013-1015 ; 3 à 4 d'acide acétique p. 100 ; 1,5 d'extrait p. 100 ; au lieu de bitartrate de potassium, on trouve du bimalate de potassium et de l'acide malique libre.

Vinaigre de bière. — Liquide jaune, à odeur de bière aigrie ; densité : 1010 à 1025 ; 3 d'acide acétique p. 100 ; 4 à 6 d'extrait p. 100 ; pas de crème de tartre ; on trouve des phosphates, des matières azotées, de la dextrine.

Vinaigre d'alcool. — Liquide généralement coloré avec du caramel.

Densité : 1010 ; 6 à 8 d'acide acétique p. 100 ; extrait insignifiant ; ce vinaigre contient toujours de l'alcool et de l'aldéhyde.

Rapport moyen entre l'acidité et l'extrait : 19,4.

Vinaigre de glucose. — Ce vinaigre a l'odeur et la saveur de fécule fermentée ; le peu d'extrait qu'il contient est composé de glucose et de dextrine. La présence d'acétylméthylcarbinol a été signalée (Pastureau).

Vinaigre de bois. — Ce vinaigre possède une odeur empyreumatique, il contient du furfurol, il est caractérisé par son peu d'extrait et la faible proportion des cendres.

On connaît encore des *vinaigres de malt*, de *marc*, de *sucre*, de *miel*.

Les *vinaigres aromatisés* (estragon, laurier, fraises,

cerises, framboises, piment, moutarde, poivre), doivent être vendus comme tels et non comme vinaigre proprement dit.

ÉLÉMENTS DOSÉS	VINAIGRE D'ALCOOL	VINAIGRE DE VIN	VINAIGRE D'UN MÉLANGE DE VIN ET D'ALCOOL
Densité.	1017,7	1014,3	1010,7
Acide acétique pour 100 . .	11,550	7,790	6,830
Crème de tartre pour 100. .	»	0,057	0,028
Alcool (en poids) pour 100 .	0,630	1,190	1,690
Extrait pour 100	0,296	0,863	0,647
Cendres pour 100	0,031	0,118	0,088
P^2O^5 pour 100	traces	0,012	0,008

Analyse : **Densité.** — On prend la densité du vinaigre avec un densimètre gradué de 1000 à 1030. On mesure cette densité à $+$ 15°.

Acidité. — On mesure l'acidité d'un vinaigre en opérant comme il est indiqué pour l'acidité totale du VIN.

On opère sur 10 centimètres cubes de vinaigre.

Si n est le nombre de centimètres cubes et dixièmes de solution alcaline normale employés :

$0,6 \times n$ est, en grammes, la proportion d'acide acétique p. 100 cc. de vinaigre.

Extrait, cendres, crème de tartre, matières réductrices. — On opère comme il est indiqué pour le VIN.

Alcool. — On sépare l'alcool par distillation, après avoir presque saturé l'acidité du vinaigre ; on opère sur 400 centimètres cubes de vinaigre et on recueille 100 cmc. de liquide distillé. On neutralise ces 100 centim. cubes par de la potasse, on les distille et on recueille 50 centimètres cubes. On mesure le degré alcoolique de ce dernier liquide ; en divisant par 8 le chiffre trouvé, on obtient le degré alcoolique du vinaigre.

Pour les distillations et la mesure du degré alcoolique, on prend les mêmes précautions indiquées pour le Vin et l'Alcool.

Altérations. — Le mycoderma vini, le bacterium aceti, brûlent l'acide acétique avec formation d'acide carbonique et d'eau. Le vinaigre paraît plat. Il y a diminution notable du titre acétique.

Il peut aussi y avoir eu fermentation acétique incomplète ; dans ce cas, on retrouve une certaine quantité d'alcool.

L'altération la plus fréquente est due aux *anguillules*, petits vers filiformes qui se développent dans les vinaigres faibles. On doit filtrer ces vinaigres avant de les livrer à la consommation.

Falsifications. — **Recherche des acides minéraux libres.** — On introduit dans un tube à essai 10 cc. environ de vinaigre et on y laisse couler quelques gouttes d'une solution faible de violet de méthyle 2 B ou de tropéoline 00. La présence d'une petite quantité d'un acide minéral se traduit pour le violet par une coloration bleue de la zone de séparation des deux liquides, et, si la quantité d'acide minéral est plus forte, par une coloration verte. La tropéoline donne, en présence des acides minéraux, une coloration rouge écarlate.

L'acide oxalique se comporte comme les acides minéraux.

Recherche de l'acide oxalique. — A 100 cmc. de vinaigre, on ajoute 1 gr. d'acétate de sodium et un excès d'une solution d'acétate de calcium. On recueille l'oxalate de calcium précipité.

On l'identifie par un examen microscopique.

Après un lavage exact du précipité, on peut doser facilément l'acide oxalique, en mettant le filtre et son contenu dans une fiole conique contenant de l'acide sulfurique au quart (50 cmc.). On verse une solution à 3 gr. 9525 de permanganate de potassium par litre. On s'arrête à la teinte rosée persistante. Si n est le nombre de centim. cubes de la solution de permanganate employés,. $0,07875 \times n$ est la proportion, en grammes, d'acide oxalique par litre de vinaigre.

Recherche et dosage de l'acétylméthylcarbinol (Pastureau). — On neutralise 100 cc. de vin par du carbonate de sodium. On distille, au bain d'huile, à siccité. Le liquide distillé est divisé en deux parties égales : l'une est destinée à la recherche, l'autre au dosage.

Recherche. — Le liquide distillé, s'il contient de l'acétylméthylcarbinol, réduit énergiquement, à froid, la solution cuproalcaline et la solution ammoniacale d'azotate d'argent. Il ne donne pas de coloration avec l'acétate d'aniline et demeure sans action sur le bisulfite de rosaniline.

Avec l'acétate de phénylhydrazine, on obtient, à chaud, une ozazone cristallisée qui, après cristallisation, dans l'acide acétique, fond à 243°. La solution de l'osazone dans un mélange d'alcool et d'éther prend, par l'addition d'une trace de perchlorure de fer, une couleur rouge sang ; par évaporation de la solution éthéro-alcoolique rouge, on obtient l'osotétrazone.

Dosage. — Le liquide distillé, réservé pour le dosage, est introduit dans un ballon jaugé de 100 cc. On l'alcalinise par la soude et l'ammoniaque, et on ajoute 10 cc. de la solution décinormale d'azotate d'argent. Après

24 heures, on complète au trait de jauge avec de l'eau, on mélange, on filtre pour séparer l'argent réduit. Dans 50 cc. du liquide filtré, on ajoute d'une solution de cyanure de potassium une quantité équivalente à 5 cc. de la solution décinormale d'azotate d'argent ; puis, après addition de cinq gouttes d'une solution aqueuse au dixième d'iodure de potassium, on verse, à l'aide d'une burette graduée, de la solution normale d'azotate d'argent le volume nécessaire pour produire une opalescence persistante. Soit n le nombre de centimètres cubes employés pour arriver à ce résultat : $1,056 \times n$ est, en grammes et par litre, la teneur du vinaigre en acétylméthylcarbinol.

Recherche des métaux. — (Voir MÉTAUX LOURDS).

VOLAILLES

Des accidents retentissants ont été causés par des canards préparés à la rouennaise. Ces accidents semblent dus à une altération rapide du sang de canard avec production de poisons alcaloïdiques violents (1).

On doit rechercher particulièrement l'acide borique dans le bec et l'anus. Une pratique courante consiste, en effet, à introduire cet antiseptique aux extrémités de l'appareil digestif pour retarder l'altération. Il paraîtrait même que le transport des canards étouffés serait impossible sans cette pratique.

(1) Voy RAPPIN, ANDOUARD et FORTINEAU. Recherches sur l'origine des accidents observés à la suite de la consommation de canards à la rouennaise, *Ann. d'hyg. pub. et de méd. lég.*, 4ᵉ série, t. V, 1906, p. 144.

III. — RÉACTIFS

ACÉTATE DE PHÉNYLHYDRAZINE

Dans 20 cc. d'eau distillée, on dissout 2 gr. de chlorhydrate de phénylhydrazine et 3 gr. d'acétate de sodium.

BISULFITE DE ROSANILINE

A un litre d'eau distillée, on ajoute 150 cc. d'une solution aqueuse, récente, au millième, de fuchsine, 100 cmc. de bisulfite de sodium ($d = 1,36$) et 15 cc. d'acide sulfurique pur, monohydraté.

On agite. Après quelques heures, la solution doit être limpide et complètement incolore.

RÉACTIF PHOSPHOMOLYBDIQUE

On dissout 5 gr. de phosphomolybdate de sodium dans de l'eau bouillante, on ajoute 10 cc. d'acide azotique concentré, et on étend d'eau à 100 cc.

RÉACTIFS PURS D'ARSENIC

Acide sulfurique (*exempt d'arsenic*). — On dilue l'acide sulfurique concentré pur et bouilli, avec 4 parties d'eau contenant en dissolution un à deux millièmes de sulfate d'argent; on ajoute un peu d'acide sulfureux, on fait bouillir jusqu'à disparition d'odeur et l'on traite par l'hydrogène sulfuré purifié (voir p. 348) jusqu'à ce que le liquide refroidi soit bien saturé. On abandonne vingt-quatre heures en flacon bouché puis on filtre; on fait bouillir, on filtre de nouveau et on concentre s'il y a lieu.

On ne fait bouillir l'acide que dans des vases de platine ou de porcelaine éprouvée au point de vue de l'arsenic.

Acide azotique (*exempt d'arsenic*). — On distille l'acide azotique dit pur, après l'avoir mélangé du dixième de son poids d'acide sulfurique pur.

La partie distillée, additionnée à nouveau d'acide sulfurique, est redistillée. Après un certain nombre d'opérations semblables, on obtient un acide très pur.

On le vérifie en évaporant 300 gr. de l'acide, versé par portions, dans une capsule de porcelaine éprouvée et contenant 20 gr. d'acide sulfurique pur exempt d'arsenic. L'acide azotique étant chassé, on dilue le résidu dans 40 à 50 gr. d'eau exempte d'arsenic, et, après refroidissement, on introduit le liquide dans l'appareil de Marsh (p. 71).

Hydrogène sulfuré (*exempt d'arsenic*). — On prépare ce gaz par l'action de l'acide sulfurique pur et dilué sur le sulfure de fer ordinaire du commerce.

Le gaz produit, lavé à l'eau, passe sur une colonne verticale (30 cm.) de ponce humide, ensuite dans un tube à combustion, plein de perles de verre et porté au rouge sombre sur une longueur de 25 cm., puis dans un barboteur laveur (fig. 22) renfermant une solution concentrée de sulfure de baryum, enfin dans un tube rempli de coton hydrophile.

Solution de sulfate ferrique (*exempt d'arsenic*) (A. Gautier). — 100 gr. de sulfate ferreux commercial sont dissous dans 500 cc. d'eau distillée avec 25 gr. d'acide sulfurique pur ; cette solution est traitée par l'hydrogène sulfuré. On fait bouillir, on filtre, puis on oxyde à chaud, par 28 gr. d'acide azotique exempt d'arsenic. De la solution, on précipite l'hydrate ferrique par de l'ammoniaque purifiée d'arsenic (1), et, après lavage, on redissout, à froid, cet hydrate dans l'acide sulfurique pur étendu. On fait digérer pendant deux jours la solution ferrique avec de la grenaille de zinc pur et on porte à l'ébullition dans le vide. On réoxyde par un peu d'acides azotique et sulfurique et on précipite l'hydrate ferrique par l'ammoniaque exempte d'arsenic qui redissout l'oxyde de zinc ; on lave l'hydrate ferrique à l'eau pure d'arsenic, on redissout dans l'acide sulfurique pur étendu et froid. On utilise une solution contenant 30 gr. de Fe^2O^3 par litre.

Zinc (*exempt d'arsenic*). — On fond du zinc ordinaire, dans un creuset, avec du chlorhydrate d'ammoniaque et on brasse très vivement le mélange avec un bâton de bois vert. Après quoi, on distille le zinc dans une cornue, en séparant les premières portions.

SOLUTION ACIDE DE SULFATE MERCURIQUE
Denigès

A un litre d'eau distillée, on mélange 200 cc. d'acide sulfurique monohydraté, pur. On y dissout ensuite, en agitant, 50 gr. d'oxyde mercurique, jaune ou rouge. On filtre après dissolution. La solution est inaltérable.

SOLUTION ALCALINE D'IODOMERCURATE DE POTASSIUM
Réactif de Nessler

On dissout dans 800 cc. d'eau bouillante 35 gr. d'iodure de potassium et 13 gr. de bichlorure de mer-

(1) Action de la soude pure sur le sulfate d'ammoniaque purifié.

cure. Quand on a une solution froide, limpide, on y ajoute, goutte à goutte, une solution aqueuse saturée à froid de bichlorure de mercure jusqu'à ce qu'il commence à se former un précipité permanent. On y dissout alors 160 gr. d'hydroxyde de potassium ; on complète à 1 litre, en ajoutant de l'eau et un peu de la solution aqueuse saturée de bichlorure de mercure. On laisse déposer. On décante la solution éclaircie qu'on conserve dans des flacons bien bouchés.

SOLUTION ALDÉHYDIQUE DE BLEU DE MÉTHYLÈNE

On mélange 5 cc. de solution alcoolique saturée de bleu de méthylène, 5 cc. d'aldéhyde éthylique et 290 cc. d'eau.

SOLUTION AMMONIACALE D'AZOTATE D'ARGENT
RÉACTIF DE TOLLENS

Dans 30 gr. d'ammoniaque ($D = 0,92$) on dissout 3 gr. d'azotate d'argent ; après dissolution, on ajoute 3 gr. d'hydroxyde de sodium. On conserve la solution dans un flacon en verre noir.

SOLUTION CUPROALCALINE
LIQUEUR DE FEHLING

On dissout dans 400 gr. d'eau, 200 gr. de tartrate neutre de sodium et 100 gr. d'hydroxyde de sodium. On opère au bain-marie, dans une capsule en porcelaine. La solution tiède est versée dans une carafe jaugée de 1 litre. La capsule est lavée avec une petite quantité d'eau.

Dans 150 gr. d'eau, on fait dissoudre, au bain-marie, 34 gr. 64 de sulfate de cuivre pur, cristallisé, non effleuri.

On verse la solution refroidie de sulfate de cuivre

dans la solution de tartrate également refroidie. On lave
le vase ayant contenu la solution cuivrique ; les eaux de
lavage sont versées dans la carafe. On complète par addition convenable d'eau le volume de 1000 cc. à + 15°.

On mélange et on conserve le réactif dans des flacons
de 250 cc., bouchés avec des bouchons de caoutchouc.

10 cc. de la solution cuproalcaline sont réduits à l'é-
bullition par :

0 gr. 05 de glucose anhydre ;

0 gr. 0475 de sucre interverti ;

0 gr. 067 de lactose hydratée.

Il est préférable d'établir directement le titre de la solution cuproalcaline, avec une solution de glucose ou de
sucre interverti, ou de lactose suivant la matière sucrée
à doser. On a soin d'opérer dans les mêmes conditions
de dilution.

On dissout 1 gr. de glucose pure et anhydre, ou 0 gr. 95
de saccharose pure ou 1 gr. 34 de lactose hydratée dans
200 cc. d'eau.

Les sucres sont purifiés par cristallisations dans l'alcool et séchés dans le vide. La solution de saccharose est
intervertie avant usage.

SOLUTION D'ACIDE HYPOPHOSPHOREUX

RÉACTIF DE BOUGAULT

On dissout 20 gr. d'hypophosphite de sodium dans
20 cc. d'eau, on ajoute 200 cc. d'acide chlorhydrique pur
($d = 1,17$). Après quelque temps, on filtre sur un tampon de ouate hydrophile.

IV. — ANNEXES

ANNEXE I

LOI DU 1ᵉʳ AOUT 1905

Sur la répression des fraudes dans la vente des marchandises et des falsifications des denrées alimentaires et des produits agricoles.

Le Sénat et la Chambre des députés ont adopté, le Président de la République promulgue la loi dont la teneur suit :

ARTICLE PREMIER. — Quiconque aura trompé ou tenté de tromper le contractant :

Soit sur la nature, les qualités substantielles, la composition et la teneur en principes utiles de toutes marchandises ;

Soit sur leur espèce ou leur origine lorsque, d'après la convention ou les usages, la désignation de l'espèce ou de l'origine, faussement attribuée aux marchandises, devra être considérée comme la cause principale de la vente ;

Soit sur la quantité des choses livrées ou sur leur identité par la livraison d'une marchandise autre que la chose déterminée qui a fait l'objet du contrat,

Sera puni de l'emprisonnement pendant trois mois au moins, un an au plus, et d'une amende de 100 francs au moins, de 5.000 francs au plus, ou de l'une de ces deux peines seulement.

ART. 2. — L'emprisonnement pourra être porté à deux ans, si le délit ou la tentative de délit prévus par l'article précédent ont été commis :

Soit à l'aide de poids, mesures et autres instruments faux ou inexacts ;

Soit à l'aide de manœuvres ou procédés tendant à fausser les opérations de l'analyse ou du dosage, du pesage ou du mesurage, ou bien à modifier frauduleusement la composition, le poids ou le volume des marchandises, même avant ces opérations ;

Soit enfin, à l'aide d'indications frauduleuses tendant à faire croire à une opération antérieure et exacte.

Art. 3. — Seront punis des peines portées par l'article premier de la présente loi :

1o Ceux qui falsifient des denrées servant à l'alimentation de l'homme ou des animaux, des substances médicamenteuses, des boissons et des produits agricoles ou naturels destinés à être vendus ;

2o Ceux qui exposeront, mettront en vente ou vendront des denrées servant à l'alimentation de l'homme ou des animaux, des boissons et des produits agricoles ou naturels qu'ils sauront être falsifiés ou corrompus ou toxiques ;

3o Ceux qui exposeront, mettront en vente ou vendront des substances médicamenteuses falsifiées ;

4o Ceux qui exposeront, mettront en vente ou vendront, sous forme indiquant leur destination, des produits propres à effectuer la falsification des denrées servant à l'alimentation de l'homme ou des animaux, des boissons et des produits agricoles ou naturels et ceux qui auront provoqué à leur emploi par le moyen de brochures, circulaires, prospectus, affiches, annonces ou instructions quelconques.

Si la substance falsifiée ou corrompue est nuisible à la santé de l'homme ou des animaux, ou si elle est toxique ; de même, si la substance médicamenteuse falsifiée est nuisible à la santé de l'homme ou des animaux, l'emprisonnement devra être appliqué. Il sera de trois mois à deux ans et l'amende de 500 à 10.000 francs.

Ces peines sont applicables même au cas où la falsification serait connue de l'acheteur ou du consommateur.

Les dispositions du présent article ne sont pas applicables aux fruits frais et légumes frais fermentés ou corrompus.

Art. 4. — Seront punis d'une amende de cinquante francs (50 fr.) à trois mille francs (3.000 fr.) et d'un emprisonnement de six jours au moins et de trois mois au plus, ou de l'une de ces deux peines seulement :

Ceux qui, sans motifs légitimes, seront trouvés détenteurs dans leurs magasins, boutiques, ateliers, maisons ou voitures servant à leur commerce, ainsi que dans les entrepôts, abattoirs et leurs dépendances et dans les gares ou dans les halles, foires et marchés;

Soit de poids ou mesures faux ou autres appareils inexacts servant au pesage ou au mesurage des marchandises ;

Soit de denrées servant à l'alimentation de l'homme ou des animaux, de boissons, de produits agricoles ou naturels qu'ils savaient être falsifiés, corrompus ou toxiques ;

Soit de substances médicamenteuses falsifiées ;

Soit de produits, sous forme indiquant leur destination, propres à effectuer la falsification des denrées servant à l'alimentation de l'homme ou des animaux, ou des produits agricoles ou naturels.

Si la substance alimentaire falsifiée ou corrompue est nuisible à la santé de l'homme ou des animaux ou si elle est toxique, de même si la substance médicamenteuse falsifiée est nuisible à la santé de l'homme ou des animaux, l'emprisonnement devra être appliqué.

Il sera de trois mois à un an et l'amende de cent francs (100 fr.) à cinq mille francs (5.000 fr.).

Les dispositions du présent article ne sont pas applicables aux fruits frais et légumes frais fermentés ou corrompus.

Art. 5. — Sera considéré comme étant en état de récidive légale quiconque ayant été condamné par application de la présente loi ou par application des lois sur les fraudes dans la vente :

1o Des engrais (loi du 4 février 1888) ;

2o Des vins, cidres et poirés (loi des 14 août 1889, 11 juillet 1891, 24 juillet 1894, 6 avril 1897) ;

3o Des sérums thérapeutiques (loi du 25 avril 1895) ;

4o Des beurres (loi du 16 avril 1897) ;

5o De la saccharine (art. 49 et 53 de la loi du 30 mars 1902) ;

6o Des sucres (loi du 28 janvier 1903, art. 7 ; loi du 31 mars 1903, art. 32),

Aura, dans les cinq ans qui suivront la date à laquelle cette condamnation sera devenue définitive, commis un nouveau délit tombant sous l'application de la présente loi ou des lois susvisées.

Au cas de récidive, les peines d'emprisonnement et d'affichage, devront être appliquées.

Art. 6. — Les objets dont les vente, usage ou détention constituent le délit, s'ils appartiennent encore au vendeur ou détenteur, seront confisqués ; les poids et autres instruments de pesage, mesurage ou dosage, faux ou inexacts, devront, aussi être confisqués et, de plus, seront brisés.

Si les objets confisqués sont utilisables, le tribunal pourra les mettre à la disposition de l'administration pour être attribués aux établissements d'assistance publique.

S'ils sont inutilisables, ou nuisibles, les objets seront détruits ou répandus aux frais du condamné.

Le tribunal pourra ordonner que la destruction ou effusion aura lieu devant l'établissement ou le domicile du condamné.

Art. 7. — Le tribunal pourra ordonner, dans tous les cas, que le jugement de condamnation sera publié intégralement ou par extraits dans les journaux qu'il désignera et affiché dans les lieux qu'il indiquera, notamment aux portes du domicile, des magasins, usines et ateliers du condamné, le tout aux frais du condamné, sans toutefois que les frais de cette publication puissent dépasser le maximum de l'amende encourue.

Lorsque l'affichage sera ordonné, le tribunal fixera les dimensions de l'affiche et les caractères typographiques qui devront être employés pour son impression.

En ce cas et dans tous les autres cas où les tribunaux sont autorisés à ordonner l'affichage de leur jugement à titre de pénalité pour la répression des fraudes, ils devront fixer le temps pendant lequel cet affichage devra être maintenu, sans que la durée en puisse excéder sept jours.

Au cas de suppression, de dissimulation ou de lacération totale ou partielle des affiches ordonnées par le jugement de condamnation, il sera procédé de nouveau à l'exécution intégrale des dispositions du jugement relatives à l'affichage.

Lorsque la suppression, la dissimulation ou la lacération totale ou partielle aura été opérée volontairement par le condamné, à son instigation ou par ses ordres, elle entraînera contre celui-ci l'application d'une peine d'amende de cinquante francs (50 fr.) à mille francs (1.000 fr.).

La récidive de suppression, de dissimulation ou de lacération volontaire d'affiches par le condamné, à son instigation ou par ses ordres, sera punie d'un emprisonnement de six jours à un mois et d'une amende de cent francs (100 fr.) à deux mille francs (2.000 fr.).

Lorsque l'affichage aura été ordonné à la porte des magasins du condamné, l'exécution du jugement ne pourra être entravée par la vente du fonds de commerce réalisée postérieurement à la première décision qui a ordonné l'affichage.

Art. 8. — Toute poursuite exercée en vertu de la présente loi devra être continuée et terminée en vertu des mêmes textes.

L'article 463 du Code pénal sera applicable, même au cas de récidive, aux délits prévus par la présente loi.

Le tribunal, en cas de circonstances atténuantes, pourra ne pas ordonner l'affichage et ne pas appliquer l'emprisonnement.

Le sursis à l'exécution des peines d'amende édictées par la présente loi ne pourra être prononcé en vertu de la loi du 26 mars 1891.

Art. 9. — Les amendes prononcées en vertu de la présente loi seront réparties d'après les règles tracées à l'article 11 de la loi de finances du 26 décembre 1890, modifiée par l'article 45 de la loi de finances du 29 avril 1893 et par l'article 83 de la loi de finances du 13 avril 1898.

Les délinquants condamnés aux dépens auront à acquitter de ce chef, en dehors des frais ordinaires et au profit des communes, les frais d'expertise engagés par ces dernières lorsqu'elles auront pris l'initiative de déceler la fraude et d'en saisir la justice (laboratoires municipaux).

La commission départementale peut, sur la proposition du préfet, accorder aux communes qui auront organisé une police municipale alimentaire des subventions prélevées sur le reliquat disponible du fonds commun.

Art. 10. — En cas d'action pour tromperie ou tentative de tromperie sur l'origine des marchandises, des denrées alimentaires ou des produits agricoles et naturels, le magistrat instructeur ou les tribunaux pourront ordonner la production des registres et documents des diverses administrations, et notamment celles des contributions indirectes et des entrepreneurs de transports.

Art. 11. — Il sera statué par des règlements d'administration publique sur les mesures à prendre pour assurer l'exécution de la présente loi, notamment en ce qui concerne :

1o La vente, la mise en vente, l'exposition et la détention des denrées, boissons, substances et produits qui donneront lieu à l'application de la présente loi;

2o Les inscriptions et marques indiquant soit la composition, soit l'origine des marchandises, soit les appellations régionales et de crus particuliers que les acheteurs pourront exiger sur les factures, sur les emballages ou sur les produits eux-mêmes, à titre de garantie de la part des vendeurs, ainsi que les indications extérieures ou apparentes nécessaires pour assurer la loyauté de la vente et de la mise en vente;

3º Les formalités prescrites pour opérer des prélèvements d'échantillons et procéder contradictoirement aux expertises sur les marchandises suspectes ;

4º Le choix des méthodes d'analyses destinées à établir la composition, les éléments constitutifs et la teneur en principes utiles des produits ou à reconnaître leur falsification ;

5º Les autorités qualifiées pour rechercher et constater les infractions à la présente loi, ainsi que les pouvoirs qui leur seront conférés pour recueillir des éléments d'information auprès des diverses administrations publiques et des concessionnaires de transports.

Art. 12. — Toutes les expertises nécessitées par l'application de la présente loi seront contradictoires, et le prix des échantillons reconnus bons sera remboursé d'après leur valeur le jour du prélèvement.

Art. 13. — Les infractions aux prescriptions des règlements d'administration publique pris en vertu de l'article précédent, seront punies d'une amende de seize francs (16 fr.) à cinquante francs (50 fr.).

Au cas de récidive dans l'année de la condamnation, l'amende sera de cinquante francs (50 fr.) à cinq cents francs (500 fr.).

Au cas de nouvelle infraction constatée dans l'année qui suivra la deuxième condamnation, l'amende sera de cinq cents francs (500 fr.) à mille francs (1000 fr.) et un emprisonnement de six jours à quinze jours pourra être prononcé.

Art. 14. — L'article 423, le paragraphe 2 de l'article 477 du Code pénal, la loi du 27 mars 1851 tendant à la répression plus efficace de certaines fraudes dans la vente des marchandises, la loi des 5 et 9 mai 1855 sur la répression des fraudes dans la vente des boissons, sont abrogés.

Néanmoins, les incapacités électorales édictées par la loi du 24 janvier 1889 continueront à être appliquées comme conséquence des peines prononcées en vertu de la présente loi.

Art. 15. — Les pénalités de la présente loi et ses dispositions, en ce qui concerne l'affichage et les infractions aux règlements d'administration publique rendus pour son exécution, sont applicables aux lois spéciales concernant la répression des fraudes dans le commerce des engrais, des vins, cidres et poirés, des sérums thérapeutiques, du beurre et la fabrication de la margarine. Elles sont substituées aux pénalités et dispositions de l'article 423 du Code pénal et de la loi du 27 mars 1851, dans tous les cas où les lois postérieures renvoient aux textes desdites lois, notamment dans les :

Article 1er de la loi du 28 juillet 1824, sur les altérations de noms ou suppositions de noms sur les produits fabriqués ;

Articles 1 et 2 de la loi du 4 février 1888, concernant la répression des fraudes dans le commerce des engrais ;

Articles 7 de la loi du 14 août 1889, 2 de la loi du 11 juillet 1891, et 1er de la loi du 24 juillet 1894, relatives aux fraudes commises dans la vente des vins ;

Article 3 de la loi du 25 avril 1895 relative à la vente des sérums thérapeutiques ;

Article 3 de la loi du 6 avril 1897 concernant les vins, cidres et poirés ;

Articles 17, 19 et 20 de la loi du 16 avril 1897 concernant la répression de la fraude dans le commerce du beurre et la fabrication de la margarine.

La pénalité d'affichage est rendue applicable aux infractions prévues et punies par les articles 49 et 53 de la loi de finances du 30 mars 1902, 7 de la loi du 28 janvier 1903, 32 de la loi de finances du 31 mars 1903 et par les articles 2 et 3 de la loi du 18 juillet 1904.

ART. 16. — La présente loi est applicable à l'Algérie et aux colonies.

ANNEXE II

DÉCRET

Portant règlement d'administration publique pour l'application de la loi du 1er août 1905 sur la répression des fraudes et falsifications, en ce qui concerne les boissons, les denrées alimentaires et les produits agricoles.

TITRE PREMIER

ORGANISATION ET FONCTIONNEMENT DU SERVICE
DES PRÉLÈVEMENTS

ART. 1er. — Le service chargé de rechercher et de constater les infractions à la loi du 1er août 1906 est organisé par l'État, avec le concours éventuel des départements et des communes.

Le fonctionnement de ce service est assuré, sous l'autorité du ministre de la justice, du ministre de l'agriculture, et du ministre du commerce, de l'industrie et du travail, dans les départements par les préfets, à Paris et dans le ressort de la préfecture de police par le préfet de police.

ART. 2. — Les autorités qui ont qualité pour opérer des prélèvements sont :

Les commissaires de police ;

Les commissaires de la police spéciale des chemins de fer et des ports ;

Les agents des contributions indirectes et des douanes agissant à l'occasion de l'exercice de leurs fonctions ;

Les inspecteurs des halles, foires, marchés et abattoirs ;

Les agents des octrois et les vétérinaires sanitaires peuvent être individuellement désignés par les préfets pour concourir à l'application de la loi du 1er août 1905 et commissionnés par eux à cet effet.

Dans le cas où des agents spéciaux seraient institués par les départements ou les communes pour concourir à l'application de ladite loi, ces agents devront être agréés et commissionnés par les préfets.

ART. 3. — Une commission permanente est instituée près les ministères de l'agriculture et du commerce, de l'industrie et du travail pour l'examen des questions d'ordre scientifique que comporte l'application de la loi du 1er août 1905. Cette commission est obligatoirement consultée pour la détermination des conditions matérielles des prélèvements, l'organisation des laboratoires et la fixation des méthodes d'analyse à imposer à ces établissements.

ART. 4. — Des prélèvements d'échantillons peuvent, en toutes circonstances, être opérés d'office dans les magasins, boutiques, ateliers, voitures servant au commerce, ainsi que dans les entrepôts, les abattoirs et leurs dépendances, les halles, foires et marchés, et dans les gares ou ports de départ et d'arrivée.

Les prélèvements sont obligatoires dans tous les cas où les boissons, denrées ou produits paraissent falsifiés, corrompus ou toxiques.

Les administrations publiques sont tenues de fournir aux agents désignés à l'article 2 tous éléments d'informations nécessaires à l'exécution de la loi du 1er août 1905.

Les entrepreneurs de transport sont tenus de n'apporter aucun obstacle aux réquisitions pour prises d'échantillons et de représenter les titres de mouvement, lettres de voiture, récépissés, connaissements et déclarations dont ils sont détenteurs.

Art. 5. — Tout prélèvement comporte quatre échantillons, l'un destiné au laboratoire pour analyse, les trois autres éventuellement destinés aux experts.

Art. 6. — Tout prélèvement donne lieu, séance tenante, à la rédaction sur papier libre d'un procès-verbal.

Ce procès-verbal doit porter les mentions suivantes :

1o Les nom, prénoms, qualité et résidence de l'agent verbalisateur ;

2o La date, l'heure et le lieu où le prélèvement a été effectué ;

3o Les nom, prénoms, profession, domicile ou résidence de la personne chez laquelle le prélèvement a été opéré. Si le prélèvement a lieu en cours de route, les noms et domiciles des personnes figurant sur les lettres de voiture ou connaissements comme expéditeurs et destinataires ;

4o La signature de l'agent verbalisateur.

Le procès-verbal doit, en outre, contenir un exposé succinct des circonstances dans lesquelles le prélèvement a été opéré, relater les marques et étiquettes apposées sur les enveloppes ou récipients, l'importance du lot de marchandise échantillonné, ainsi que toutes les indications jugées utiles pour établir l'authenticité des échantillons prélevés et l'identité de la marchandise.

Le propriétaire ou détenteur de la marchandise, ou, le cas échéant, le représentant de l'entreprise de transport peut, en outre, faire insérer au procès-verbal toutes les déclarations qu'il juge utiles. Il est invité à signer le procès-verbal ; en cas de refus, mention en est faite par l'agent verbalisateur.

Art. 7. — Les prélèvements doivent être effectués de telle sorte que les quatre échantillons soient autant que possible identiques.

A cet effet, des arrêtés ministériels, pris de concert entre le ministre de l'agriculture et le ministre du commerce, de l'industrie et du travail, sur la proposition de la commission permanente, déterminent, pour chaque produit ou marchandise, la quantité à prélever, les procédés à employer pour obtenir des échantillons homogènes, ainsi que les précautions à prendre pour le transport et la conservation de ces échantillons.

Art. 8. — Tout échantillon prélevé est mis sous scellés. Ces scellés sont appliqués sur une étiquette composée de deux parties pouvant se séparer et être ultérieurement rapprochées, savoir :

1o Un talon qui ne sera enlevé que par le chimiste au laboratoire après vérification du scellé. Ce talon ne doit porter que les indications suivantes : nature du produit, dénomination sous laquelle il est mis en vente, date du prélèvement et numéro sous lequel les échantillons sont enregistrés au moment de leur réception par le service administratif;

2o Un volant qui porte ces mêmes mentions, mais où sont inscrits, en outre, les nom et adresse du propriétaire ou détenteur de la marchandise, ou en cas de prélèvement en cours de route, ceux des expéditeurs et destinataires.

Ce volant est signé par l'auteur du procès-verbal.

ART. 9. — Aussitôt après avoir scellé les échantillons, l'agent verbalisateur s'il est en présence du propriétaire ou détenteur de la marchandise, doit le mettre en demeure de déclarer la valeur des échantillons prélevés.

Le procès-verbal mentionne cette mise en demeure et la réponse qui a été faite.

Un récépissé détaché d'un livre à souche est remis au propriétaire ou détenteur de la marchandise. Il y est fait mention de la valeur déclarée.

En cas de prélèvement en cours de route, le représentant de l'entreprise de transport reçoit, pour sa décharge, un récépissé indiquant la nature et la quantité des marchandises prélevées.

ART. 10. — Le procès-verbal et les échantillons sont, dans les vingt-quatre heures, envoyés par l'agent verbalisateur à la préfecture du département où le prélèvement a été effectué et, à Paris ou dans le ressort de la préfecture de police, au préfet de police.

Toutefois, en vue de faciliter l'application de la loi, des décisions ministérielles pourront autoriser l'envoi des échantillons aux sous-préfectures ou à tout autre service administratif.

Le service administratif qui reçoit ce dépôt l'enregistre, inscrit le numéro d'entrée sur les deux parties de l'étiquette que porte chaque échantillon et, dans les vingt-quatre heures, transmet l'un de ces échantillons au laboratoire dans le ressort duquel le prélèvement a été effectué.

Le talon seul suit l'échantillon au laboratoire.

Le volant, préalablement détaché, est annexé au procès-verbal. Les trois autres échantillons sont conservés par la préfecture.

Toutefois, si la nature des denrées ou produits exige des mesures spéciales de conservation, les quatre échantillons sont envoyés au laboratoire, où ces mesures sont prises conformément aux arrêtés ministériels prévus à l'article 7. Dans ce cas, les quatre volants sont détachés des talons et annexés au procès-verbal.

ART. 11. — Les laboratoires créés par les départements et les communes peuvent être admis, concurremment avec ceux de l'Etat, à procéder aux analyses lorsqu'ils ont été reconnus en état d'assurer ce service et agréés par une décision ministérielle prise sur l'avis conforme de la commission permanente.

TITRE II

FONCTIONNEMENT DES LABORATOIRES

Art. 12. — Des arrêtés ministériels pris de concert entre le ministre de l'agriculture et le ministre du commerce, de l'industrie et du travail, déterminent le ressort des laboratoires admis à procéder à l'analyse des échantillons.

Pour l'examen des échantillons, les laboratoires ne peuvent employer que les méthodes indiquées par la commission permanente.

Ces analyses sont à la fois d'ordre qualitatif et quantitatif. L'examen comprend notamment les recherches microscopiques, spectroscopiques, polarimétriques, réfractométriques, cryoscopiques, susceptibles de fournir des indications sur la pureté des produits, la recherche des antiseptiques et des colorants étrangers.

Ces méthodes sont décrites (1) en détail par des arrêtés pris de concert entre le ministre de l'agriculture et le ministre du commerce, de l'industrie et du travail, après avis de la commission permanente.

Art. 13. — Le laboratoire qui a reçu pour analyse un échantillon dresse, dans les huit jours de la réception, un rapport où sont consignés les résultats de l'examen et des analyses auxquels cet échantillon a donné lieu.

Ce rapport est adressé au préfet du département d'où provient l'échantillon, à Paris et dans le ressort de la préfecture de police, le rapport est adressé au préfet de police.

Art. 14. — Si le rapport du laboratoire ne révèle aucune infraction à la loi du 1er août 1905, le préfet en avise sans délai l'intéressé.

Dans ce cas, si le remboursement des échantillons est demandé, il s'opère d'après leur valeur au jour du prélèvement, aux frais de l'Etat, au moyen d'un mandat délivré par le préfet, sur représentation du récépissé prévu à l'article 9.

Art. 15. — Dans le cas où le rapport du laboratoire signale

(1) Elles ne le sont pas encore (octobre 1906).

une infraction à la loi du 1er août 1905, le préfet transmet sans délai ce rapport au procureur de la République.

Il y joint le procès-verbal et les trois échantillons réservés.

S'il s'agit de vins, bières, cidres, alcools ou liqueurs, avis doit être donné par le préfet au directeur des contributions indirectes du département.

Art. 16. — Des arrêtés ministériels, pris de concert entre le ministre de l'agriculture et le ministre du commerce, de l'industrie et du travail, déterminent dans quelle forme les laboratoires doivent rendre compte périodiquement aux préfets du nombre des échantillons analysés, du résultat de ces analyses et signaler les nouveaux procédés de fraude révélés par l'examen des échantillons.

TITRE III

FONCTIONNEMENT DE L'EXPERTISE CONTRADICTOIRE

Art. 17. — Le procureur de la République informe l'auteur présumé de la fraude qu'il est l'objet d'une poursuite. Il l'avise qu'il peut prendre communication du rapport du directeur du laboratoire et qu'un délai de trois jours francs lui est imparti pour faire connaître s'il réclame l'expertise contradictoire prévue à l'article 12 de la loi du 1er août 1905.

Art. 18. — S'il y a lieu à expertise, il est procédé à la nomination de deux experts, l'un désigné par le juge d'instruction, l'autre par la personne contre laquelle l'instruction est ouverte. Celle-ci a toutefois le droit de renoncer à cette désignation et de s'en rapporter aux conclusions de l'expert désigné par le juge.

Les experts sont choisis sur les listes spéciales de chimistes experts dressées, dans chaque ressort, par les cours d'appel ou les tribunaux civils.

L'inculpé pourra toutefois choisir son expert sur les listes dressées par la cour d'appel ou le tribunal civil du ressort d'où il aura déclaré que provient la marchandise suspecte.

Art. 19. — Chaque expert est mis en possession d'un échantillon.

Le juge d'instruction donne communication aux experts des procès-verbaux de prélèvement ainsi que des factures, lettres de voitures, pièces de régie, et d'une façon générale de tous les documents que la personne mise en cause a jugé utile de produire ou que le juge s'est fait remettre.

Aucune méthode officielle n'est imposée aux experts. Ils opèrent à leur gré, ensemble ou séparément, chacun d'eux étant libre d'employer les procédés qui lui paraissent le mieux appropriés.

Leurs conclusions sont formulées dans des rapports qui sont déposés dans le délai fixé par l'ordonnance du juge.

ART. 20. — Si les experts sont en désaccord, ils désignent un tiers expert pour les départager. A défaut d'entente pour le choix de ce tiers expert, il est désigné par le président du tribunal civil.

Le tiers expert peut être choisi en dehors des listes officielles.

ART. 21. — Sur la demande des experts ou sur celle de la personne mise en cause, des dégustateurs choisis dans les mêmes conditions que les autres experts, sont commis pour examiner les échantillons.

ART. 22. — Lorsque les poursuites sont décidées, s'il s'agit de vins, bières, cidres, alcools ou liqueurs, le procureur de la République devra faire connaître au directeur des contributions indirectes ou à son représentant, dix jours au moins à l'avance, le jour et l'heure de l'audience à laquelle l'affaire sera appelée.

ART. 23. — Il n'est rien innové quant à la procédure suivie par l'administration des douanes et par l'administration des contributions indirectes pour la constatation et la poursuite de faits constituant à la fois une contravention fiscale et une infraction aux prescriptions de la loi du 1er août 1905.

ART. 24. — En cas de non-lieu ou d'acquittement, le remboursement de la valeur des échantillons s'effectue dans les conditions prévues à l'article 14 ci-dessus.

ART. 25. — Il sera statué ultérieurement sur les conditions d'application de la loi du 1er août 1905 à l'Algérie et aux colonies.

ART. 26. — Le ministre de la justice, le ministre de l'intérieur, le ministre des finances, le ministre de l'agriculture, le ministre du commerce, de l'industrie et du travail sont chargés, chacun en ce qui le concerne, de l'exécution du présent décret, qui sera publié au *Journal officiel* et inséré au *Bulletin des lois*.

ANNEXE III

ARRÊTÉ

Fixant les mesures à prendre pour le prélèvement des échantillons en exécution de la loi du 1er août 1905 et du décret portant règlement d'administration publique du 31 juillet 1906 sur la répression des fraudes.

ARTICLE PREMIER. — Chaque prélèvement comporte toujours la prise de quatre échantillons.

Ces quatre échantillons doivent être identiques.

Art. 2. — Les échantillons prélevés doivent remplir les conditions suivantes :

I. — LIQUIDES

A. — Liquides vendus en litres, demi-litres, bouteilles, demi-bouteilles, flacons, cruchons, portant des cachets, marques et étiquettes d'origine.

1. *Vins, vinaigres, cidres, poirés.* — Un litre ou une bouteille par échantillon.

2. *Bières.* — Une bouteille ou une canette.

3. *Eaux-de-vie, cognac, armagnac, rhum, kirch, apéritifs divers, liqueurs, sirops.* — Une bouteille de 75 centilitres ou un demi-litre par échantillon.

4. *Huiles.* — Une bouteille ou une carafe d'un demi-kilogr. par échantillon.

5. *Lait stérilisé.* — Une bouteille ou une carafe d'un demi-litre par échantillon.

6. *Eau-de-vie blanche, esprit de vin, alcool dénaturé, alcool à brûler.*

(Ces produits sont généralement vendus en litres).

Déboucher l'un de ces litres et en partager le contenu dans quatre flacons d'un quart de litre propres et secs qu'on bouchera avec des bouchons neufs.

On mentionnera au procès-verbal la disposition et le libellé des étiquettes portées sur le litre ainsi employé ; si possible, décoller ces étiquettes et les joindre au procès-verbal.

B. — Liquides contenus dans des fûts, réservoirs, bidons, estagnons, intacts ou en vidange.

Les quatre échantillons devront provenir d'un même récipient. Si celui-ci n'est pas encore entamé, s'il est intact, on devra relever minutieusement toutes les marques, cachets ou inscriptions dont le récipient est revêtu pour les mentionner au procès-verbal, avant de procéder au prélèvement, lequel se fera, soit en piquant le fût avec un foret ou une vrille, soit par tout autre moyen approprié.

On tirera dans un vase quelconque, sec et propre (baquet, terrine, broc, etc.), une quantité de liquide suffisante pour constituer les quatre échantillons, puis on répartira ce liquide entre les quatre bouteilles de prélèvement.

Si l'on ne dispose pas d'un vase sec et propre, et qu'on soit dans l'obligation de remplir les quatre bouteilles de prélèvement en tirant directement au fût, par exemple, on devra s'y prendre à deux reprises, c'est-à-dire qu'on commencera par remplir les quatre bouteilles à moitié seulement, puis on les reprendra, dans le même ordre, pour achever de les remplir.

On indiquera soigneusement au procès-verbal la nature du récipient d'où l'on aura tiré le liquide prélevé, sa contenance approximative et, s'il était en vidange, la quantité de liquide qu'il contenait encore au moment du prélèvement.

Dans le cas où le liquide a été mis en bouteilles prêtes à la vente, par le détaillant, on débouchera un nombre suffisant de bouteilles dont on mélangera le contenu dans un vase sec et propre, on remplira avec ce liquide les quatre bouteilles de prélèvement.

Les précautions spéciales à chaque cas, ainsi que les quantités à prélever pour chaque échantillon, sont indiquées ci-après :

Les bouteilles de prélèvement devront toujours être propres et sèches, complètement remplies et bouchées avec des bouchons de liège neufs.

7. *Vins.* — Bouteilles d'un litre ou de 800 centimètres cubes au moins, autant que possible en verre blanc, entièrement propres, sèches, sans aucune odeur.

Elles seront, si elles ont déjà servi, lavées à l'eau de cristaux à 5 p. 100, rincées à l'eau froide, puis complètement égouttées. Si elles doivent servir aussitôt après le lavage, elles subiront un second rinçage avec un centilitre du vin prélevé.

Sur wagon-réservoir la prise du volume nécessaire se fera par le robinet de tirage après avoir laissé écouler et rejeter le premier centilitre.

Sur fût, la prise se fera à l'aide d'un trou de fausset fait au foret sur l'un des fonds, à 10 centimètres environ des bords ; le trou sera garni d'un ajutage métallique d'écoulement et celui-ci assuré par un trou de fausset fait à la partie supérieure du fût.

On devra avoir soin que les bouteilles ne soient pas plus froides que le vin au moment de l'embouteillage.

8. *Laits.* — Un quart de litre par échantillon, soit un litre pour les quatre échantillons. On prélèvera dans des bouteilles de verre blanc propres, sèches et sans odeur. Avant de les boucher on introduira dans chacune d'elles une pastille rouge spéciale de bichromate de potasse.

Lorsque le prélèvement portera sur du lait en cours de débit, c'est-à-dire placé dans une terrine, sur le comptoir ou dans un pot ouvert, on mélangera soigneusement avec une louche le lait avec la crème montée à la surface avant de remplir les bouteilles de prélèvement.

Si le prélèvement porte sur des pots ou bidons intacts, on relèvera la nature des cachets et des marques dont ils sont revêtus avant de procéder à leur ouverture ; on en fera mention au procès-verbal.

On transvasera le lait du pot sur lequel on se propose de faire un prélèvement dans un pot vide semblable, puis on le reversera dans le premier ; ce double transvasement n'a d'autre but que de rendre le liquide homogène, c'est-à-dire de mélanger le lait avec sa crème. On prélèvera alors le lait au moyen d'une louche et en se servant d'un entonnoir on remplira les quatre bouteilles.

Si l'on ne dispose pas d'un pot vide pour effectuer le transvasement favorable au mélange du lait avec sa crème, on agitera fortement le pot avant de l'ouvrir, puis on s'efforcera d'en rendre le contenu homogène en le brassant avec une louche, on devra alors en verser quelques litres dans un vase quelconque sec et propre et se servir de ce liquide pour remplir les quatre fioles de prélèvement. Si l'on ne dispose d'aucun vase sec et propre convenable, on prendra directement dans le pot avec la louche et on remplira tout d'abord les bouteilles de prélèvement à moitié seulement, puis on les reprendra dans le même ordre pour achever de les remplir.

On pourra faire autant de prélèvements c'est-à-dire prélever autant de fois quatre échantillons qu'il y a de pots.

On pourra aussi faire un prélèvement moyen sur plusieurs pots. Dans ce cas, après avoir agité soigneusement ceux-ci on versera quelques litres de chacun d'eux dans un pot vide ou dans un vase sec et propre et on remplira les fioles de prélèvement avec ce mélange.

On indiquera au procès-verbal le nombre de pots ainsi employés à ce prélèvement moyen, ainsi que les marques et cachets dont ils étaient revêtus. On devra se munir, pour les prélèvements de laits, d'une louche et d'un entonnoir.

9. *Bières, cidres et poirés.* — Prélever un litre environ par échantillon, dans des bouteilles résistantes (les bouteilles du genre Vichy suffisent). Le bouchon devra être maintenu soit avec une ficelle, soit avec du fil de fer.

Dans le cas de la bière, si celle-ci est tirée au fût au moyen d'une pompe, on aura soin de laisser perdre le liquide qui a

séjourné dans les tuyaux de la pompe, soit un quart ou un demi-
litre, avant de faire le prélèvement.

10. *Vinaigre.* — Un litre.

11. *Eau-de-vie, cognac, armagnac, rhum, kirch, marcs, apéritifs
divers* (absinthe, vermouth, bitter, amers, quinquinas, etc.),
liqueurs, sirops. — Un demi-litre.

12. *Huiles.* — Un quart de litre.

Si on constate la présence d'un dépôt ou si l'huile s'est épais-
sie, ce qui est le cas pour certaines huiles en hiver, on devra
mélanger et prélever l'huile troublé. On devra prélever les échantillons dans des fioles d'un quart de litre, en verre blanc, autant
que possible.

13. *Eau-de-vie blanche, esprit de vin, alcool à brûler, alcool dénaturé.* — Un quart de litre.

II. — MATIÈRES GRASSES, PATEUSES, SEMI-FLUIDES

(A prélever en pots ou bocaux).

Pour les produits vendus en pots ou bocaux d'origine, on prélèvera quatre échantillons semblables, après s'être assuré que
leurs marques, étiquettes ou cachets sont identiques.

14. *Moutardes.* — Pots de 75 grammes environ.

15. *Confitures, miels.* — Pots de 250 grammes environ.

Pour les produits vendus au détail on placera les échantillons
dans des pots de verre, de porcelaine, de terre vernissée du
genre des pots employés habituellement pour les confitures ; on
s'assurera qu'ils sont propres et secs. La matière prélevée sera
recouverte d'un disque de papier paraffiné, parcheminé ou même
de papier blanc ordinaire, puis on recouvrira le pot d'un papier
propre, solide, que l'on liera avec une ficelle.

16. *Beurres, graisses alimentaires diverses, saindoux, fromages
mous.* — 200 grammes environ par échantillon.

Pour les beurres, quand le prélèvement se fera sur la motte,
on se servira du fil, du couteau ou de la sonde et on aura soin
de prendre en tous les points, en se rappelant que certaines
mottes sont fourrées, c'est-à-dire que le milieu n'a pas la même
qualité que l'extérieur. On prendra ainsi environ 800 gr. de
matière qu'on malaxera au couteau, sur une feuille de papier,
et dont on fera quatre parts semblables, qui seront placées dans
les pots de prélèvement.

17. *Confitures, compotes, miels.* — 200 grammes par échantillon.

Prendre toutes précautions pour assurer la ressemblance des échantillons.

18. *Gâteaux mous* (éclairs, tartes, etc.). — 125 grammes par échantillon.

On constituera les échantillons par un même nombre de gâteaux semblables, si ceux-ci sont petits. S'il s'agit d'une pâtisserie, on prendra des tranches semblables.

19. *Moutarde en pâte.* — 75 grammes environ par échantillon.

Dans ce cas le prélèvement ne se fera plus en pots du genre des pots à confiture, comme précédemment : on emploiera de petits pots de 100 grammes qui pourront être bouchés au liège.

On recouvrira le bouchon d'une feuille de papier qui sera fixée au moyen de ficelle.

III. — MATIÈRES A PRÉLEVER EN BOCAUX POUR ÉVITER LA DESSICCATION

Ces produits seront prélevés dans des bocaux propres et secs qui seront bouchés avec un bouchon de liège propre et sans odeur. Le bouchon sera recouvert d'une feuille de papier qu'on liera sur le col du bocal avec de la ficelle.

On prélèvera environ un kilogramme de matières qu'on étalera sur une feuille de papier propre, puis après avoir bien mélangé, on fera quatre tas semblables, égaux, qui constitueront les échantillons de prélèvement de 250 grammes environ.

20. *Cafés verts et grillés, en grains ou moulus.* — Dans le cas d'un café en poudre on prélèvera en même temps, quand cela sera possible, le café grillé en grains dont le café moulu est dit provenir.

21. *Farines.* — Si le prélèvement porte sur un sac scellé, on prendra à la sonde dans toutes les parties du sac ; on recueillera le produit des sondages sur une feuille de papier jusqu'à ce que l'on ait obtenu la quantité nécessaire aux quatre échantillons.

22. *Sels de table, sel marin, sel raffiné, sel blanc.* — S'ils sont en boîtes ou en flacons d'origine, on en prélèvera quatre échantillons semblables de 250 grammes.

IV. — PRODUITS SOLIDES OU EN POUDRE

Lorsque ces produits seront vendus en paquets, sacs, boîtes, tubes, flacons d'origine, on prélèvera quatre échantillons semblables après s'être assuré qu'ils sont identiques.

23. *Cacaos et chocolats en poudre ou granulés.* — Boîtes de 250 gr.

24. *Thés.* — Boîtes ou paquets de 125 grammes.

25. *Chicorées.* — Paquets de 125 grammes.

26. *Produits de la confiserie.* — Boîtes, paquets ou flacons de 125 grammes.

27. *Pâtes alimentaires, tapioca, sagou, salep, arrow-root.* — Paquets ou boîtes de 125 grammes.

28. *Sucre vanillé ou à la vanilline.* — Sachets ou boîtes de 25 grammes.

29. *Moutarde en poudre.* — Boîtes de 125 grammes.

Lorsqu'on prélèvera des produits en poudre, en grains ou en petits fragments, vendus au détail, on prendra la quantité nécessaire à constituer les quatre échantillons, on la placera sur une feuille de papier propre, puis on mélangera avec soin et on partagera en quatre tas semblables formant les quatre échantillons, chacun d'eux sera placé dans un sac de papier qui ne devra pas porter de marques.

30. *Poivre en grains.* — 100 grammes par échantillon.

31. *Poivre en poudre, quatre épices, piment, gingembre, canelle, muscade, girofle.* — Echantillon de 50 grammes.

Dans le cas où le produit aura été moulu par le débitant, on fera un prélèvement sur le produit en grains, ou entier, qui aura servi à préparer la poudre.

32. *Safran.* — 10 grammes par échantillon.

33. *Sucre en poudre.* — 125 grammes par échantillon.

34. *Thés.* — 125 grammes par échantillon.

35. *Pastilles et bonbons de chocolat, bonbons divers, boules de gomme, dragées, pastilles diverses.* — 125 grammes environ par échantillon.

36. *Pâtes alimentaires, semoules.* — 100 grammes par échantillon.

37. *Fleurages.* — 250 grammes par échantillon.

Pour les produits en tablette, en bâtons, en pains, en pièces pouvant être débitées en les vendant à l'unité, on relèvera les marques, cachets et étiquettes dont ils sont revêtus et on en mentionnera au procès-verbal le texte et la disposition. Chaque échantillon sera enveloppé d'une feuille de papier sans marques ou placé dans un sac de papier sans marques.

38. *Chocolat en tablettes, bâtons, croquettes, objets en chocolat.* — 125 grammes par échantillon.

39. *Pâtisseries sèches, petits fours, biscuits.* — 250 grammes par échantillon.

40. *Suc de réglisse.* — 50 grammes par échantillon.

41. *Vanille en gousses.* — Ce produit est généralement vendu en tubes de deux à trois gousses, on prélèvera quatre tubes semblables.

Les produits suivants seront soigneusement enveloppés dans une feuille de papier parcheminé ou paraffiné, puis enfermés dans un sac de papier sans marques.

42. *Pain d'épice.* — 250 grammes par échantillon.

43. *Fruits secs, fruits confits ou glacés.* — 125 grammes par échantillon.

44. *Produits de la charcuterie : saucisses, cervelas, saucissons, andouilles, andouillettes, pâtés de foie, galantine, rillettes, fromage de cochon, jambon, salaisons, lard fumé ou salé, poissons fumés ou salés.* — 150 grammes par échantillon.

Prendre toutes précautions pour que les échantillons soient semblables.

45. *Fromages secs* (gruyère, hollande, roquefort, parmesan, etc.). — Prélever quatre morceaux aussi identiques que possible de 125 grammes chacun.

46. *Pain.* — Prélever quatre échantillons de 125 grammes environ chacun aussi semblables que possible, dans un pain ou dans deux pains semblables.

V. — CONSERVES

On prélèvera quatre échantillons identiques c'est-à-dire qu'on s'assurera qu'ils portent les mêmes inscriptions, qu'ils sont du même modèle et du même prix.

47. *Conserves de viande, gibier, volaille, poisson, légumes, fruits, à l'huile, au vinaigre, au vin blanc, au sirop, au sel, etc., en boîtes en fer-blanc, terrines, bocaux ou flacons.* — On prélèvera quatre boîtes, terrines, bocaux ou flacons du plus petit modèle.

ANNEXE IV

LOI DU 6 AOUT 1905

Relative à la Répression de la fraude sur les vins et au régime des spiritueux.

Le Sénat et la Chambre des députés ont adopté,
Le Président de la République promulgue la loi dont la teneur suit :

Art. premier. — L'emploi du sucre prévu par l'article 7 de la loi du 28 janvier 1903 (1) ne pourra avoir lieu que durant la période des vendanges.

Dans chaque département, le préfet, par arrêté, déterminera ladite période, après avis du conseil général.

Art. 2. — Le troisième paragraphe de l'article 7 de la loi du 28 janvier 1903 est modifié ainsi qu'il suit :

« Toute personne qui, en même temps que des vins destinés à la vente, des vendanges, moûts, lies ou marcs de raisins, désire avoir en sa possession une quantité de sucre supérieure à 50 kgr. est tenue d'en faire préalablement la déclaration et de fournir des justifications d'emploi. »

Art. 3. — Les dispositions de l'article 2 ne sont pas applicables aux détaillants qui, en même temps que des vins destinés à la vente, n'ont pas en leur possession des vendanges, moûts, lies, marcs de raisins, ferments ou levure.

Tout envoi de sucres ou glucoses fait par quantités de 50 kilogr. au moins, à une personne n'en faisant pas le commerce ou n'exerçant pas une industrie qui en comporte l'emploi, sera accompagné d'un acquit à caution, qui sera remis à la régie, par le destinataire dans les quarante-huit heures suivant l'expiration du délai de transport.

Tout détenteur d'une quantité de sucre ou de glucose supérieure à 200 kilogr., et dont le commerce ou l'industrie n'implique pas la possession de sucre ou de glucose, est tenu d'en faire une déclaration à la régie et de se soumettre aux visites des employés des contributions indirectes.

Art. 4. — Tout négociant qui aura été convaincu d'avoir, en violation des dispositions de l'article précédent, livré sans acquit à caution du sucre par quantités supérieures à 50 kilogr., sera assujetti, pendant la campagne en cours et la campagne suivante, à tenir un compte d'entrées et de sorties des sucres bruts et à se soumettre aux vérifications de la régie.

Art. 5. — Les contraventions aux dispositions qui précèdent, ainsi qu'à celles de l'article 7 de la loi du 28 janvier 1903, et du règlement d'administration publique rendu pour son exécution, entraîneront, indépendamment des pénalités prévues aux sixième et septième paragraphes dudit article, la confiscation des sucres et des glucoses saisis.

Art. 6. — Dans chaque commune, les noms des producteurs

(1) Voir plus loin.

qui se seront livrés à l'opération du sucrage en première cuvée seront relevés sur un registre spécial à la recette buraliste.

Les eaux-de-vie et alcools que ces producteurs fabriqueront avec leur vin ne pourront obtenir la délivrance de l'acquit blanc portant certificat d'origine.

La délivrance aux bouilleurs de profession de l'acquit blanc, portant certificat d'origine pour les eaux-de-vie et alcools de vin, sera subordonnée à la justification que les producteurs des vins qu'ils mettent en œuvre ne se sont livrés à aucune opération de sucrage en première cuvée.

Cette justification sera fournie sous la forme d'attestation délivrée par le service des contributions indirectes du lieu de production en même temps que le titre de mouvement qui devra accompagner le vin. Ces attestations seront représentées par le bouilleur en même temps que les acquits-à-caution ayant servi à légitimer le transport.

Art. 7. — Les vins de marcs, les vins de sucre et autres vins artificiels, saisis chez le producteur de ces vins ou chez le négociant, devront être transformés en alcool, après paiement de leur valeur ou être détruits. En attendant la solution du litige, le prévenu sera tenu de conserver gratuitement les marchandises intactes, sous peine de payer une amende complémentaire égale au double du droit de consommation sur l'alcool contenu dans les liquides détournés.

Art. 8. — Tout expéditeur de marcs de raisin et de lies sèches sera tenu de se munir à la recette buraliste la plus proche d'un passavant de dix centimes indiquant le poids expédié et l'adresse du destinataire.

Art. 9. — A partir du 1er janvier 1906, toute personne exerçant dans Paris la vente de vins en gros sera tenue de placer dans les entrepôts publics les boissons destinées à ce commerce.

Toutefois, les commerçants actuellement pourvus d'une licence de marchand en gros dans Paris et qui, dans le délai de quinze jours à partir de la promulgation de la présente loi, justifieront par la production d'actes réguliers de la possession d'installations affectées à ce commerce, seront admis, jusqu'à l'expiration des baux en cours et au plus tard jusqu'au 1er janvier 1916, à continuer dans ces locaux leurs opérations. Dans ce cas, ils seront tenus de souffrir les visites et exercices des employés des contributions indirectes qui tiendront le compte des boissons en leur possession et procéderont à toutes les vérifications qu'ils jugeront nécessaires. Les introductions de boissons seront justifiées par la présentation de titres de mouvement ; les enlèvements devront être précédés d'une déclaration faite une heure au moins à l'avance au bureau de la régie et donneront lieu à la délivrance d'un titre de mouvement que le transporteur sera tenu de représenter aux employés à la sortie de l'établissement. Tout excédent constaté aux charges du compte sera saisi par procès-verbal et soumis aux droits. Les frais nécessités par la surveillance de ces magasins seront remboursés mensuellement à l'Etat au moyen d'une redevance de deux centimes (0 fr. 02) par hectolitre de vin expédié.

Sera assimilé aux marchands de vins en gros celui qui, d'un magasin central, alimentera plusieurs maisons de détail lui appartenant ou non.

Celui qui tiendra en même temps un commerce de détail et un magasin central ne sera assujetti que pour ce dernier aux prescriptions de la loi.

Les infractions aux prescriptions du présent article seront constatées par les employés des contributions indirectes et de l'octroi, ainsi que par tous agents autorisés par la loi à dresser des procès-verbaux en matière de contributions indirectes. Elles donneront lieu à l'application des peines édictées par l'article premier de la loi du 28 février 1872.

Seront soumis aux visites et exercices indiqués au paragraphe 2 les locaux et magasins de transit des commissionnaires de roulage et entrepreneurs de transports établis dans l'intérieur de Paris.

Art. 10. — Les receveurs buralistes des contributions indirectes sont tenus de délivrer sur papier libre aux personnes qui en font la demande des extraits de leurs registres concernant les déclarations dans lesquelles ces personnes sont nominativement désignées.

Il leur sera payé 25 centimes (0,25) par chaque extrait, et, en cas de recherche, 50 centimes (0,50) pour chaque année indiquée.

Les congés ou acquits ne peuvent être pris qu'à la recette buraliste du lieu d'enlèvement, sauf exceptions autorisées par l'administration.

L'article 2 de la loi du 18 juillet 1904 est étendu à toutes les expéditions de vin par acquit-à-caution, quelle que soit la quantité.

Art. 11. — L'article 3 de la loi du 18 juillet 1904 est modifié ainsi qu'il suit :

« Est interdite dans la ville de Paris toute préparation de liquides fermentés autres que les bières.

« En conséquence, l'introduction des raisins de vendange dans la ville de Paris est prohibée. Les raisins frais de table expédiés en grande vitesse restent assimilés aux fruits et seront exempts à ce titre de tout droit d'octroi.

« Les contraventions aux dispositions du présent article sont punies des peines édictées par l'article premier de la loi du 28 février 1872. »

ART. 12. — L'article premier de la loi du 18 juillet 1904 est ainsi modifié :

« Les dispositions du premier paragraphe de l'article 8 de la loi du 16 décembre 1907 sont étendues aux chargements de vins de plus de 10 hectolitres. »

Le dernier paragraphe de l'article 3 de la loi du 6 avril 1897 est remplacé par les dispositions suivantes :

« La circulation des boissons de marcs, dites piquettes, provenant de l'épuisement des marcs par l'eau, sans addition d'alcool, de sucre ou de matières sucrées, est interdite. »

ART. 13. — Est exceptée des dispositions du dernier paragraphe de l'article précédent la circulation des piquettes quand elle n'a pas lieu en vue de la vente.

ART. 14. — L'article 237 de la loi du 28 avril 1816 cesse d'être applicable aux visites des employés de la régie dans l'intérieur des locaux servant exclusivement à l'habitation des particuliers non sujets à l'exercice.

Toute visite dans les locaux d'habitation devra être préalablement autorisée par une ordonnance du président du tribunal civil de l'arrondissement ou du juge de paix du canton.

ART. 15. — L'article 237 de la loi du 28 avril 1816 est complété ainsi qu'il suit :

« L'ordre de visite prévu au paragraphe 1er est obligatoire pour tous les employés; il devra, à peine de nullité, indiquer sommairement les motifs sur lesquels la régie base son soupçon de fraude.

« Une dénonciation anonyme ne saurait servir de base à un soupçon de fraude.

« L'ordre de visite devra être, avant toute visite, visé par l'officier de police judiciaire qui accompagnera les agents; il devra, en outre, avant toute perquisition, être lu à l'intéressé ou à son représentant, qui sera invité à le viser. En cas de refus par l'intéressé ou son représentant de viser l'ordre de visite, il sera passé outre, mais mention du refus sera faite au procès-verbal.

« Sur la demande de l'intéressé ou de son représentant, copie de l'ordre de visite lui sera remise dans les trois jours.

« Les commissaires de police spéciaux ne pourront en aucun cas assister les employés dans les visites prévues au présent article.

« Les commissaires de police ordinaires ne pourront exercer leurs fonctions que dans leur canton ou dans les cantons de leur arrondissement où il n'existe pas d'autres commissaires de police. »

ART. 16. — Après les visites domiciliaires effectuées dans les conditions prévues par l'article 237 de la loi du 28 avril 1816, les agents de la régie devront remettre en état les locaux visités.

L'officier de police judiciaire consignera les protestations qui viendraient à se produire dans un acte motivé dont copie sera remise à l'intéressé.

ART. 17. — Les procès-verbaux dressés par la régie devront, à peine de nullité, être exclusivement rédigés par les agents qui ont pris une part personnelle et directe à la constatation du fait qui constitue la contravention.

Ils devront énoncer la cause exacte de la saisie, c'est-à-dire la nature précise de la contravention constatée et les articles de loi qui la définissent et ceux qui la punissent.

ART. 18. — Aucun indicateur ne pourra prétendre une remise ou une rémunération quelconque s'il n'est justifié par écrit que les renseignements qu'il a fournis l'ont été avant le procès-verbal.

ART. 19. — Les peines de l'article 373 du code pénal seront applicables à tout individu convaincu d'avoir, verbalement ou par écrit, dénoncé à tort et de mauvaise foi de prétendues contraventions aux lois fiscales.

ART. 20. — Le produit net des amendes et confiscations recouvrées en matière de contributions indirectes, tel qu'il est défini à l'article 2 du décret du 22 avril 1898, sera attribué comme suit :

1° Vingt-cinq pour cent (25 p. 100) au Trésor ;

2° Vingt-cinq pour cent (25 p. 100) aux pensions civiles ;

3° Cinquante pour cent (50 p. 100) au fonds commun.

ART. 21. — En cas d'expédition inapplicable, mais lorsque l'identité d'un chargement n'est pas contestée, la saisie sera limitée aux fûts sur lesquels des différences auront été constatées.

ART. 22. — Si le tribunal juge la saisie mal fondée, il pourra condamner la régie, non seulement aux frais du procès et à ceux de fourrière, le cas échéant, mais encore à une indemnité représentant le préjudice que la saisie indûment pratiquée a pu causer.

Art. 23. — Le deuxième paragraphe de l'article 19 de la loi du 29 mars 1897 est modifié ainsi qu'il suit :

En matière de contributions indirectes et par application de l'article 463 du code pénal, si les circonstances paraissent atténuantes, les tribunaux sont autorisés, lorsque la bonne foi du contrevenant sera dûment établie, à modérer le montant des amendes et à libérer le contrevenant de la confiscation, sauf pour les objets prohibés, par le payement d'une somme que le tribunal arbitrera et qui ne pourra en aucun cas être inférieure au montant des droits fraudés.

Cette disposition cessera d'être applicable en cas de récidive dans le délai d'un an.

Le troisième paragraphe du même article 19 de ladite loi de 1897 ainsi que le deuxième paragraphe de l'article 34 de la loi du 25 février 1901 sont et demeurent abrogés.

Art. 24. — En cas de condamnation pour infractions aux lois et règlements régissant les contributions indirectes, si l'inculpé n'a jamais été l'objet d'un procès-verbal suivi de condamnation ou de transaction pour une infraction punie par la loi d'une amende supérieure à 600 fr., les tribunaux pourront, dans les conditions établies par la loi du 26 mars 1891, décider qu'il sera sursis à l'exécution de la peine.

Art. 25. — Les titres de mouvement sur papier blanc, visés par l'article 23 de la loi du 31 mars 1903 et s'appliquant aux eaux-de-vie et alcools naturels, pourront, sur la demande des expéditeurs et aux conditions fixées par l'administration, mentionner le lieu d'origine des matières premières.

Art. 26. — Aucun spiritueux ne pourra être exposé, colporté ni vendu sans que les fûts, caisses, bouteilles qui le contiennent portent sur une étiquette très apparente la mention du titre de mouvement qui a accompagné la marchandise, concernant les substances avec lesquelles l'alcool que contient le spiritueux a été fabriqué.

Art. 27. — L'article 32 du décret du 1er germinal an XIII est abrogé. L'article 203 du code d'instruction criminelle est applicable à la procédure d'appel en matière de contributions indirectes.

Art. 28. — L'article 4 de la loi du 29 décembre 1900 est complété ainsi qu'il suit :

« En cas de retard, le destinataire est solidairement avec l'expéditeur passible du double droit. »

ANNEXE V

LOI DU 28 JANVIER 1903

Sur le régime des sucres

Art. 7. — Quiconque voudra ajouter du sucre à la vendange est tenu d'en faire la déclaration, trois jours au moins à l'avance, à la recette buraliste des contributions indirectes. La quantité de sucre ajoutée ne pourra pas être supérieure à 10 kilogrammes par 3 hectolitres de vendanges.

Quiconque voudra se livrer à la fabrication de vin de sucre pour sa consommation familiale est tenu d'en faire la déclaration dans le même délai. La quantité de sucre employée ne pourra être supérieure à 40 kilogrammes par membre de la famille et par domestique attaché à la personne, ni à 40 kilogrammes par 3 hectolitres de vendanges récoltées.

Toute personne qui, en même temps que des vendanges, moûts ou marcs de raisins, désire avoir en sa possession une quantité de sucre supérieure à 50 kilogrammes, est tenue d'en faire préalablement la déclaration, et de fournir des justifications d'emploi.

Le service des contributions indirectes est chargé de contrôler l'exactitude des déclarations faites en exécution des dispositions ci-dessus.

Des règlements d'administration publique détermineront les conditions d'application du présent article.

Les contraventions aux dispositions qui précèdent et aux règlements qui seront rendus pour leur exécution sont punies des peines édictées par l'article 4 de la loi du 6 avril 1897. Ces peines sont doublées dans le cas de fabrication, de circulation ou de détention de vins de sucre en vue de la vente. S'il y a récidive, les contrevenants encourent, indépendamment de l'amende, une peine d'emprisonnement de six jours à six mois.

Les mêmes peines sont applicables aux complices des contrevenants.

TABLE ALPHABÉTIQUE

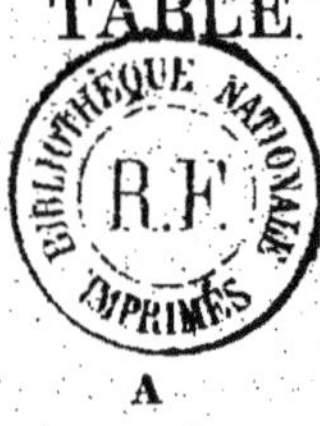

A

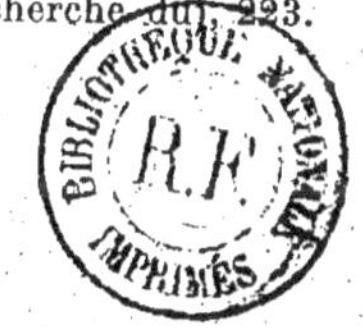

Traité élémentaire de Thérapeutique, de matière médicale et de pharmacologie, par le Dr *A. Manquat*, professeur agrégé à l'Ecole du Val-de-Grâce. 5e *édition*. 1903, 2 vol. in-8 de 2315 pages. **24 fr.**

Guide-Formulaire de Thérapeutique générale et spéciale, par le Dr *Herzen*. 4e *édition*. 1907, 1 vol. in-18 de 811 p. sur papier extra-mince, relié.. **9 fr.**

Nouveau Formulaire Magistral de Thérapeutique clinique et de Pharmacologie, par le Dr *Martin*. 1906, 1 vol. in-16 de 1000 pages, cartonné... **9 fr.**

Mémorial thérapeutique, par *C. Daniel*. 1902, 1 vol. in-12, format portefeuille de 240 p. sur papier indien, couv. papier toile. **2 fr. 40**
Relié maroquin souple.. **3 fr. 50**

L'Art de Formuler. Indications, mode d'emploi et posologie des médicaments usuels, par le Dr *Breuil*, lauréat de l'Académie de médecine. 1903, 1 vol. in-18 de 344 pages en tableaux synoptiques, format portefeuille avec répertoire, cartonné........................ **4 fr.**
Le même sur papier indien extra-mince, cartonné............ **4 fr.**

Aide-mémoire de Thérapeutique, par le professeur *Paul Lefert*. 1896, 1 vol. in-18 de 318 pages, cartonné............. **3 fr.**

Tableaux synoptiques de Thérapeutique, par le Dr *Durand*. 1899, 1 vol. gr. in-8 de 224 pages, cartonné.................... **5 fr.**

Nouveaux Éléments de Matière médicale et de Thérapeutique, par les professeurs *Nothnagel* et *Rossbach*. Introduction par *Ch. Bouchard*, professeur à la Faculté de médecine de Paris, membre de l'Institut. 2e *édition*. 1899, 1 vol. gr. in-8 de 920 pages.... **16 fr.**

Commentaires Thérapeutiques du Codex medicamentarius, par les Drs *Gubler* et *Labbée*. 5e *édition*. 1896, 1 vol. gr. in-8 de 1041 pages... **18 fr.**

Cours de Thérapeutique, par le Pr. *Gubler*. 1880, 1 vol. in-8. **9 fr.**

Principes de Thérapeutique générale, par le professeur *Fonssagrives*. 2e *édition*. 1884, 1 vol. in-8 de 590 pages........ **9 fr.**

Études de Thérapeutique générale et spéciale, par le professeur *Luton*. 1882, 1 vol. in-8 de 472 pages. .... **6 fr.**

Formulaire Officinal et Magistral international, comprenant environ 4000 formules tirées des Pharmacopées légales de la France et de l'étranger, suivi d'un mémorial thérapeutique. 4e *édition*, par le professeur *J. Jeannel*. 1887, 1 vol. in-18 de 1044 p., cart.... **3 fr.**

Formulaire de l'Union médicale. Douze cents formules favorites des médecins français et étrangers, par le Dr *Gallois*. 4e *édition*. 1888, 1 vol. in-32 de 662 pages, cart...................... **3 fr.**

Formulaire du Médecin de campagne, par le Dr *Gautier*. 1899, 1 vol. in-18 de 288 pages, cartonné.......................... **3 fr.**

Les Médicaments oubliés. La Thériaque, par *J. Bernhard*. 1893, 1 vol. in-16 de 150 pages.. **2 fr.**

La Transfusion du Sang, par le Dr *Oré*, 1870, in-8. 704 p. **12 fr.**

Les Accidents de la Médication arsenicale, par le Dr *Dupoux*. 1900, gr. in-8, 152 pages avec 2 planches...................... **4 fr.**

Le Chloral et la Médication intraveineuse, par le Dr *Oré*. 1877, 1 vol. gr. in-8 de 383 pages.............................. **9 fr.**

Formulaire des Médicaments nouveaux, par *H. Bocquillon-Limousin*. Préface par le Dr *Huchard*. 18e *édition*. 1906, 1 vol. in-18 de 300 pages, cartonné... **3 fr.**

Formulaire des Médications nouvelles, par le Dr *Henri Gillet*, ancien interne des hôpitaux. 2e *édition*. 1904, 1 vol. in-18 de 264 p., avec fig., cartonné.. **3 fr.**

Les Médicaments nouveaux, par le Dr *E. Labbée*. 1896, gr. in-8, 80 pages.. **2 fr.**

La Médication surrénale, par les Drs *Oppenheim* et *Lœper*. 1903, 1 vol. in 16 de 80 pages, cartonné....................... **1 fr. 50**

Les Médications préventives. Sérothérapie et Bactériothérapie, par le Dr *L. Nattan-Larrier*. Préface par le Dr *Netter*. 1905, 1 vol. in-16 de 96 pages, cart... **1 fr. 50**

Les Médications reconstituantes. La médication phosphorée, glycérophosphates, lécithines, nucléines, par *H. Labbé*. 1903, 1 vol. in-16 de 96 p. cart.. **1 fr. 50**

La Pratique de la Sérothérapie, par le Dr *Gillet*. 1895, 1 vol. in-18 de 350 pages, avec figures, cartonné...................... **4 fr.**

La Méthode de Brown Séquard et les médications par extraits d'organes, par le Dr *Ch. Eloy*. 1893, 1 vol. in-16 de 282 p.. **3 fr. 50**

Les Médications thyroïdiennes, par le Dr *G. Gauthier*. Préface de *M. François-Franck*. 1902, 1 vol. gr. in-8 de 227 pages..... **5 fr.**

Formulaire des Alcaloïdes, par *H. Bocquillon-Limousin*. Préface par le Pr *Hayem*. 2e *édition*. 1899, 1 vol. in-18 de 312 p., cart. **3 fr.**

Formulaire Hypodermique et Opothérapique, par *Boisson* et *Mousnier*. 1899, 1 vol. in-18 de 264 pages, avec figures, cart. **3 fr.**

Formulaire des Spécialités pharmaceutiques, composition, indications thérapeutiques, mode d'emploi et dosage, par les Drs *Gautier* et *Renault*. 1900, 1 vol. in-18 de 372 p., cart........ **3 fr.**

La Lécithine. Son emploi thérapeutique chez les vieillards, par le Dr *Ariès*. 1902, gr. in-8, 57 pages.......................... **2 fr.**

Étude clinique sur la Tuberculine de Koch, par le Dr *Bounhiol*. 1899, gr. in-8, 84 pages....................................... **2 fr. 50**

Le Remède de Koch, par le Dr *Middendorp*. 1891, gr. in-8.... **2 fr.**

Les Régénérations d'organes, par *P. Carnot*, médecin des hôpitaux. 1899, 1 vol. in-16, 96 pages, 14 fig., cartonné....... **1 fr. 50**

Radiothérapie et Photothérapie, par le Dr *L.-R. Régnier*, chef du laboratoire d'électrothérapie à l'hôpital de la Charité. 1902, 1 vol. in-16 de 92 pages, avec 10 figures, cart................. **1 fr. 50**

La Mécanothérapie, par le Dr *Régnier*. 1900, 1 vol. in-16 de 192 pages, avec figures, cartonné.................................... **1 fr. 50**

Formulaire des Médicaments nouveaux, par *H. Bocquillon-Limousin*. Préface par le Dr *Huchard*. 18e *édition*. 1906, 1 vol. in-18 de 300 pages, cartonné .... **3 fr.**

Formulaire des Médications nouvelles, par le Dr *Henri Gillet*, ancien interne des hôpitaux. 2e *édition*. 1904, 1 vol. in-18 de 264 p., avec fig., cartonné .... **3 fr.**

Les Médicaments nouveaux, par le Dr *E. Labbée*. 1896, gr. in-8, 80 pages .... **2 fr.**

La Médication surrénale, par les Drs *Oppenheim* et *Lœper*. 1903, 1 vol. in 16 de 80 pages, cartonné .... **1 fr. 50**

Les Médications préventives. Sérothérapie et Bactériothérapie, par le Dr *L. Nattan-Larrier*. Préface par le Dr *Netter*. 1905, 1 vol. in-16 de 96 pages, cart .... **1 fr. 50**

Les Médications reconstituantes. La médication phosphorée, glycérophosphates, lécithines, nucléines, par *H. Labbé*. 1903, 1 vol. in-16 de 96 p. cart .... **1 fr. 50**

La Pratique de la Sérothérapie, par le Dr *Gillet*. 1895, 1 vol. in-18 de 350 pages, avec figures, cartonné .... **4 fr.**

La Méthode de Brown Séquard et les médications par extraits d'organes, par le D^r *Ch. Eloy*. 1893, 1 vol. in-16 de 282 p.. **3 fr. 50**

Les Médications thyroïdiennes, par le Dr *G. Gauthier*. Préface de *M. François Franck*. 1902, 1 vol. gr. in-8 de 227 pages ..... **5 fr.**

Formulaire des Alcaloïdes, par *H. Bocquillon-Limousin*. Préface par le Pr *Hayem*. 2e *édition*. 1899, 1 vol. in-18 de 312 p., cart. **3 fr.**

Formulaire Hypodermique et Opothérapique, par *Boisson* et *Mousnier*. 1899, 1 vol. in-18 de 261 pages, avec figures, cart. **3 fr.**

Formulaire des Spécialités pharmaceutiques, composition, indications thérapeutiques, mode d'emploi et dosage, par les Drs *Gautier* et *Renault*. 1900, 1 vol. in-18 de 372 p., cart ...... **3 fr.**

La Lécithine. Son emploi thérapeutique chez les vieillards, par le Dr *Ariès*. 1902, gr. in-8, 57 pages .... **2 fr.**

Étude clinique sur la Tuberculine de Koch, par le Dr *Bounhiol*. 1899, gr. in-8, 84 pages .... **2 fr. 50**

Le Remède de Koch, par le Dr *Middendorp*. 1891, gr. in-8.... **2 fr.**

Les Régénérations d'organes, par *P. Carnot*, médecin des hôpitaux. 1899, 1 vol. in-16, 96 pages, 14 fig., cartonné ...... **1 fr. 50**

Radiothérapie et Photothérapie, par le Dr *L.-R. Régnier*, chef du laboratoire d'électrothérapie à l'hôpital de la Charité. 1902, 1 vol. in-16 de 92 pages, avec 10 figures, cart .... **1 fr. 50**

La Mécanothérapie, par le Dr *Régnier*. 1900, 1 vol. in-16 de 192 pages, avec figures, cartonné .... **1 fr. 50**

www.ingramcontent.com/pod-product-compliance
Lightning Source LLC
LaVergne TN
LVHW020134030726
842520LV00001B/147